Corsi di perfezionamento
in ortopedia e traumatologia

a cura di

U. De Nicola

Springer
Milano
Berlin
Heidelberg
New York
Hong Kong
London
Paris
Tokyo

F. FRANCHIN

La protesi d'anca di primo impianto

Springer

F. Franchin
Dipartimento di Scienze Motorie
Università di Genova
Clinica Ortopedica
Azienda Ospedale S. Martino e
Cliniche Universitarie Convenzionate
Genova

Springer-Verlag Italia
una società del gruppo BertelsmannSpringer Science+Business Media GmbH

http://www.springer.it

Additional material to this book can be downloaded from http://extras.springer.com.

ISBN 88-470-0156-0

Progetto copertina: Simona Colombo, Milano
Impaginazione: Graphostudio, Milano
Stampato in Italia: Signum Srl, Bollate, Milano

SPIN: 10952740

Prefazione

Dopo i primi due volumi di questa collana dedicati a temi di traumatologia, vede la luce il terzo volume con un argomento di grande interesse ortopedico.

Anni fa un Collega di chiara fama asseriva che "oramai l'intervento di artroprotesi d'anca è divenuto tanto routinario nelle nostre sale operatorie che è addirittura più frequente di quello di correzione dell'alluce valgo". Non ho mai verificato la veridicità di tale affermazione che potrebbe comunque rispondere a verità visto l'alto numero di impianti protesici effettuati ogni anno in Italia.

Ma questo tentativo di banalizzazione di un intervento, che pur contando oramai 40 anni di vita non è comunque scevro da difficoltà e deve essere sempre annoverato tra quelli di chirurgia maggiore, mi ha spinto a scegliere la protesi d'anca di primo impianto quale tema del terzo corso di perfezionamento in Ortopedia e Traumatologia certo della necessità di focalizzarne lo stato dell'arte.

Ho affidato all'amico Prof. F. Franchin e ad un gruppo di noti esperti in materia la trattazione dell'argomento sicuro che i giovani e meno giovani Specialisti apprezzeranno l'iniziativa e non mancheranno di consultare questo testo quale prezioso ausilio nell'approccio alla chirurgia protesica dell'anca.

Un particolare ringraziamento va alla Merck Sharp & Dohme per la fattiva collaborazione, all'Editore Springer-Verlag Italia per la bella veste tipografica ed infine a Carlotta d'Imporzano e Alessandra Born per la costante e squisita disponibilità.

U. De Nicola

Introduzione

La sostituzione protesica dell'anca è ormai in assoluto uno degli interventi chirurgici più diffusi ed è entrato nella routine di tutte le sale operatorie ortopediche con indicazioni che si sono progressivamente allargate, fino a coinvolgere un numero sempre più grande di pazienti, spesso giovani e *high-demanding*. Parallelamente, però, sono cresciuti anche i problemi e le difficoltà da affrontare, di tipo tecnico, biologico, immunologico e anche economico.

Molte delle vecchie problematiche, come per esempio il ruolo del cemento o la patogenesi della malattia da detriti, sono state chiarite o ridefinite; problematiche nuove, o del tutto inattese, come per esempio la possibilità di sensibilizzazioni allergiche o la necessità di ridurre l'invasività chirurgica si sono presentate soprattutto legate alla ricerca dell'ottimizzazione dei fenomeni locali e generali dell'interazione osso/protesi e all'introduzione delle più nuove tecnologie di impianto (assistenza computerizzata, mini-invasività).

L'esigenza di una verifica di ciò che rappresenta ormai un bagaglio culturale ben consolidato e di una discussione delle acquisizioni e delle nuove possibilità che ci vengono offerte dalla ricerca, attraverso l'opinione autorevole di specialisti di grande esperienza, appare particolarmente adatta ad un corso di perfezionamento in ortopedia e traumatologia rivolto anche ai chirurghi più giovani.

F. Franchin

Indice

Le complicanze

La protesi d'anca cementata

La protesi d'anca non cementata

Le protesi d'anca primarie difficili

Biomeccanica
della protesi d'anca

Principi di biomeccanica dell'anca protesizzata

S. Giannini, F. Catani

Introduzione

Come in tutte le discipline mediche le innovazioni nel trattamento ortopedico per la cura di pazienti affetti da malattie articolari degenerative sono state, da sempre, strettamente correlate allo sviluppo tecnologico. Negli ultimi anni, visto l'aumento significativo dell'età media delle donne e dell'uomo e la richiesta sempre più pressante di una maggior qualità della vita soprattutto per garantire l'autonomia locomotoria dei pazienti, si è incrementata la richiesta di nuove tecniche chirurgiche e di nuove valutazioni dell'efficacia delle protesi articolari. La valutazione clinico-strumentale dei pazienti operati di emi- o artroprotesi d'anca ha dimostrato che il dolore articolare viene rimosso nella maggioranza dei casi e la funzione articolare è ripristinata per svolgere le comuni attività locomotorie. Le problematiche cliniche più importanti da analizzare per migliorare sempre di più la funzionalità articolare e la longevità dell'impianto protesico sono le seguenti: la lussazione, l'usura delle superfici articolari ed il fallimento meccanico delle componenti protesiche. Per comprendere dunque la patomeccanica di tali complicanze protesiche occorre conoscere a fondo la biomeccanica articolare dell'anca normale e protesizzata. Tutte le protesi articolari hanno, infatti, in comune una caratteristica funzionale: devono necessariamente trasmettere il carico articolare attraverso le strutture biologiche articolari. Proprio perché ci occupiamo di protesi articolari il carico viene trasmesso direttamente o indirettamente (cemento) all'osso diafisario o spongioso in funzione di un equilibrio tra escursione articolare, forze muscolari e forze applicate gravitazionali e inerziali. Condizione meccanica e funzionale prioritaria è dunque la stabilità articolare. Questa è presente quando il carico articolare è fisiologico durante tutto l'arco di movimento. L'entità e la posizione del carico articolare, durante tutta l'escursione articolare, sono fisiologiche

Clinica Ortopedica dell'Università di Bologna, Istituti Ortopedici Rizzoli, Bologna quando rispettano la meccanica dei tessuti articolari e la tribologia dei materiali protesici impiantati. Il trasferimento del carico a livello epifisario, metafisario o diafisario avviene in funzione del disegno protesico. Può avvenire attraverso il contatto con superfici grandi o piccole, e dall'utilizzo o meno di cemento o di rivestimenti metallici o ceramici. Prerequisito di un impianto protesico longevo è quello di permettere una buona funzionalità articolare con la completa fissazione delle componenti protesiche all'osso. Per ottenere un'interfaccia (osso-protesi oppure osso-cemento-protesi) stabile occorre che il carico applicato non sia eccessivo (può causare fratture, sclerosi, o riassorbimento osseo) o ridotto (può causare osteopenia). Il meccanismo di fallimento meccanico di un impianto protesico è all'interno della complicata sinergia tra il trasferimento di carico e la reazione biologica dell'osso ad esso. In questo delicato meccanismo si inserisce l'inevitabile formazione di detriti di polietilene, di materiali ceramici o metallici che si vengono a creare durante il movimento delle superfici articolari. Per capire e descrivere la biomeccanica dell'anca protesizzata occorre distinguere innanzitutto impianti che "distribuiscono" il carico (i cosiddetti, *load sharing device*) oppure che "trasferiscono" il carico (cosiddetti *load transfer device*). Gli impianti protesici che "distribuiscono" il carico sono quelli che trasmettono il carico della componente protesica all'osso diafisario. Sono un esempio gli steli cementati e non cementati. Gli impianti protesici che "trasferiscono" il carico sono quelli che trasmettono il carico per mezzo di una superficie epifisaria (protesi di rivestimento tipo Smith–Petersen o McMinn) o cortico-spongioso della pelvi (coppa acetabolare). Il trasferimento del carico avviene dunque sempre attraverso la superficie articolare. Nella protesi totale d'anca troviamo quindi entrambi i meccanismi di trasferimento del carico anche se nelle protesi di rivestimento tipo McMinn o Smith-Petersen avviene solo sull'osso epifisario femorale e acetabolare. Prima di affrontare i fattori protesici che influenzano il trasferimento del carico articolare all'interfaccia protesi-osso oppure protesi-cemento-osso occorre conoscere quali sono i fattori fisiologici che originano il carico articolare e che influenzano la sua entità e posizione.

Biomeccanica articolare dell'anca

Per comprendere la biomeccanica dell'anca protesizzata occorre conoscere come la protesi articolare si integri nella biomeccanica dell'anca [1]. Occorre dunque conoscere quali sono i fattori principali che governano il movimento e le forze compressive che si esercitano sulla superficie articolare e le forze che agiscono a livello metaepifisario. Le forze articolari sono l'esito di un complesso bilanciamento che si attua durante la locomozione tra le forze esterne (gravità, inerzia) e le forze interne (attività muscolari e funzione delle strutture capsulo-legamentose).

Nella Figura 1 risulta evidente che la forza compressiva risultante R rimane lungo una retta che unisce il centro articolare della testa femorale ed il punto di

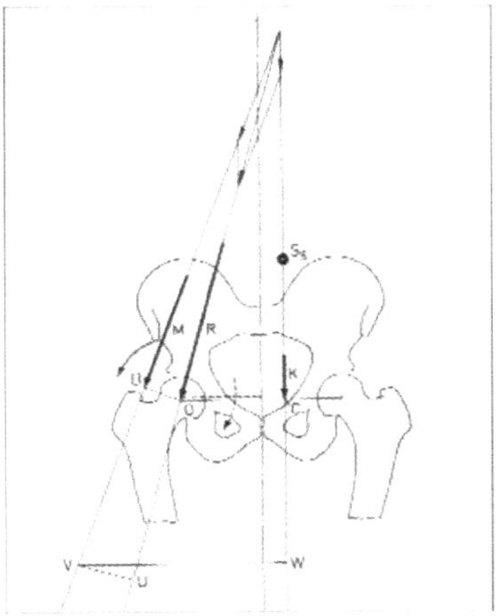

Fig. 1. Diagramma del carico fisiologico a livello del femore prossimale. *R* rappresenta la risultante delle forze che agiscono sulla testa del femore, S_5 la posizione del centro di gravità del peso corporeo, *K* il peso corporeo senza il peso dell'arto inferiore che sta caricando, *M* la forza dei muscoli abduttori. Si può notare come il braccio di leva *(OC)* del peso corporeo sia circa tre volte più grande del braccio di leva (*OB*) del ventaglio gluteo (riprodotto con autorizzazione da [1], Fig. 12, p 8)

intersezione della linea di azione della forza muscolare M e del peso corporeo parziale K (cioè ridotto del peso degli arti inferiori). La linea di azione della forza compressiva risultante R ha un angolo rispetto alla verticale che varia con il variare della posizione della forza gravitaria. La grandezza della forza compressiva risultante R è la somma vettoriale della forza muscolare M e della forza peso K. R dipende primariamente dalla grandezza della forza muscolare M. Quest'ultima è direttamente proporzionale alla relazione tra il braccio di leva della forza peso K con il braccio di leva della stessa M. La figura rappresenta un individuo durante la fase di appoggio e di risposta al carico.

Il braccio di leva del peso corporeo è circa 3 volte quello del ventaglio gluteo. Assumendo un peso di circa 58 kg si può facilmente calcolare durante il

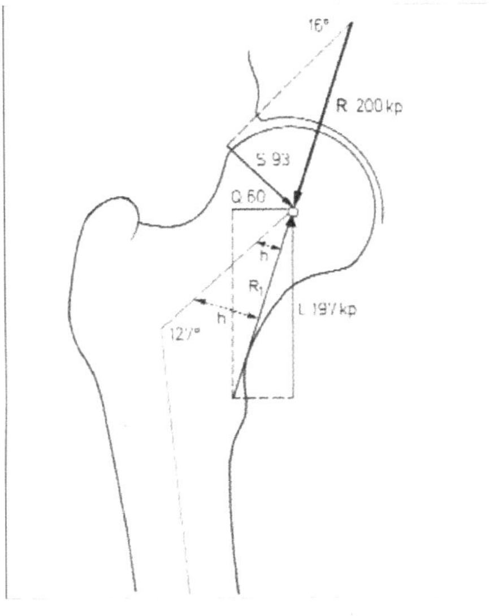

Fig. 2. Rappresentazione schematica della forza compressiva risultante calcolata su di un individuo di 58 kg di peso (sottraendo il peso dell'arto in carico = 47 kg), assumendo come angolo cervico-diafisario 127° (riprodotto con autorizzazione da [1], Fig. 14, p 9). R_1: forza resistente della risultante R. *R*: risultante delle forze che agiscono sulla testa del femore. *Q*, *S*: componenti della forza risultate R. *h*: angolo di incidenza di R sull'angolo cervico-diafisario

cammino una forza compressiva risultante di circa 200 kg (Fig. 2).

L'orientamento della forza compressiva risultante R durante gli atti motori definisce una regione coxo-femorale ben precisa dove l'anatomia permette di supportare tale carico e trasmetterlo fisiologicamente all'epifisi (segni radiografici di questo sono la sclerosi sub-condrale e le linee di forza dell'osso trabecolare spongioso epifisaria e acetabolare, Fig. 3). La testa del femore e l'acetabolo sono fisiologicamente caricati in pura compressione in quanto la forza compressiva risultante agisce perpendicolarmente alla superficie. Questo accade in quanto la superficie articolare normale è praticamente senza attrito. Nella Figura 4 è evidenziata la distribuzione del carico compressivo lungo tutta la superficie di contatto sotto carico. La grandezza del carico compressivo sulla testa femorale non dipende solamente dall'entità del carico stesso ma dall'area

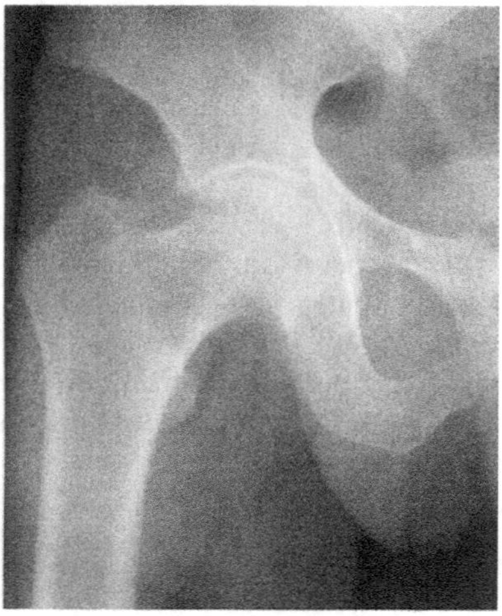

Fig. 3. Radiografia in proiezione antero-posteriore di un'anca. Si evidenziano la sclerosi sub-condrale a livello dell'acetabolo e le linee di forza a livello del collo e della testa del femore

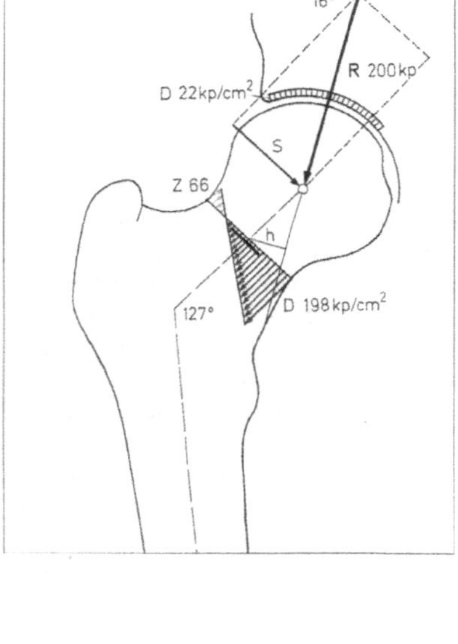

Fig. 4. Diagramma della distribuzione del carico compressivo a livello della superficie di contatto. Per una testa femorale con diametro di 5 cm, un carico di 200 kg avrà una distribuzione di 22 kg/cm^2. Si evidenzia, inoltre, la forza flettente a livello del collo femorale con braccio di leva *h*, e le forze compressive e distrattive che si esercitano rispettivamente sulla porzione mediale e laterale del collo stesso (riprodotto con autorizzazione da [1], Fig. 26, p 17). *R*: risultante della forza che agisce sulla testa del femore. *S*: componente della forza risultante R. *D*: forza compressiva al collo. *Z*: forza distrattiva al collo. *h*: angolo di incidenza di R sull'angolo cervico-diafisario

della superficie che trasmette il carico. La posizione della forza compressiva risultante è quasi sempre inclinata rispetto all'asse del collo femorale quindi ha un effetto flettente sul collo esercitando su di esso forze compressive e distrattive. Con le forze compressive risultanti agenti sul quadrante supero-laterale le forze sono maggiormente compressive nella parte mediale e distrattive sul margine laterale.

Diventa dunque fondamentale comprendere l'influenza dell'angolo cervico-diafisario sulle forze che agiscono al collo del femore. Un varismo o un valgismo del collo del femore influiranno inevitabilmente sulla distribuzione spaziale del carico compressivo e distrattivo. È interessante dunque valutare come la forza compressiva risultante R e le forze compressive e distrattive al collo cambino con il modificarsi dell'angolo cervico-diafisario. La forza compressiva

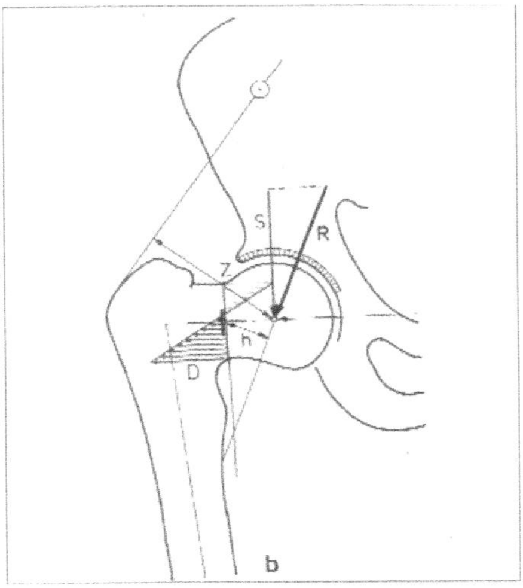

Fig. 5. Rappresentazione della distribuzione del carico compressivo a livello della superficie di contatto in una coxa vara. Si può verificare la riduzione di tale carico (16.5 kg/cm^2) rispetto al caso della Fig. 4; inoltre vi è un aumento delle forze sia compressive che distrattive a livello del collo del femore (riprodotto con autorizzazione da [1]. Fig. 37b, p 28). *S*: componente della forza risultante R. *R*: risultante delle forze che agiscono sulla testa del femore. *Z*: forza distrattiva al collo. *h*: braccio di leva del ventaglio gluteo. *D*: forza compressiva al collo

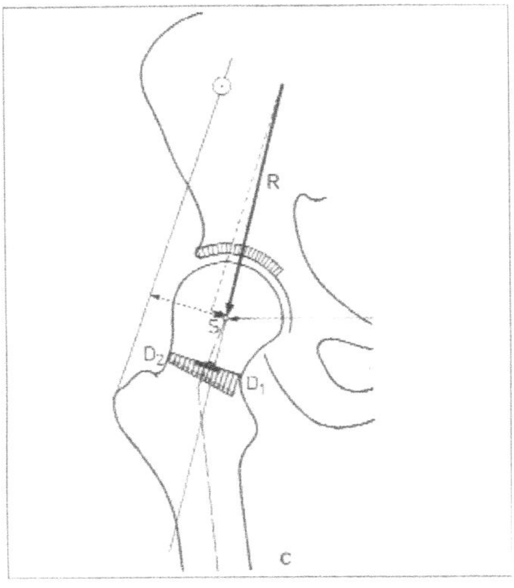

Fig. 6. Rappresentazione della distribuzione del carico compressivo a livello della superficie di contatto in una coxa valga. Si può verificare l'aumento di tale carico (27.5 kg/cm^2) rispetto al caso della Fig. 4; inoltre vi è una diminuzione delle forze compressive e la scomparsa di quelle distrattive a livello del collo del femore (riprodotto con autorizzazione da [1], Fig. 37c, p 28). *R*: risultante delle forze che agisccono sulla testa del femore. *S*: componente della forza risultante R. D_1, D_2: forze compressive al collo

risultante è ridotta del 25% nella coxa vara e aumentata del 25% nella coxa valga. Questa variazione nella forza R dipende sempre dall'equilibrio tra la forza peso e la forza muscolare. Quest'ultima si modifica nella coxa vara e valga nel suo braccio di leva influenzando così in modo significativo la forza R. È interessante notare il cambiamento dell'entità e della distribuzione delle forze compressive e distrattive al collo femorale.

Come si vede nelle Figure 7 e 8 una varizzazione o una valgizzazione dell'angolo cervico-diafisario comporta rispettivamente un aumento o una ridu-

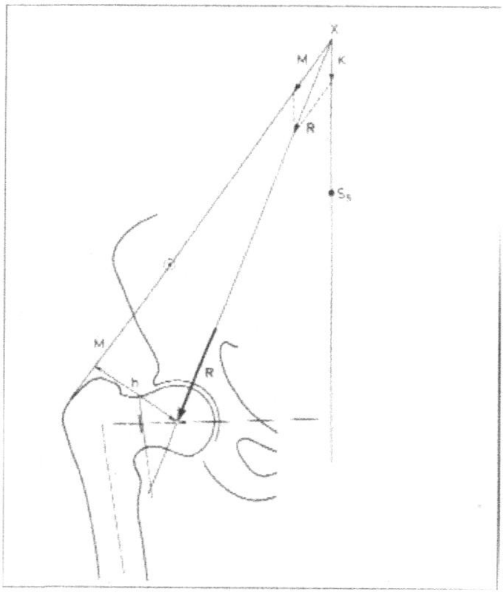

Fig. 7. Rappresentazione dell'influenza dell'angolo cervico-diafisario su direzione, posizione e grandezza delle forze in gioco in una coxa vara. Si può evidenziare la riduzione delle forze compressive (*R*) e l'aumento della lunghezza del braccio di leva dei muscoli abduttori (*h*) (ripodotto con autorizzazione da [1], Fig. 34b, p 25). *M*: forza dei muscoli abduttori. S_5: posizione del centro di gravità del peso corporeo. *K*: peso corporeo senza il peso dell'arto inferiore. *X*: punto di intersezione tra la forza compressiva, la forza peso e la forza muscolare

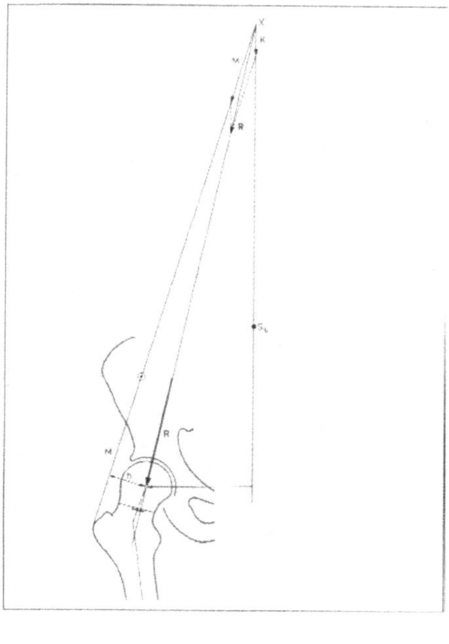

Fig. 8. Rappresentazione dell'influenza dell'angolo cervico-diafisario sulla direzione, posizione e grandezza delle forze in gioco in una coxa valga. Si può evidenziare l'aumento delle forze compressive (*R*), la riduzione della lunghezza del braccio di leva dei muscoli abduttori (*h*) (riprodotto con autorizzazione da [1], Fig. 34c, p 25). *M*: forza dei muscoli abduttori. S_5: posizione del centro di gravità del peso corporeo. *K*: peso corporeo senza il peso dell'arto inferiore. *X*: punto di intersezione tra la forza compressiva, la forza del peso e la forza muscolare

zione del braccio di leva muscolare h del ventaglio gluteo richiedendo così rispettivamente un minore o un maggiore impegno muscolare. L'aumento della forza muscolare determina inevitabilmente un aumento significativo della forza compressiva risultante R.

Abbiamo analizzato i principi che governano la formazione della forza compressiva risultante e come questa generi le forze compressive e distrattive a livello del collo femorale sul piano frontale. Occorre fare un'importante valutazione dei carichi che si vengono a creare sul piano trasversale in quanto il femore è sollecitato da forze torsionali importanti. L'antiversione del collo femorale è un fattore decisivo per ridurre i carichi torsionali del femore riducendo il braccio di leva del carico che si esercita a livello dell'anca. Proviamo a pensare come la forza peso si esercita all'anca quando ci alziamo dalla sedia. Il momento articolare esterno che si produce può essere molto alto e il braccio di leva muscolare è altamente influenzato dall'antiversione del collo femorale. Maggiore è l'antiversione del collo femorale e minore è il braccio di leva muscolare. Analogamente all'influenza del varismo-valgismo dell'angolo cervico-diafisario sui carichi articolari, la condizione di una aumentata antiversione porta ad un aumento dell'attività muscolare e ad un aumento della forza di contatto risultante. È stato dimostrato da Heller e coll. [2], utilizzando un modello a elementi finiti, che un aumento dell'antiversione protesica da 4° a 24° aumenta la forza muscolare e la forza di contatto risultante fino al 16%. Inoltre si osserva anche un aumento dei carichi a livello dell'interfaccia protesi-cemento-osso durante il cammino che può arrivare anche al 54%. Occorre però osservare che l'effetto dell'antiversione sui carichi articolari e all'interfaccia è molto influenzato dall'off-set e dall'angolo cervico-diafisario stesso. Dobbiamo porre dunque attenzione all'antiversione quando l'off-set è aumentato e l'angolo cervico-diafisario è ridotto. La conoscenza dell'importanza dell'accoppiamento delle forze compressive, distrattive e torcenti risulta dunque fondamentale per comprendere il meccanismo di fallimento delle protesi con stelo: l'affondamento e la rotazione della testa posteriormente sono stati dimostrati essere fattori prognostici sfavorevoli nella mobilizzazione asettica dello stelo utilizzando la tecnica Roentgenstereofotogrammetrica. Analizzeremo in dettaglio tali meccanismi quando parleremo della fissazione protesica.

Protesi a distribuzione del carico: *load sharing device*

L'equilibrio che esiste tra la forza muscolare M e la forza peso K determina, come abbiamo visto precedentemente, una forza compressiva risultante R. Tutti i fattori che possono alterare tale equilibrio possono influenzare non solo R, ma la distribuzione dei carichi all'interfaccia tra protesi e osso, siano essi diretti o mediati dal cemento. Quando consideriamo una protesi di anca con stelo i fattori che influenzano la forza articolare compressiva e soprattutto la distribuzione del carico all'interfaccia e all'osso sono numerosi: la dimensione della testa, l'angolo cervico-diafisario, l'antiversione del collo, l'off-set dello stelo, la presenza di un colletto (parziale o totale), la dimensione protesica (prossimalmente e distalmente), la forma dello stelo sul piano trasversale prossimalmente (trapezoidale, conica, ecc.), la forma dello stelo sul piano frontale (a riempimento, conica, ecc.), la lunghezza dello stelo, le proprietà meccaniche del materiale dello stelo, lo spessore del cemento, l'aderenza del cemento alla protesi, l'aderenza del cemento all'osso. Cerchiamo di analizzare brevemente questi fattori e la loro influenza sulla biomeccanica articolare. Ciò che è particolarmente difficile è valutare la singola azione sulla fissazione femorale dello stelo. Infatti la combinazione ottimale di tutti questi fattori si evidenzia quando l'impianto è fisso all'osso, permette una escursione articolare secondo tutti i piani anatomici ed è presente una ridotta usura delle superfici articolari (occorre però osservare che la bassa usura delle superfici articolari dipende anche da fattori tribologici dei materiali impiegati). La dimensione della testa del femore ha una influenza diretta sull'escursione articolare, sulla stabilità, sulla pressione articolare alle superfici, sulla coppia di attrito alle superfici e ovviamente sull'usura. Una testina di 22 mm che si articola con una coppa di 50 mm ed un collo standard ha una escursione articolare di circa 95°. Una testina di 32 mm con tutti gli altri fattori costanti ha una escursione articolare di 120°. Inoltre la stabilità aumenta di oltre il 50%. Per quanto riguarda la coppia di attrito questa aumenta proporzionalmente alla dimensione della testa. Questo è importante perché aumentando il diametro della testa occorre utilizzare superfici a basso attrito: ceramica-polietilene, ceramica-ceramica o metallo-metallo. L'incremento del diametro della testa riduce la pressione di contatto riducendo dunque l'usura. L'angolo cervico-diafisario è molto importante in quanto determina il tipo di carico a livello metaepifisario analogamente a quanto abbiamo visto nell'anca normale. Esiste una relazione tra il valgismo del collo e la presenza di un colletto. La distribuzione dei carichi nello stelo senza colletto avviene fisiologicamente quando l'angolo cervico-diafisario è di circa 126-135°. Ciò è vero quando lo stelo è posizionato al centro della diafisi femorale e quindi senza deviazioni in varo o valgo. Quello che deve essere garantito è dunque un carico prevalentemente compressivo. Se invece il carico viene ridistribuito dalla presenza di un colletto allora può essere accettato un angolo cervico-diafisario anche di 117° (vedi stelo Lubinus SPII). Infatti la presenza del colletto riduce lo stress compressivo prossimalmente dal 60 al 70%, aumenta lo stress longitudinale prossimalmente del 40-50% e riduce gli stress allo stelo. L'assenza di colletto, invece, può essere causa di un ridotto carico nella parte più prossimale del metaepifisi portando ad un riassorbimento osseo (*stress shielding*) particolarmente evidente negli steli non cementati. Occorre comunque osservare che tale tipo di fenomeno non significa necessariamente una mobilizzazione precoce dell'impianto. L'angolo cervico-diafisario introduce un altro elemento molto importante che è l'off-set: cioé la distanza tra il centro articolare e la diafisi femorale. L'off-set deve essere assolutamente ripristinato per permettere un fisiologico equilibrio tra le forze muscolari e la forza peso. Un angolo cervico-diafisario eccessivamente valgo riduce inevitabilmente l'off-set accorciando il braccio di leva muscolare, incrementando la forza muscolare e aumentando dunque la forza compressiva risultante. L'off-set può essere mantenuto con quattro soluzioni: allungando il collo con la testa, riducendo l'angolo cervico-diafisario, utilizzando in vario modo le prime due soluzioni, oppure medializzando il collo. L'antiversione del collo dipende dal disegno protesico frontale e trasversale. Con uno stelo a tronco di cono l'antiversione viene decisa dal posizionamento dello stelo nella diafisi. Uno stelo a riempimento metaepifisario a forma trasversale trapezoidale, per esempio può avere o meno un collo che prevede antiversione. Il problema è decidere l'entità dell'antiversione del collo in quanto i difetti torsionali metaepifisari possono alterare l'antiversione finale determinando degli impianti instabili soprattutto nelle anche displasiche. Come abbiamo anticipato precedentemente l'antiversione deve essere sempre considerata assieme all'off-set. Una eccessiva antiversione oltre a ridurre la stabilità articolare riduce il braccio di leva dei muscoli rotatori, aumenta la forza compressiva risultante e aumenta anche gli stress all'interfaccia protesi-cemento-osso. Il tipo di materiale dello stelo ed il suo modulo di elasticità, influiscono direttamente sulla distribuzione dei carichi a livello metaepifisario e diafisario. Maggiore è il modulo di elasticità e maggiore è il carico che viene esercitato all'interfaccia. Se riduciamo il modulo di elasticità (per esempio utilizzando il titanio) riduciamo i carichi allo stelo, aumentiamo i carichi al cemento se presente e aumentiamo gli stress in regione metaepifisaria. Per quanto riguarda l'aderenza dello stelo protesico al cemento dobbiamo dire che ci sono principi differenti: chi preferisce favorire una progressiva stabilizzazione dello stelo al cemento (Exeter) e chi invece preferisce una assoluta fissità primaria del complesso stelo-cemento (Charnley, Lubinus). Tratteremo in dettaglio tale aspetto quando analizzeremo i dati della Roentgenstereofotogrammetria (RSA), tecnica che ci permette di studiare la fissazione dello stelo e del cemento nei diversi disegni protesici sia cementati che non cementati nei primi anni post-operatori. È indiscusso invece l'importanza della aderenza primaria del cemento all'osso per avere una base di appoggio dello stelo al cemento. Negli steli non cementati la fissazione meccanica dello stelo è prerequisito per una fissazione biologica duratura che può essere favorita da rivestimenti metallici o ceramici che hanno il compito di favorire e di ridurre il tempo della formazione di osso nell'interfaccia.

Protesi a trasferimento del carico: *load transfer device*

La protesi di anca di rivestimento è stata impiegata già all'inizio degli anni '60: l'artroplastica di rivestimento di teflon a doppia componente Charnley [3]. I fallimenti precoci di questi impianti dovuti al materiale utilizzato, hanno portato all'ideazione di nuove componenti protesiche: la componente acetabolare di polietile e quella femorale metallica [4-7]. Anche questa nuova soluzione di accoppiamento articolare ha dato risultati insoddisfacenti ed è stata abbandonata già agli inizi degli anni '80. Le cause responsabili della mobilizzazione sono state la necrosi epifisaria e la frattura del collo [8, 9]. In realtà la causa della mobilizzazione non è primariamente biologica ma meccanica. Infatti l'usura del polietilene per una alterata meccanica protesica scatena inevitabilmente la necrosi epifisaria e le fratture del collo [10]. L'introduzione di una protesi a superficie di contatto articolare metallo-metallo con una ottimizzazione della sfericità delle superfici articolari ha portato a risultati clinici sorprendenti [10]. Per comprendere i risultati clinici documentati nella storia della protesi di rivestimento dell'anca occorre capire dal punto di vista meccanico la distribuzione del carico e quindi delle forze articolari che si producono. Questi carichi dipendono essenzialmente da due fattori: dalla forma delle superfici articolari e dal modulo di elasticità del materiale impiegato. Correlato a quest'ultimo, e di notevole importanza soprattutto se il materiale è il polietilene, è lo spessore del materiale protesico stesso. La differenza sostanziale tra la protesi di rivestimento e la protesi a distribuzione del carico è che la meccanica di trasferimento del carico avviene attraverso l'epifisi femorale e dunque attraverso una larga superficie di contatto sia essa corticale che spongiosa. La protesi in questo caso riceve il carico in una regione prevalentemente centrale delle componenti protesiche come abbiamo visto nella biomeccanica dell'anca normale. Quindi il carico deve essere trasferito attraverso le componenti protesiche all'osso sottostante. In sintesi il carico applicato alle componenti protesiche deve essere mantenuto principalmente dalla componente stessa per poi essere trasferito all'osso sottostante. Occorre comprendere come viene distribuito il carico compressivo risultante alle superfici articolari, qual è l'effetto di tale carico sull'impianto, come esso possa modificare la sua forma e l'effetto combinato del carico e della deformazione delle strutture nella distribuzione del carico nella superficie articolare. Nella protesi di rivestimento dell'anca la forma è quella sferica. I fattori dunque importanti sono il modulo di elasticità delle componenti e il tipo di contatto articolare. La scelta della lega di cromo-cobalto è resa necessaria dalla sua capacità di mantenere il carico applicato senza la deformazione e quindi permettendo un contatto perfetto delle due superfici articolari. Infatti l'aspetto più importante è la sfericità delle superfici metalliche che devono articolarsi tra di loro per permettere un attrito minimo. La soluzione trovata da McMinn [10] risponde a questi requisiti biomeccanici ed infatti i risultati clinici sono assolutamente soddisfacenti. Dobbiamo fare anche altre considerazioni altrettanto importanti dal punto di vista meccanico: utilizzando una protesi di rivestimento dell'anca non viene modificata l'anatomia dell'anca nell'off-set, nella lunghezza dell'arto, nell'antiversione del collo femorale, nella distribuzione del carico al femore prossimale, nella conservazione del collo e della testa, nel mantenimento della propriocettività, e nel minor rischio di lussazione. È evidente che tali criteri non possono essere applicabili nelle gravi displasie delle anche dove l'anatomia dell'anca è congenitamente alterata.

Valutazione della fissazione della componente femorale con Roentgenstereofotogrammetria (RSA)

I meccanismi patogenetici che portano alla mobilizzazione asettica protesica sono solo parzialmente conosciuti. Abbiamo infatti analizzato nelle protesi a distribuzione del carico come i fattori che possono modificare la meccanica e la cinematica articolari sono molteplici. Fattori legati alla etiologia, alla tecnica chirurgica impiegata, al tipo di impianto protesico, all'allineamento protesico, all'interfaccia di fissazione, alle condizioni locali dell'osso, sono stati studiati per individuare il loro ruolo nell'indurre un aumento della probabilità di mobilizzazione protesica [11-13]. La conoscenza dei fattori di rischio diventa così fondamentale per prevenire o comunque ritardare il più possibile il fenomeno della mobilizzazione. Nello studio dei fattori di rischio si è cercato nel passato di identificare quali potessero essere le tecniche clinico-strumentali più idonee ad ottenere un alto grado di accuratezza e precisione [14-18]. Come strumenti di valutazione sono stati utilizzati: la valutazione clinica post-operatoria del paziente protesizzato, quantificata attraverso schede a punteggio per valutare nel tempo il dolore e la funzione articolare, la valutazione radiografica per ricercare zone di radiolucenze od osteolisi, la valutazione della funzione articolare con l'analisi del cammino al fine di individuare alterazioni di sovraccarico articolare o di compenso funzionale. Negli ultimi quindici anni è stata impiegata la roentgenstereofotogrammetria (RSA) in diversi campi applicativi e particolarmente nello studio delle protesi di ginocchio [19] e di anca [20, 21]. Finalità della RSA è quella di quantificare nei primi anni dopo l'intervento chirurgico la migrazione protesica per cercare di capire quanto la migrazione sia "fisiologica" e quanto possa essere segno patognomonico della mobilizzazione prima che alcun segno clinico-radiografico si sia ancora manifestato [22]. Per le protesi d'anca Karrholm [23] ha dimostrato che la presenza di affondamento dello stelo superiore a 1.2 mm oppure di 2.6 mm nei primi due anni dall'intervento determina un rischio di mobilizzazione protesica rispettivamente del 50% e del 95%. Alfaro [24, 25] ha dimostrato che anche una rapida e anomala rotazione interna dello stelo (quantificata da una rotazione posteriore della testa rispetto al femore), presente nei primi due anni dall'intervento, pone l'impianto a rischio di fallimento. La migrazione protesica, particolarmente nei primi 3-12 mesi, è un fenomeno inevitabile in quanto la protesi deve adattarsi al nuovo ambiente biologico e meccanico. Il rimodellamento osseo e la plasticità del cemento o del tessuto fibroso periprotesico sono fattori che interagiscono con il disegno protesico determinando nel primo anno un assestamento delle componenti protesiche e quindi una migrazione delle stesse. La migrazione di per sé non è da considerarsi necessariamente un fattore di rischio dell'impianto [20] perché dipende, soprattutto nelle protesi di anca, dal tipo di disegno protesico. La migrazione diventa prognosticamente sfavorevole non per l'entità dello spostamento ma per la progressione nel tempo. La continua migrazione dopo i primi 24 mesi è un segno di rischio di mobilizzazione; in questo caso il paziente deve essere studiato più approfonditamente e a controlli più ravvicinati. I dati che presenteremo si riferiscono ad una comparazione tra steli cementati (Lubinus SPII, Charnley e Exeter) allo scopo di quantificare il pattern di migrazione dello stelo protesico in funzione del disegno protesico e del tipo di fissazione protesi-osso utilizzando la cementazione.

La tecnica della RSA

Durante l'intervento chirurgico vengono inseriti da 3 a 5 reperi di tantalio nel grande trocantere e da 2 a 4 reperi nel piccolo trocantere [20]. La protesi viene fornita dal costruttore con 3 reperi di tantalio, due dei quali posti sul colletto (uno più prossimale e laterale, ed uno più distale e mediale) mentre l'altro è posto all'apice distale dello stelo femorale. Per la valutazione della migrazione del cemento abbiamo utilizzato il repere metallico presente nel tappo endomidollare per il cemento [12].

Attraverso questo sistema sperimentale è possibile valutare la migrazione dello stelo protesico rispetto all'osso, del cemento (tappo endomidollare) rispetto all'osso e dello stelo protesico rispetto al cemento. Dopo la valutazione radiografica di riferimento post-operatoria, nei primi giorni dopo l'intervento, sono stati eseguiti controlli a 3, 6 e 12 mesi. La determinazione delle coordinate tridimensionali di ogni repere avviene in tre fasi: trasformazione delle coordinate bidimensionali dei reperi (rispetto al piano della pellicola) in coordinate 3D del sistema di riferimento utilizzando le informazioni ottenute dalla coppia di radiografie. La seconda fase prevede la ricostruzione dei fuochi ricavati dall'incrocio dei fasci di rette passanti per i *control point*; ed infine nella terza fase si ricavano le coordinate 3D di ogni repere. Successivamente si calcola la cinematica, configurando come corpo rigido i vari reperi appartenenti ad uno stesso segmento. Durante questa fase si determina anche l'errore delle misurazioni, che riflette la qualità delle radiografie e la stabilità dei reperi. La cinematica può essere rappresentata sia come rotazione dello stelo protesico rispetto all'osso attorno ai tre assi anatomici (flesso-estensione, varo-valgo, intra-extrarotazione), che come traslazione (medio-laterale, prossimo-distale, anteroposteriore) dei singoli reperi dello stelo.

Valutazione della fissazione in funzione del disegno protesico

I risultati del gruppo da noi studiato si riferiscono alla protesi Lubinus SPII e sono riassunti nelle Tabelle 1-3 e visualizzati nelle Figure 9, 10 e 11.

Ottimi risultati clinici, con sopravvivenze a dieci anni superiori al 98%, sono stati riportati nella recente letteratura per lo stelo Lubinus SPII [26, 27]. Il rischio di fallimento di una protesi d'anca è stato dimostrato essere correlato all'affondamento [23] e alla traslazione posteriore della testa [24, 25]. Dall'esame dei dati abbiamo riscontrato che la migrazione dello stelo è avvenuta principalmente durante il primo anno dopo l'intervento, arrestandosi quasi completamente durante il secondo anno. Questo concorda con i risultati riportati con altri steli cementati [25] e fa pensare che lo stelo cementato si adatti al femore prossimale soprattutto durante il primo anno. La Lubinus SPII dimostra una migrazione caratteristica: nessun affondamento o rotazione dello stelo, stabilità della testa ed il colletto, mentre l'apice dello stelo è traslato anteriormente. Rispetto ai valori di rischio per la mobilizzazione a distanza [23-25] questi steli non sono a rischio di fallimento. La presenza del colletto probabilmente previene l'affondamento, mentre l'anatomicità dello stelo riduce l'intra- e

Tabella 1. Traslazioni dei reperi dello stelo ad 1 e 2 anni di controllo

	Mediale (+) Laterale (-)		Prossimale (+) Distale (-)		Anteriore (+) Posteriore (-)	
	1 anno	2 anni	1 anno	2 anni	1 anno	2 anni
Testa	0.01 (-0.11/0.22)	0.14 (-0.18/0.30)	-0.11 (-0.33/0.06)	-0.20 (-0.37/0.06)	-0.04 (-0.56/0.47)	0.08 (-0.48/0.40)
Colletto mediale	0.08 (-0.11/0.16)	0.03 (-0.20/0.16)	-0.14 (-0.32/0.12)	-0.14 (-0.30/-0.09)	-0.03 (-0.79/0.28)	-0.07(-0.47/0.30)
Colletto laterale	0.07 (-0.10/0.20)	0.06 (-0.15/0.20)	-0.01 (-0.22/0.19)	-0.06 (-0.27/0.11)	0.16 (-0.19/0.30)	0.11 (-0.16/0.46)
Apice	-0.10 (-0.31/0.38)	0.00 (-0.32/0.62)	-0.06 (-0.24/0.29)	0.03 (-0.32/0.30)	0.54 (-0.22/0.92)	0.30 (0.04/1.27)

I valori riportati sono espressi in mm e rappresentano la mediana (25°/75° percentile)

Tabella 2. Rotazioni dello stelo ad 1 e 2 anni di controllo

Controllo	Tilt Anteriore (+) Posteriore (-)	Rotazione Interna (+) Esterna (-)	Valgo (+) Varo (-)
1 anno	-0.22 (-0.51/0.17)	0.19 (-0.27/0.78)	-0.04 (-0.15/0.11)
2 anni	-0.10 (-0.47/0.24)	0.00 (-0.27/0.63)	-0.07 (-0.22/0.18)

I valori riportati sono espressi in gradi e rappresentano la mediana (25°/75° percentile)

Tabella 3. Migrazione del tappo endomidollare misurata rispettivamente all'osso e alla protesi ad 1 e 2 anni di controllo

	Tappo endomidollare vs osso	Tappo endomidollare vs protesi	*p*	Potenza del test (%)
Medio-laterale (1 anno)	0.48 (0.17/0.73)	0.10 (0.06/0.16)	<0.0005	94
Prossimo-distale (1 anno)	0.23 (0.05/0.37)	0.27 (0.13/0.38)	ns	95
Antero-posteriore (1 anno)	0.99 (0.38/1.97)	0.26 (0.05/0.43)	<0.0005	100
Medio-laterale (2 anni)	0.69 (0.20/1.27)	0.11 (0.03/0.19)	<0.0005	95
Prossimo-distale (2 anni)	0.29 (0.16/0.47)	0.30 (0.09/0.47)	ns	95
Antero-posteriore (2 anni)	0.85 (0.44/2.06)	0.23 (0.11/0.29)	<0.0005	100

I valori riportati sono espressi in mm e rappresentano la mediana (25°/75° percentile).
ns = non significativo

l'extra-rotazione dello stelo stesso. L'elevata correlazione ($R=0.95, p<0.0005$) fra la migrazione anteriore dell'apice e la rotazione sagittale dello stelo, sebbene questa rotazione fosse di piccola entità, può spiegare la traslazione dell'apice dello stelo stesso, vista la discreta lunghezza della protesi (150 mm).

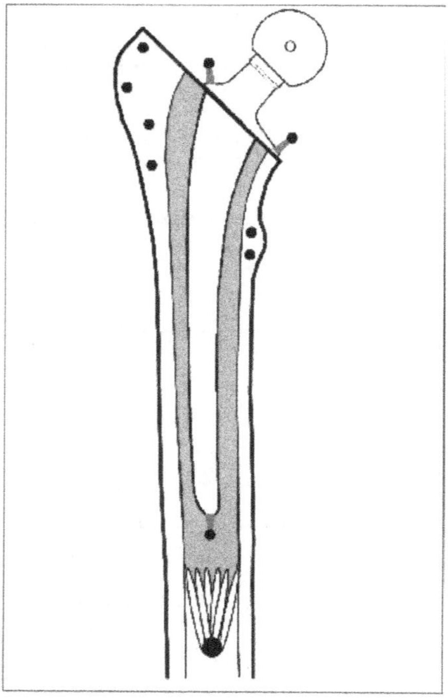

Fig. 9. Rappresentazione schematica dello stelo cementato Lubinus SPII utilizzato per la valutazione RSA. I punti neri nell'osso rappresentano i reperi di tantalio del grande e piccolo trocantere, i punti neri sulla protesi rappresentano i reperi di tantalio per lo stelo, il punto nero sul tappo endomidollare per il cemento rappresenta il repere di migrazione del cemento stesso

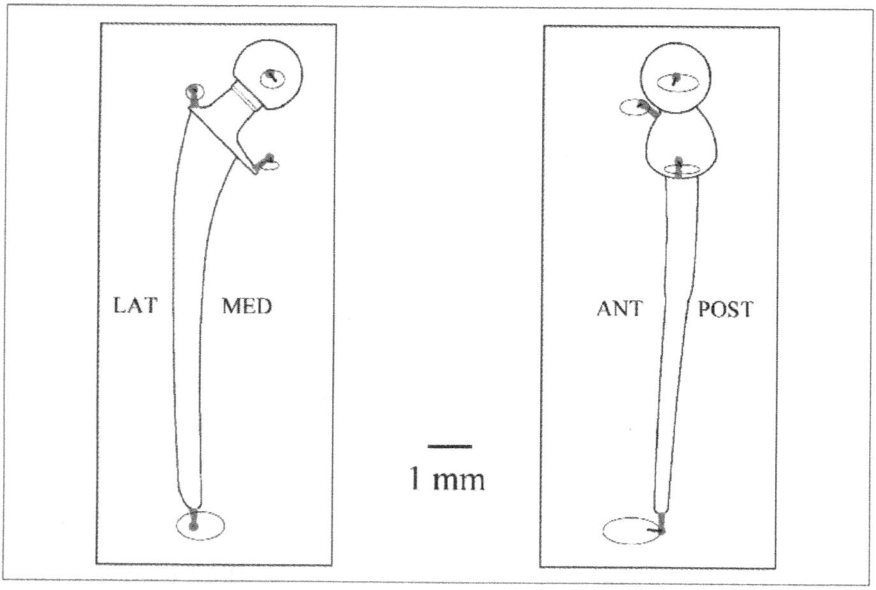

Fig. 10. Rappresentazione schematica della migrazione dello stelo Lubinus SPII a due anni di distanza dall'intervento. Si può notare la stabilità della parte prossimale dello stelo, compresa la testa, e la tendenza dell'apice a migrare anteriormente

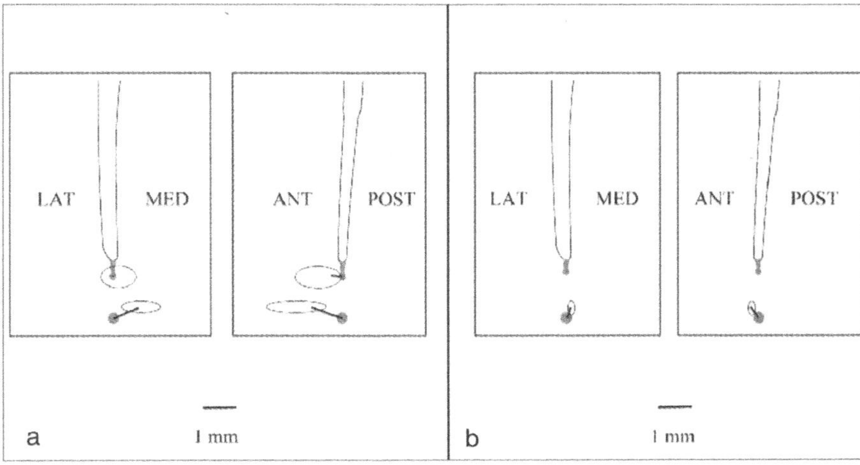

Fig. 11. *Rappresentazione schematica della migrazione della porzione distale dello stelo Lubinus SPII e del tappo endomidollare per il cemento a due anni di distanza dall'intervento.* **a** Movimento del tappo endomidollare e dell'apice dello stelo rispetto all'osso. **b** Movimento del tappo endomidollare rispetto allo stelo. Si può notare la prevalenza di migrazione all'interfaccia cemento-osso

Lo stelo cementato Exeter [25] evidenzia un diverso tipo di migrazione: infatti nel primo anno prevale l'affondamento di circa 1 mm di tutto lo stelo, mentre non presenta rotazioni particolari. Tale migrazione tende successivamente a stabilizzarsi nel tempo. Lo scopo di questo affondamento iniziale è di aumentare la stabilità dello stelo stesso, che presenta la forma di un cuneo, attraverso la compressione del cemento all'interno del canale femorale. Anche lo stelo cementato Charnley-Elite presenta una migrazione tipica: nel primo anno evidenzia una tendenza sia all'affondamento che alla rotazione interna, che successivamente tendono a stabilizzarsi.

Assumendo che la migrazione del tappo endomidollare possa rappresentare la migrazione del manto di cemento [12], abbiamo visto che la migrazione all'interfaccia cemento-osso è da 4 a 6 volte più elevata rispetto all'interfaccia protesi-cemento sia nella direzione antero-posteriore, che nella direzione medio-laterale mentre nella direzione cranio-caudale non vi è differenza.

Anche per quanto riguarda l'interfaccia di migrazione vi sono differenze rispetto allo stelo Exeter e Charnley-Elite [13]: infatti nella Figura 12, l'affondamento dello stelo, prevale all'interfaccia cemento-protesi, mentre nella Figura 13 la migrazione è presente sia all'interfaccia cemento-osso, che all'interfaccia protesi-cemento. Questa seconda modalità di migrazione giustificherebbe secondo l'Autore i non ottimali risultati clinici della Charnley-Elite. Noi tuttavia abbiamo evidenziato ottimi risultati clinici per la Lubinus SPII, nonostante la scarsa migrazione all'interfaccia protesi-cemento. Ciò potrebbe essere spiegato dall'anatomicità dello stelo, molto più vincolato all'interno del manto di cemento rispetto ad uno stelo anatomico.

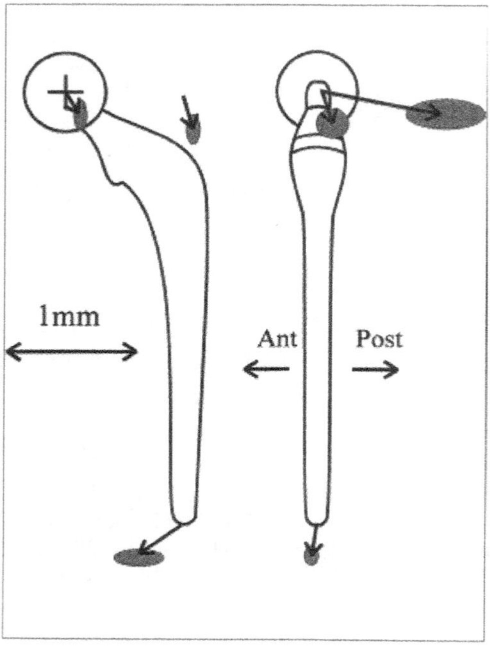

Fig. 12. Rappresentazione schematica della migrazione dello stelo cementato Charnley-Elite ad un anno di distanza dall'intervento. Si può evidenziare la tendenza all'affondamento e alla rotazione interna

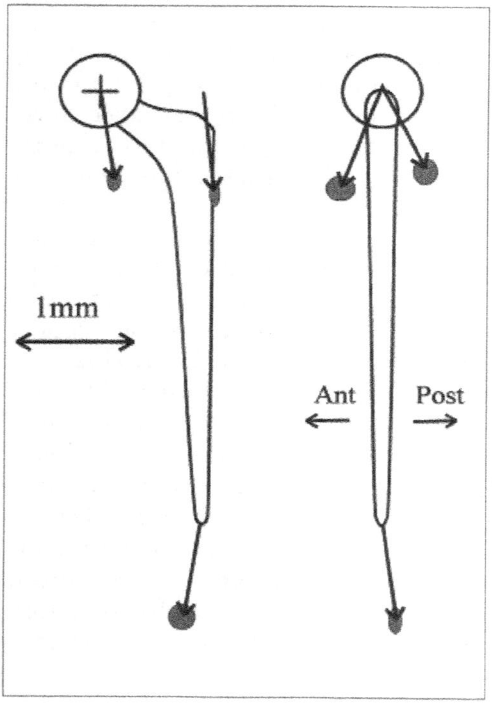

Fig. 13. Rappresentazione schematica della migrazione dello stelo cementato Exeter ad un anno di distanza dall'intervento. Si può evidenziare la tendenza all'affondamento di circa 1 mm di tutto lo stelo, mentre le rotazioni sono pressoché assenti

Valutazione funzionale del cammino e della salita della scala in pazienti portatori di artroprotesi d'anca

La coxartrosi è una condizione patologica molto frequente nella popolazione anziana ed è responsabile del progressivo sovvertimento dei normali rapporti articolari con conseguente limitazione funzionale e comparsa di dolore. Ciò comporta una notevole difficoltà nello svolgimento delle comuni attività della vita quotidiana come ad esempio il cammino e il salire e scendere le scale. Le alterazioni del movimento avvengono sia per ridurre il dolore che per far fronte alla progressiva riduzione dell'escursione articolare. La patomeccanica dell'anca artrosica dimostra come la riduzione dei momenti articolari esterni, comportando una diminuzione sia dell'attività muscolare che dei carichi articolari sulla testa del femore, rappresenta un espediente funzionale per alleviare il dolore. L'avvicinamento del centro di massa corporeo a quello articolare dell'anca diminuisce il momento adduttorio esterno comportando una conseguente debolezza dei muscoli abduttori. Il progressivo indebolimento dell'apparato abduttore sarebbe responsabile nel tempo della comparsa della caratteristica zoppia (Trendelemburg positivo). Di fronte a queste problematiche sono stati compiuti continui sforzi per trovare il trattamento idoneo. I risultati migliori si hanno con l'intervento chirurgico di sostituzione, parziale o totale, con componenti protesiche delle parti dell'articolazione distrutte dalla malattia; la sostituzione protesica dell'anca determina un miglioramento della funzionalità articolare oltre che l'eliminazione del dolore. Dopo l'intervento risulta alterata in modo significativo la geometria dell'articolazione e conseguentemente i rapporti anatomici dei diversi gruppi muscolari; infatti non sempre è possibile ristabilire un corretto posizionamento del centro di rotazione della protesi. L'utilizzo di protesi a distribuzione del carico utilizzando un disegno protesico con stelo, influenza la biomeccanica dell'anca protesizzata attraverso l'angolo cervico-diafisario e l'off-set, l'angolo di antiversione, l'eventuale dismetria, ecc.. Da ciò risulta che nel post-operatorio il paziente metterà in atto dei meccanismi di compenso neuro-motori per far fronte alla nuova situazione biomeccanica. Inoltre occorre tener presente che il recupero funzionale dipende dalla ripresa biologica e meccanica dei tessuti molli interessati dall'atto chirurgico. Questi adattamenti e la loro evoluzione non si possono valutare solo con l'esame clinico. Per una corretta analisi dei risultati a breve e a lungo termine di un impianto protesico è necessario procedere ad una accurata valutazione della attività funzionale del paziente per la quale recentemente è stata impiegata, con sempre maggiore enfasi nella ricerca clinica, l'analisi del cammino. Tale tecnica permette infatti di definire un criterio di valutazione biomeccanica quantitativa che consente di valutare in modo ripetibile eventuali alterazioni della biomeccanica protesica. Gli studi condotti utilizzando tale tecnica sono numerosi, ma tra gli argomenti trattati, alcuni aspetti, tutti strettamente correlati tra di loro, ci sembrano di fondamentale importanza:

1. Assetto della nuova articolazione, cioè la sua capacità di correzione della deformità articolare. In particolare, studi recenti condotti sul rischio di mobilizzazione protesica e sulle cause di fallimento di un impianto protesico hanno dato grande rilievo al rapporto tra il neo-centro di rotazione articolare della artroprotesi e le influenze dinamiche che le modifiche spaziali di questo comportano. Infatti il centro di rotazione ha dei rapporti precisi con le strutture circostanti, individuabili attraverso radiografie standard. Tali rapporti spaziali possono essere modificati da una geometria articolare alterata e da una insufficiente attività muscolare, come avviene per esempio nell'anca displasica. Diversi Autori hanno tentato di modellizzare gli effetti dello spostamento del centro di rotazione articolare sulle forze di carico articolare. Johnston [28] ha dimostrato che una dislocazione del centro di rotazione dell'anca 20 mm lateralmente, 20 mm prossimalmente e 10 mm posteriormente rispetto alla posizione anatomica comporta un incremento del 22% del momento articolare risultante all'anca, un incremento del 20% delle forze di contatto e un aumento del 116% della forza degli abduttori necessaria per una cammino normale. Russotti e Harris [29] in uno studio condotto sul dislocamento prossimale ma non laterale del neo-acetabolo hanno riportato un alto punteggio funzionale e non hanno trovato alcuna correlazione tra la posizione del centro di rotazione e l'evidenza radiografica di mobilizzazione della componente acetabolare, come riportato anche da altri Autori. Dal punto di vista biomeccanico questo studio evidenzia come il posizionamento prossimale isolato senza dislocazione laterale, non rappresenti un parametro cruciale riguardo alla fissazione a lungo termine della componente acetabolare. Recentemente Rosler e Perka [30] hanno enfatizzato l'importanza, al momento del planning pre-operatorio, di considerare gli effetti del posizionamento della protesi sui parametri funzionali del cammino. Gli Autori infatti hanno trovato che una cranializzazione del centro di rotazione articolare dell'anca provoca un netto deterioramento dei parametri del cammino mentre né lo spostamento mediale né una dismetria dell'arto inferiore fino a 1 cm hanno effetti negativi. Infine Vasavada [31] ha riportato che una compensazione dei cambiamenti di lunghezza muscolare attraverso il posizionamento del centro di rotazione dell'anca può avere un effetto favorevole sul cammino. In particolare lo spostamento inferiore e mediale del centro di rotazione dell'anca provoca una buona capacità dei muscoli abduttori di produrre momento articolare.

2. Capacità funzionale durante i movimenti della vita quotidiana, in particolare durante il cammino. L'articolazione dell'anca compie movimenti angolari in tutti e tre i piani dello spazio, permettendo così tre gradi di libertà completi. Nel cammino normale l'anca compie una escursione di circa 30-35° di cui circa 25° in flessione all'inizio della fase di appoggio e circa 10° in estensione alla fine della fase di appoggio. Tale escursione è responsabile in gran parte della lunghezza del passo. Sempre durante il cammino inoltre si realizzano in media 10° di escursione sia in intra-extrarotazione che in ab-adduzione. Nel salire le scale o nel passaggio dalla posizione eretta a seduta e viceversa l'escursione sul piano sagittale è ancora maggiore.

3. Caratteristiche del carico articolare. Gli studi condotti attraverso l'uso di protesi strumentate hanno dimostrato che il carico articolare nell'anca protesizzata rimane alterato dopo l'intervento. Rydell [32], utilizzando una protesi modello Austin-Moore, misurò un carico articolare all'anca tra tre e quattro volte il peso corporeo. Hodge [33] riporta i risultati di una analisi condotta su una singola paziente con una emi-artroplastica strumentata durante il cammino, il salire le scale e l'alzarsi dalla seggiola e dimostra che sia la cinematica che le forze di carico articolare ritornano nella norma dopo circa 1 anno e mezzo dall'intervento. Davy [34] infine riporta uno studio che dimostra come le forze di carico sull'anca protesizzata siano 2.8 volte il peso corporeo nel primo periodo post-operatorio (1 mese).

4. Decadimento della performance meccanica della muscolatura abduttoria. L'efficacia funzionale di questo gruppo muscolare dipende da: 1) la sezione del muscolo, 2) il rapporto lunghezza-tensione, 3) la posizione del centro di rotazione articolare, 4) la lunghezza del braccio di leva, 5) l'angolo del vettore di trazione. Durante l'intervento di protesizzazione il chirurgo può in una certa misura modificare alcune di queste variabili attraverso la scelta del disegno protesico, in particolare con riferimento alla lunghezza del collo femorale, controllando l'entità e la direzione dell'alloggiamento acetabolare per centrare la posizione del fulcro, e infine attraverso la manipolazione del gran trocantere per modificare la lunghezza del muscolo abduttore, il suo braccio di leva e la direzione di trazione. L'osteotomia trocanterica è talvolta consigliata, infatti, per creare un vantaggio meccanico aumentando la lunghezza del braccio di leva e aumentando la forza muscolare attraverso lo stretching delle fibre stesse. Per il ripristino di una corretta meccanica di trazione muscolare è inoltre sempre importante un adeguato trattamento riabilitativo pre- e post-operatorio Infine una certa attenzione va rivolta al posizionamento in varo o in valgo dello stelo femorale. Gli studi clinici e di analisi dello stress biomeccanico della protesi hanno dimostrato che l'orientamento in valgo dello stelo femorale favorisce migliori risultati rispetto al posizionamento in varo: in questo ultimo caso infatti sono molto più frequenti i casi di riassorbimento e mobilizzazione.

Gli studi condotti sull'analisi del passo in pazienti portatori di artroprotesi d'anca attraverso sistemi computerizzati sono numerosissimi e non sempre concordanti nei risultati. Il confronto tra diversi modelli protesici è stato affrontato da diversi Autori ma a tutt'oggi non è emersa alcuna correlazione significativa tra modello protesico e risultato funzionale durante il cammino. Murray [35-37] in particolare in uno studio comparativo su protesi modello McFarrar, Charnley e Müller non ha evidenziato differenze sostanziali a distanza di 6 mesi nel pattern di cammino esplorato, mentre alcune differenze emerse nel post-operatorio - come l'ampiezza del range di movimento, la forza massimale degli abduttori, e la persistenza di dolore - possono essere messi in relazione alla tecnica chirurgica utilizzata in rapporto al modello protesico. Rari sono invece gli studi condotti sulla comparazione tra impianti cementati e non cementati. Wykman [38] riporta risultati clinici a 6 mesi inferiori nel gruppo di pazienti con protesi non cementata rispetto al gruppo dei cementati, mentre Long [39] sottolinea una buona ripresa funzionale a due anni dopo l'intervento in un gruppo di pazienti operati con protesi non cementata anche se un certo grado di insufficienza dell'anca operata persiste a più lungo termine. Secondo l'Autore il successo di una artroprotesi non cementata dipenderebbe non solo da un soddisfacente posizionamento delle componenti protesiche, ma anche da un adeguato supporto dei tessuti molli periarticolari e da una valida funzione muscolare. Il reperto di una insufficienza muscolare in pazienti con elevata attività di carico sull'anca operata può contribuire significativamente alla mobilizzazione dell'impianto. Per questo l'Autore raccomanda di prolungare il programma riabilitativo controllato per molto tempo dopo l'intervento e di evitare sollecitazioni articolari eccessive. Una certa attenzione è stata rivolta alla comparazione tra i risultati funzionali durante il cammino in pazienti con coxartrosi bilaterale dopo intervento mono- o bilaterale. Studi condotti sulla base della normalizzazione post-operatoria dei parametri spazio-temporali del cammino hanno dimostrato che mentre nei pazienti con coxartrosi monolaterale la percentuale di miglioramento clinico e funzionale è decisamente maggiore rispetto ai pazienti con sostituzione bilaterale, è spesso evidente che nei pazienti affetti da coxartrosi bilaterale la chirurgia della prima anca appare non vantaggiosa finché anche l'anca controlaterale, dolente e limitata funzionalmente, non viene sostituita.

Per quanto riguarda infine il pattern di cammino e i tempi di recupero valutati attraverso l'analisi del movimento, sembra che la maggior parte della ripresa funzionale avvenga nei primi tre-sei mesi, ma un ulteriore miglioramento è possibile anche dopo i due anni. I parametri spazio-temporali e in particolare la velocità rappresentano dei buoni marker per seguire la ripresa funzionale. La ridotta velocità per la riduzione sia della lunghezza che della cadenza del passo, con una maggiore durata della fase di singolo appoggio sul lato operato e un incremento del doppio appoggio sembrano essere il reperto più comune dopo intervento di artroprotesi. Per quanto riguarda le forze di reazione piede-suolo è stata riportata un'alterazione di tutte le componenti verticale, frontale e trasversale con evidente diminuzione della fase di accettazione del carico. Infine gli studi cinematici riportano una riduzione della escursione sul piano sagittale dell'anca con particolare riduzione della flessione all'inizio della fase di appoggio e della estensione al distacco dita. Prendendo spunto dalle considerazioni biomeccaniche fin qui riportate ci siamo riproposti di esaminare un gruppo di pazienti operati di artroprotesi non cementata di anca. Presentiamo di seguito i risultati che riguardano la definizione delle alterazioni del pattern biomeccanico della marcia e durante la salita delle scale, soprattutto in rapporto al posizionamento, misurato radiograficamente, del neo-centro di rotazione articolare delle componenti protesiche.

Gli aspetti più interessanti emergenti dal nostro studio riguardano l'esistenza di alterazioni specifiche del pattern di cammino nei pazienti esaminati e la sua stretta dipendenza dalla posizione del centro di rotazione dell'impianto misurato attraverso una tecnica di digitalizzazione delle immagini radiografiche (Fig. 14). Dopo più di due anni dall'intervento infatti abbiamo evidenziato un pattern pressoché nella norma nel gruppo dei pazienti portatori di protesi in coxartrosi, mentre discrete anomalie sia dei parametri spazio-temporali che

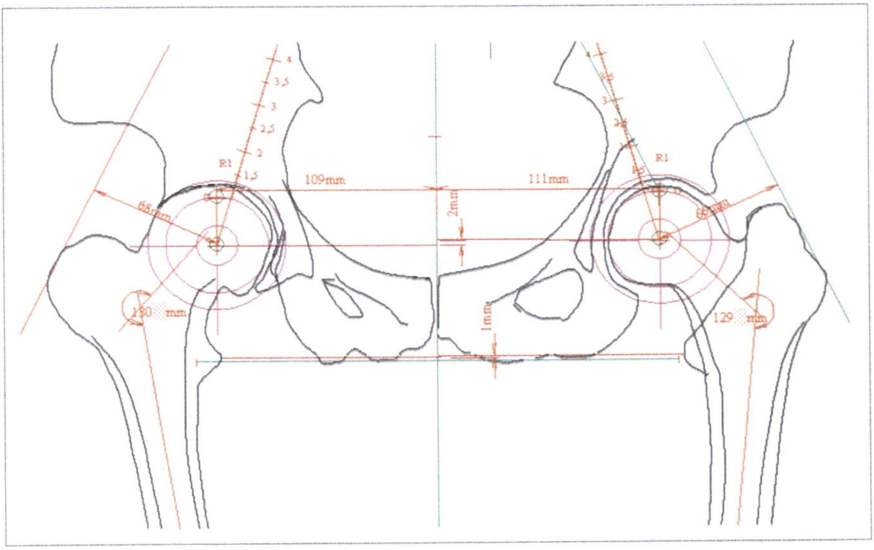

Fig. 14. Planning pre-operatorio ottenuto attraverso digitalizzazione di una radiografia in proiezione antero-posteriore per il calcolo delle coordinate del centro di rotazione dell'anca

della cinematica e della dinamica sono state riportate nel gruppo dei displasici. Sembra quindi che la causa etiopatologica che ha portato alla sostituzione protesica giochi un ruolo fondamentale nel risultato funzionale probabilmente proprio in dipendenza dell'ingente deformazione articolare, delle alterazioni dei tessuti molli periarticolari attivi e passivi e dei compensi biomeccanici che si sono stabiliti prima dell'intervento per garantire la massima efficacia funzionale. L'analisi delle coordinate del nuovo centro di rotazione ha evidenziato infatti che mentre nella maggioranza dei pazienti non è stato possibile riposizionare fisiologicamente il centro in altezza, il riposizionamento medio-laterale è risultato nella norma o addirittura medializzato in tutti i pazienti coxartrosici mentre gli unici casi in cui è risultato lateralizzato erano tutti pazienti displasici. In accordo con quanto riportato in letteratura il posizionamento prossimale sembra quindi avere una influenza minore sui parametri del cammino rispetto alla dislocazione laterale. Infine le alterazioni di posizionamento riscontrate non sembrano avere effetti negativi sui carichi articolari, misurati indirettamente attraverso il calcolo dei momenti: non solo non si assiste ad un incremento dei momenti articolari esterni all'anca, ma addirittura nel gruppo con posizionamento più mediale si assiste ad una riduzione dei momenti estensorio e abduttorio all'anca.

Lo studio della salita delle scale ha permesso inoltre di dimostrare una normale cinematica dell'anca durante la salita e una normale attivazione dei gruppi muscolari studiati. Sono state evidenziate invece anomalie nel pattern del momento adduttorio e di rotazione esterna all'anca in alcuni pazienti con la tendenza a minimizzare questi momenti in rapporto probabilmente ad una minore efficacia dell'apparato abduttore (Fig. 15).

Conclusioni

In conclusione la performance locomotoria dei pazienti operati di artroprotesi totale di anca, secondo la nostra esperienza, sembra essere, soprattutto nei casi con coxartrosi primitiva, e quando il posizionamento protesico è ottimale, estremamente soddisfacente. È importante sottolineare che, accanto alle problematiche biomeccaniche esemplificate, la ripresa di una completa funzionalità è subordinata ad un adeguato ricondizionamento riabilitativo mirato ad evitare il sovraccarico articolare attraverso un dosato e corretto uso dell'articolazione, al ripristino dell'efficacia del controllo muscolare, allo smantellamento di un eventuale pattern scorretto di cammino strutturatosi prima dell'intervento e persistente successivamente e soprattutto alla reintegrazione delle afferenze propriocettive danneggiate dalla patologia e dall'intervento e che, secondo alcuni Autori, sarebbero responsabili in gran parte della patocinesiologia dell'anca protesizzata.

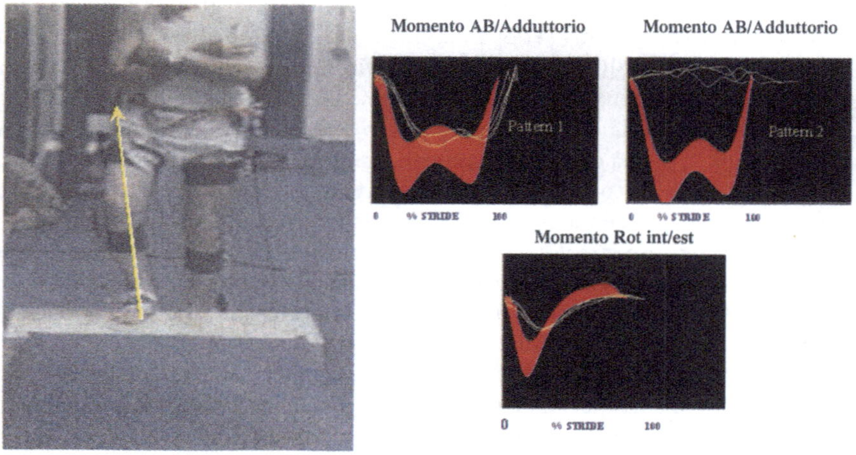

Fig. 15. Andamenti dei momenti articolari esterni sul piano frontale all'anca. La *fascia rossa* indica la fascia di normalità, le tre *linee gialle* tre prove di cammino di un soggetto protesizzato. Per il momento ab-adduttorio sono rappresentati due pattern: nel primo il momento adduttorio è ridotto durante la fase di appoggio, nel secondo pattern il momento è nullo, cioè il vettore di reazione piede-suolo viene fatto passare attraverso il centro di rotazione dell'anca neutralizzando così le richieste muscolari (abduttori). Anche il momento in rotazione esterna è molto ridotto

Bibliografia

1. Pauwels F (1976) Biomechanics of the normal and diseased hip. Springer-Verlag Berlin Heidelberg New York
2. Heller MO, Kleemann RU, Stokle U et al (2001-2002) THA loading arising from increased anteversion and offset may lead to critical cement stresses. Research Report trauma and reconstructive surgery. Berlin
3. Charnley J (1961) Arthroplasty of the hip: a new operation. Lancet 1:1129-1132
4. Paltrinieri M, Trentani C (1971) Modification of hip arthroprothesis. Chir Organi Mov 60(2):85-95
5. Day WH, Swanson SA, Freeman MA (1975) Contact pressures in the loaded human cadaver hip. J Bone Joint Surg Br 57(3):302-313
6. Amstutz HC, Clarke IC, Christie J, Graff-Radford A (1977) Total hip articular replacement by internal eccentric shells: the "tharies" approach to total surface replacement arthroplasty. Clin Orthop 128:261-284
7. Wagner H (1978) Surface replacement arthroplasty of the hip. Clin Orthop 134:102-130
8. Mai MT, Schmalzried TP, Dorey FJ et al (1996) The contribution of frictional torque to loosening at the cement-bone interface in Tharies hip replacements. J Bone Joint Surg Am 78(4):505-511
9. Campbell P, Mirra J, Amstutz HC (2000) Viability of femoral heads treated with resurfacing arthroplasty. J Arthroplasty 15(1):120-122
10. McMinn D, Treacy R, Lin K, Pynsent P (1996) Metal on metal surface replacement of the hip. Experience of the McMinn prosthesis. Clin Orthop [329 Suppl]:89-98
11. Nilsson KG, Kärrholm J, Ekelund L, Magnusson P (1991) Evaluation of micromotion in cemented vs uncemented knee arthroplasty in osteoarthrosis and rheumatoid arthritis. J Arthroplasty 6(3):265-278
12. Alfaro-Adrian J, Gill HS, Murray DW (1999) Cement migration after THR. A comparison of Charnley Elite and Exeter femoral stems using RSA. J Bone Joint Surg Br 81:130-134
13. Freeman MAR, Plante-Bordeneuve P (1994) Early migration and late aseptic failure of proximal femoral prosthesis. J Bone Joint Surg Br 76:432-438
14. Probst KJ, Herp A, Leidel W (1978) Stereo-radiologische localisationdiagnostik von schalen und totalendoprothesen des huftgelenkes. Arch Orthop Trauma Surg 92:75-81
15. Lippert FG 3rd, Harrington RM, Veress SA et al (1982) A comparison of convergent and bi-plane X-ray photogrammetry systems used to detect total joint loosening. J Biomech 15:677-682
16. Green DL, Bahniuk E, Liebelt RA et al (1983) Biplane radiographic measurements of reversible displacement (including clinical loosening) and migration of total joint replacements. J Bone Joint Surg Am 65:1134-1143
17. Mjoberg B, Brismar J, Hansson LI et al (1985) Definition of endoprosthetic loosening. Acta Orthop Scand 56:469-473
18. Karrholm J, Herberts P et al (1997) Radiostereometry of hip prosthesis. Review of methodology and clinical results. Clin Orthop 344:94-110
19. Ryd L (1986) Micromotion in knee arthroplasty. Acta Orthop Scand 57[Suppl 220]:1-80
20. Karrholm J, Herberts P, Hultmark P et al (1997) Radiostereometry of hip prosthesis. Clin Orthop 344:94-110
21. Ryd L (1992) Roentgen stereophotogrammetric analysis of prosthetic fixation in the hip and knee joint. Clin Orthop 276:56-65

22. Ryd L, Albrektsson BEJ, Carlsson L et al (1995) Roentgen stereophotogrammetric analysis as a predictor of mechanical loosening of knee prosthesis. J Bone Joint Surg Br 77(3):377-383
23. Karrholm J, Borssen B, Lowenhielm G, Snorrason F (1994) Does early micromotion of femoral stem prosthesis matter? 4-7-year stereoradiographic follow-up of 84 cemented prosthesis. J Bone Joint Surg Br 76:912-917
24. Alfaro-Adrian J, Gill HS, Marks BE, Murray DW (1999) Mid-term migration of a cemented total hip replacement assessed by radiostereometric analysis. Int Orthop 23:140-144
25. Alfaro-Adrian J, Gill HS, Murray DW (2001) Should total hip arthroplasty femoral components be designed to subside? A radiostereometric analysis study of the Charnley Elite and Exeter stems. J Arthroplasty 16:598-606
26. Malchau H, Herberts P (1998) Prognosis of total hip replacement. 65th Annual Meeting of the American Accademy of Orthopaedic Surgeon. New Orleans, March
27. Annaratone G, Surace FM, Salerno P, Ferrero Regis G (2000) Survival analysis of the cemented SPII stem. J Orthopaed Traumatol 1:41-45
28. Johnston RC, Brand RA, Crowninshield RD (1979) Reconstruction of the hip. A mathematical approach to determine optimum geometric relationships. J Bone Joint Surg Am 61(5):639-652
29. Russotti G, Harris WH (1991) Proximal placement of the acetabular component in total hip arthroplasty. J Bone Joint Surg Am 73(4):587-592
30. Rosler J, Perka C (2000) The effect of anatomical positional relationship on kinetic parameters after total hip replacement. Int Orthop 24:23-27
31. Vasavada AN, Delp S, Maloney W et al (1994) Compensation for changes in muscle length in total hip arthroplasty. Clin Orthop 302:121-133
32. Rydell NW (1966) Force acting on the femoral head prosthesis. Acta Orthop Scand 37 [Suppl 88]:1-132
33. Hodge WA, Carlson KL, Fijan RS et al (1989) Contact pressures from an instrumented hip endoprosthesis. J Bone Joint Surg Am 71(9):1378-1386
34. Davy DT, Kotzar GM, Brown RH et al (1988) Telemetric force measurements across the hip after total hip arthroplasty. J Bone Joint Surg Am 70(1):45-50
35. Murray MP, Gore DR, Brewer BJ et al (1976) Comparison of functional performance after McKee-Farrar, Charnley, and Müller total hip replacement. Clin Orthop 121:33-43
36. Murray MP, Gore DR, Brewer BJ et al (1979) A comparison of the functional performance of patients with Charnley and Muller total hip replacement. Acta Orthop Scand 50:563-569
37. Murray MP, Gore DR, Brewer BJ et al (1981) Comparison of Muller total hip replacement with and without trochanteric osteotomy. Acta Orthop Scand 52:345-352
38. Wykman A, Olsson E, Axdeoph G, Goldie I (1993) Total hip arthroplasty, a comparison between cemented and press-fit noncemented fixation. J Arthroplasty 6(1):19-29
39. Long WT, Dorr LD, Healy B, Perry J (1993) Functional recovery of noncemented total hip arthroplasty. Clin Orthop 288:73-77

Il disegno protesico

L. Quagliarella, N. Sasanelli

Introduzione

Il disegno protesico, ossia la progettazione dei componenti di una protesi articolare si sviluppa attraverso diverse fasi:

- definizione delle funzioni:
  • caratterizzazione fisico-chimica dei tessuti,
  • dinamica dei sistemi biologici,
  • cinematica e dinamica articolare;
- caratterizzazione chimico-fisica dei materiali:
  • tribologia – biocompatibilità,
  • studio dei prodotti di usura;
- progetto del dispositivo;
- verifica.

Si tratta di un percorso non dissimile da quello attuato nella progettazione di un qualsiasi oggetto; la particolarità è legata all'ambiente in cui la protesi deve operare, alla limitata conoscenza della dinamica dei sistemi biologici, alla necessità di garantire la massima affidabilità al prodotto.

Scopo di un'articolazione artificiale è realizzare un sistema che ripristini, per quanto possibile, la cinematica fisiologica e consenta di sopportare i carichi, minimizzare l'usura e l'attrito evitando l'insorgere di reazioni dannose nell'organismo.

Il successo dell'impianto è legato all'equilibrio, che deve essere mantenuto nel tempo, fra le alterazioni indotte dalla protesi e la capacità di compenso della struttura biologica. Si tratta di quella che può essere definita la "risposta d'organo" che l'articolazione manifesta all'impianto e che deriva da una molteplicità di elementi connessi all'intero apparato locomotore, all'entità ed al tipo di

Centro Interuniversitario di Servizi di Ingegneria Biomedica G. A. Borelli, Università degli Studi di Bari, Politecnico di Bari sollecitazioni scambiate fra osso ed impianto, fra i componenti protesici ed alla loro interazione con i tessuti biologici.

Definizione delle funzioni

L'articolazione coxofemorale, in termini meccanici, è sostanzialmente equivalente ad un giunto sferico che avendo tre gradi di libertà consente ampie escursioni nei tre piani dello spazio (sagittale, coronale, trasversale).

La normale escursione articolare dell'anca eccede le esigenze poste dalla maggior parte delle attività quotidiane e solo in situazioni particolari o nel corso di attività atletiche si raggiungono i valori limite. La deambulazione in piano richiede circa 50-60° di flesso estensione con piccole escursioni in rotazione e abduzione adduzione. Invece, indossare scarpe o calze costituisce l'attività quotidiana più impegnativa, sotto il profilo dell'articolarità e richiede una mobilità totale compresa tra 160° e 170°.

Le forze articolari

Lo studio delle forze agenti sull'articolazione coxofemorale è spesso condotto riferendosi ad una condizione statica o quasi statica di appoggio monopodale. In tali ipotesi il carico che agisce sull'articolazione coxofemorale dipende quasi esclusivamente dalla massa corporea, dalle forze muscolari e dalla distanza fra baricentro corporeo e centro dell'articolazione.

La schematizzazione cui più spesso si ricorre è quella proposta da Pauwels[1]; si tratta di un'analisi bidimensionale basata sugli studi antropometrici di Fischer e su alcune ipotesi:

- appoggio monopodalico statico;
- proiezione delle forze nel piano frontale;
- azione muscolare costituita esclusivamente dai pelvi trocanterici;
- azione di una forza peso data dalla massa corporea cui è sottratta quella dell'arto in appoggio (pari a circa un sesto della massa corporea).

È stato dimostrato, così, che la risultante delle forze agenti sull'articolazione dell'anca è inclinata di circa 16-20° sulla verticale ed ha intensità pari a 2.5-3 volte il peso corporeo.

Questi valori hanno trovato conferma in successive indagini condotte, con valutazioni sperimentali dirette, in persone con impianti di protesi d'anca [2, 3], o con misurazioni indirette, basate sulla valutazione della cinematica e dinamica del cammino, integrate da modelli numerici dei diversi distretti articolari [4].

Lo stato di sollecitazione del femore

Le sollecitazioni maggiori si verificano sul polo superiore della testa del femore; l'ordine di grandezza delle pressioni di contatto varia, all'incirca, da 1 MPa, nel caso di contatto cartilagine-cartilagine, a 8 MPa nella fase centrale di appoggio monopodale [5].

La disposizione trabecolare nella regione periacetabolare, nella testa e nel collo del femore è il riflesso delle sollecitazioni cui le strutture sono soggette. In un femore sano, pertanto, la maggior parte delle sollecitazioni si distribuisce a livello della porzione prossimale e mediale, subito al di sopra del piccolo trocantere e raggiunge i valori più alti all'inizio ed alla fine del ciclo del passo [6].

I sistemi di forze applicati dalle azioni muscolari non sono ben conosciuti, per l'intrinseca difficoltà a determinarli, ma svolgono un ruolo rilevante nell'assicurare la stabilità e nel determinare entità e distribuzione delle sollecitazioni nelle strutture ossee, nel condizionarne il processo biologico di rimodellamento [7] e, quindi, nell'assicurare il mantenimento della stabilità dell'impianto.

Lo stato di sollecitazione dell'acetabolo

La forza generata dal contatto dei capi articolari viene trasmessa principalmente verso il bordo esterno (rima corticale ed incisura ischiatica), la maggiore deformazione avviene in direzione postero-mediale [8], mentre le deformazioni sono di minore entità nella zona pubica e nell'osso subcondrale. Considerata la struttura composita lamellare dell'osso pelvico le sollecitazioni nel guscio corticale sono circa 50 volte più elevate che nel sottostante osso trabecolare: da 15 a 20 MPa vs 0.3-0.4 MPa, in condizioni di appoggio monopodale [9]. Nel valutare queste indicazioni non si deve dimenticare che spesso le ipotesi di partenza sono che le deformazioni dell'acetabolo siano notevolmente localizzate e che le pelvi siano un corpo rigido; una parziale variazione di queste ipotesi come pure del sistema di carico, ad esempio l'inclusione dell'azione degli abduttori modifica, come è evidente, la distribuzione delle pressioni intrarticolari [10].

Lubrificazione

Uno dei principali problemi dell'ingegneria è rappresentato dalle situazioni in cui il carico viene trasmesso fra due elementi solidi in moto relativo. In tali condizioni, scopo della lubrificazione è diminuire attrito ed usura dei corpi a contatto; il sistema più efficace è quello in cui le superfici di carico risultano completamente separate da un sottile strato di fluido per cui la resistenza al rotolamento o allo scorrimento, rapportata al carico, è molto bassa e risulta dell'ordine dello 0.01.

Lubrificazione dell'articolazione fisiologica

Le articolazioni devono trasmettere carichi elevati consentendo un moto relativo efficiente in condizioni di sforzo e di moto estremamente variabili. Nell'articolazione dell'anca, il ciclo del passo comporta il raggiungimento di due picchi di carico, pari a circa 3 volte il peso corporeo, per una durata di circa 0.2 sec, mentre valori più lievi del carico (1-1.5 volte il peso corporeo) si mantengono per 0.4 sec; le velocità variano da 2 mm/sec a 75 mm/sec in condizioni di cammino normale.

Non è ben noto quali siano i meccanismi che garantiscono *in vivo* la necessaria lubrificazione articolare; esiste certamente una differenziazione del meccanismo prevalente, in rapporto alle fasi del passo ed alle condizioni articolari ad esse collegate così che sia sempre garantita, anche attraverso processi differenti, la separazione delle cartilagini per mezzo del liquido sinoviale.

Inoltre, nei casi in cui lo spessore di fluido non fosse in grado di assicurare la lubrificazione, cosa che può verificarsi, considerando le condizioni di attuazione di alcuni movimenti fisiologici potrebbe attivarsi la lubrificazione di strato limite che si avvarrebbe della presenza di uno strato di fosfolipidi adesi alle superfici articolari [11].

Lubrificazione dell'articolazione protesizzata

Pur con tutte le variazioni conseguenti all'introduzione dei componenti protesici la lubrificazione articolare sembra attuarsi attraverso meccanismi analoghi a quelli precedentemente descritti. Nel caso di una coppa acetabolare in polietilene (UHMWPE) con testa femorale metallica o ceramica, i parametri che determinano lo spessore della pellicola di schiacciamento (*squeeze-film*) sono legati a [12]:

- raggio della testa femorale;
- gioco radiale fra testa del componente femorale e coppa acetabolare;
- spessore della coppa acetabolare e modulo elastico del materiale che la costituisce.

In particolare l'altezza della pellicola è direttamente proporzionale al raggio della testa femorale ed allo spessore della coppa ed è inversamente proporzionale al gioco fra le superfici a contatto ed al modulo di elasticità del polietilene [13].

Nel caso di accoppiamento metallo-metallo, l'aumento del diametro della testa facilita una lubrificazione in regime misto e contribuisce a limitare l'usura [14].

Un altro effetto rilevante è stato dimostrato da alcuni Autori [3], che hanno misurato un sensibile aumento di temperatura, fino a 43 °C, nell'intorno delle superfici articolari di impianti con coppe in polietilene, dopo appena un'ora di cammino. Il fatto che in presenza di coppe di ceramica si abbia un minore innalzamento di temperatura, consente di ritenere questo effetto termico collegato a fenomeni di attrito. L'aumento di temperatura potrebbe essere causa di danno termico ai tessuti periprotesici ed il peggioramento delle condizioni di lubrificazione potrebbe contribuire alla mobilizzazione asettica dell'impianto.

La necessità di verificare le prestazioni di materiali, accoppiamenti e scelte costruttive, pone in primo piano la verifica delle fondamentali caratteristiche tribologiche: attrito, usura e lubrificazione [15]. La stesura di apposite norme tecniche, sviluppate presso l'ISO (International Organization for Standardization) ed in via di adozione presso il CEN (Comitato Europeo di Normazione), rappresenta un elemento di garanzia per una valutazione delle caratteristiche di nuovi impianti, fondata su elementi accettati dalla comunità scientifica internazionale, oltre che dalle industrie produttrici.

Biomeccanica dell'anca protesizzata

A seguito dell'introduzione di una protesi si ha che:
- l'azione delle forze di carico non è più unicamente sostenuta dall'osso, ma si ha una ripartizione delle sollecitazioni tra osso e protesi;
- l'introduzione di uno stelo protesico nel canale endomidollare, aumenta la rigidità del complesso osso-protesi e riduce le sollecitazioni flettenti a livello del femore, sino all'apice dello stelo dove si ha una concentrazione di tensioni;
- la geometria dell'impianto protesico può determinare una variazione del punto di applicazione della risultante delle forze articolari ed una variazione del braccio di leva degli abduttori.

La trasmissione delle forze articolari

Le caratteristiche della risultante delle forze applicate a livello articolare sono sufficientemente conosciute per i numerosi lavori sperimentali; sulla base dei dati così ottenuti (valor medio del carico massimo pari a circa tre volte il peso corporeo) vengono dimensionate le protesi d'anca. Ad esempio, nella fase di appoggio monopodale del ciclo del passo, in un individuo adulto di sesso maschile, il picco di carico nell'anca è inferiore ai 3000 N che rappresentano il valore di carico previsto per l'esecuzione delle prove di fatica su steli di protesi d'anca, secondo le norme internazionali.

Lo stato di sollecitazione nel femore protesizzato

Per quanto riguarda qualunque impianto di protesi articolare, non è noto come si realizzino nello spazio i punti di contatto protesi-osso e come essi possano modificarsi nel tempo e quali caratteristiche meccaniche abbiano (ad esempio quale sia il limite di resistenza a taglio o a compressione di un ponte osseo sviluppatosi nell'area peri-protesica a contatto con la protesi); allo stesso tempo non sono note, in dettaglio, le azioni muscolari (intensità e direzione della forza, istante di attivazione, distribuzione delle inserzioni). Ne consegue che non è possibile conoscere il reale stato di sollecitazione della struttura (osso-impianto) da cui dipende il rimaneggiamento osseo, l'osteolisi da disuso e lo *stress shielding*, ossia il successo nel tempo dell'impianto.

È invece noto che nel corso delle normali attività quotidiane, sulla protesi d'anca, agiscono forze e momenti di rilevante intensità; si tratta di grandezze determinate con precisione, sia pure in un numero limitato di casi, tramite l'impianto di protesi strumentate [2, 3, 16].

Queste valutazioni sperimentali hanno confermato valori già noti: la linea di azione della forza risultante, agente sull'articolazione dell'anca, è diretta lungo una retta passante per il centro dell'articolazione, la cui inclinazione sul piano frontale è compresa fra 20° e 25° (Rydell 19-21°) e quella sul piano trasverso fra 19.5° e 25.5°.

Nel piano frontale i picchi di forza variano dal 280% al 480% del peso corporeo; valori più elevati, fino all'870% del peso corporeo, si sono avuti in occasione di anomalie del passo di lieve entità che possono, però, avere un'influenza determinante nel dare inizio al processo di mobilizzazione.

Il momento torcente varia, mediamente, da 24 Nm a 40.3 Nm, ma si possono facilmente raggiungere valori prossimi o superiori rispetto alla resistenza torsionale dell'ancoraggio dell'impianto [17].

I massimi valori del momento flettente sono originati da forze comprese fra l'8.2% e il 10% del peso corporeo; si tratta di valori che vanno poi moltiplicati per il braccio di azione rispetto alla sezione considerata.

Nel piano trasverso il picco di carico agisce in direzione medio-laterale: all'aumentare della velocità del passo aumenta il suo componente in direzione antero-posteriore e la sua direzione approssima, maggiormente, quella determinata dall'angolo di antiversione del collo del femore. È sufficiente camminare con passo più spedito perché il carico raddoppi e sorgano momenti torcenti di notevole intensità; il semplice salire o scendere le scale rappresenta una delle attività più gravose per l'anca [18].

Sforzi elevati sono sopportati dall'anca durante l'attività riabilitativa: nel corso di movimenti "passivi", si raggiungono valori pari al 50% del peso corporeo, mentre la deambulazione con due grucce produce sforzi variabili fra l'85% e il 200% del peso corporeo.

Le maggiori differenze fra anca normale ed anca protesizzata si verificano soprattutto per il sovvertimento della distribuzione delle tensioni nella zona prossimo-mediale del femore. Nelle articolazioni naturali, le forze vengono trasmesse, attraverso le superfici articolari, le inserzioni muscolari e quelle legamentose, alle strutture dell'osso spongioso e corticale. L'inserimento di una protesi altera questa distribuzione e crea sollecitazioni che non hanno alcun corrispettivo fisiologico [8, 19]. Si tratta di aspetti evidenziati da tempo e che condizionano a tal punto il rimodellamento osseo che a 17 anni dall'impianto, esso è ancora, totalmente, alterato [20].

L'uso di modelli tridimensionali con elementi finiti (FEM) consente di valutare gli sforzi e le deformazioni ottenuti sul femore integro o protesizzato, tenendo conto delle differenti proprietà delle strutture presenti. Nel rapportare i risultati alla situazione reale non si devono però dimenticare i limiti di queste procedure, che non sono intrinseci ai codici di calcolo, ma dipendono dalle semplificazioni ed approssimazioni introdotte nel modello rispetto alla situazione reale. La definizione delle ipotesi, la cui validazione è assai spesso molto difficile, rappresenta il punto critico dell'intero processo; da essa dipende non solo il grado di dettaglio dei risultati ma soprattutto la significatività di questi rispetto alla realtà.

Dalle ipotesi sulle condizioni di vincolo presenti all'interfaccia protesi-osso o protesi-cemento deriva la prevalenza di sforzi di trazione longitudinali rispetto a tensioni circonferenziali [21] ed ancora l'applicazione degli sforzi attribuiti agli abduttori, al vasto laterale ed allo ileo-psoas comporta una diminuzione delle deformazioni del femore se si considera la testa del femore opportunamente vincolata, un aumento in caso contrario [22].

Distribuzione delle sollecitazioni e carico applicato sono ovviamente l'uno conseguenza dell'altro e se considerare unicamente l'azione della risultante delle forze interarticolari non è corretto, per molti Autori anche aggiungere a quella l'azione del pelvi trocanteri non è sufficiente, per ottenere una descrizione attendibile della realtà [23].

Sintetizzando i risultati di analisi comparative, condotte con metodi numerici e sperimentali, [24-30] si possono definire alcuni comportamenti di massima.

Nelle protesi cementate d'anca le deformazioni longitudinali, nella regione ossea prossimo-mediale, sono inferiori a quelle fisiologiche; esse vengono, invece, superate nella parte distale, questo effetto è ancora più evidente nelle protesi interamente porose, ove si assiste, spesso, ad un'ipertrofia della corticale. Per quanto riguarda le deformazioni circonferenziali, esse sono più elevate, rispetto ai valori "fisiologici". Secondo Walker [31] negli steli a *press-fit* si ha un aumento delle tensioni circonferenziali pari al 125% ed al contrario di quelle longitudinali, la loro distribuzione non sembra modificabile variando la rigidezza dello stelo. Nel corso di comuni attività, salire le scale o alzarsi da una sedia, si sviluppa uno sforzo di torsione che raggiunge valori di circa 20-25 Nm la cui importanza, come possibile causa di mobilizzazione, era stata ipotizzata in precedenti valutazioni cliniche e sperimentali [32]. Nelle protesi cementate, la predominanza dell'usura in sede postero-mediale e antero-laterale, evidenzia la presenza di elevate sollecitazioni torsionali intorno all'asse longitudinale della protesi e l'influenza del peso del paziente sulle sollecitazioni nella parte prossimale è superiore a quello di altri parametri [30].

L'effetto di carichi ciclici torsionali e la rilevanza, nel primo periodo di vita dell'impianto, delle rotazioni generate dal momento torcente costituiscono una delle possibili cause di mobilizzazione dell'impianto anche nel caso di protesi non cementate.

All'interfaccia osso-impianto si hanno sollecitazioni di taglio e compressione. Nelle protesi con superficie strutturata, le sollecitazioni di taglio vengono equilibrate dall'azione dei microincastri ed in quelle con superficie liscia dall'attrito, con un coefficiente stimato intorno a 0.5. Se presenti, le sollecitazioni di trazione tendono a separare le superfici contigue dell'osso e della protesi, favorendo il flusso di liquidi e la disseminazione di particelle di usura.

Un'ulteriore prova della cautela con cui questi modelli, sia numerici che sperimentali, devono essere esaminati è legata al concetto fino ad ora assunto come paradigma per cui la conseguenza delle variazioni indotte dalla presenza di uno stelo femorale è, in linea generale, un'inversione del normale pattern di distribuzione delle sollecitazioni. Secondo le ipotesi fino ad ora accettate nel femore sano la massima sollecitazione si ha a livello prossimo-mediale, mentre nei femori protesizzati, con variazioni legate alla geometria della protesi, questa si verificherebbe al di sotto della punta dello stelo, con una marcata riduzione, fino al 90%, nella zona prossimo-mediale.

Opposte le conclusioni di Kim [33], secondo cui le deformazioni nel femore intatto crescono in direzione prossimo-distale. Unico punto fermo sembrerebbe l'opinione, condivisa dalla maggioranza dei ricercatori, per cui la presenza dello stelo comporta sempre un aumento delle tensioni circonferenziali [34].

Si comprende, quindi, quanto sia difficile avanzare ipotesi circa l'entità ed il tipo di rimodellamento osseo considerando quanto poco si conosca della natura e della risposta dell'interfaccia, vera chiave di volta del sistema, in grado di condizionare il trasferimento dei carichi e determinare la qualità della fissazione.

Lo stato di sollecitazione dell'acetabolo

Come nel caso del femore la valutazione dello stato di sollecitazione dell'acetabolo richiede la conoscenza:

- del meccanismo di trasferimento dei carichi nell'anca normale;
- dell'interazione fra neocotile e strutture ossee sottostanti;
- delle deformazioni presenti nelle strutture pelviche peri-acetabolari sia in condizioni fisiologiche che in presenza di differenti modelli di coppe;
- di un modello del processo di osteointegrazione correlabile alle valutazioni *in vitro*;

sarebbe così possibile paragonare i risultati clinici e radiologici con le ipotesi teoriche e con le osservazioni sperimentali [8].

Nel caso dell'acetabolo, l'ancoraggio viene ottenuto su di una superficie piana o concava ed in genere, ciò comporta rispetto al femore un minore sovvertimento della situazione di carico, caratterizzata dalla prevalenza degli sforzi di compressione che vengono mantenuti anche successivamente all'intervento di protesizzazione, sia pure con una distribuzione più o meno alterata rispetto alla situazione fisiologica. Tuttavia, la presenza del componente protesico comporta l'insorgere di sforzi tangenziali e di concentrazioni di tensioni che, specie nel caso di posizionamento non corretto o di una chirurgia troppo demolitiva, possono divenire pericolosamente elevati.

Nell'articolazione coxofemorale, il carico è trasferito dalla porzione antero-superiore dell'acetabolo verso l'articolazione sacroiliaca e verso la sinfisi pubica; il comportamento meccanico della pelvi è assimilabile a quello di una struttura composita, in cui i gusci di corticale e lo strato di osso subcondrale sopportano la maggior parte dei carichi, mentre l'osso trabecolare svolge funzioni di riempimento; risulta, quindi, evidente l'importanza di conservare l'integrità di tali strutture, ricercando l'appoggio ed il contenimento della coppa sulla spongiosa subcondrale della *facies lunata* ed ottenendo un corretto posizionamento anatomico [35].

Studi condotti su reperti autoptici hanno avvalorato queste ipotesi, dimostrando che il contatto sotto carico si verifica sull'intera superficie articolare, con una percentuale variabile dal 39 al 57% dell'intera emisfera e che le zone di maggior pressione si localizzano in corrispondenza dell'appoggio dell'ileo, dell'ischio e del pube. Ciò dimostra, inoltre che la pelvi rappresenta una struttura deformabile che dal punto di vista funzionale non può essere assimilata ad un corpo rigido.

Ancoraggio

L'interfaccia osso-protesi costituisce l'elemento più delicato del sistema osso-impianto; le concentrazioni di tensioni che sembrano essere presenti sui bordi di tale interfaccia sono probabilmente una delle cause di innesco dei fenomeni di mobilizzazione o di protesi dolorose.

Pur essendo dimostrato che le sollecitazioni meccaniche esercitano uno stimolo diretto sull'osteogenesi tuttavia, il meccanismo di trasduzione dello stimolo fisico in impulso biologico è tuttora sconosciuto e le ipotesi proposte in passato non hanno mai ricevuto dimostrazioni convincenti.

Qualunque sia il meccanismo che conduce alla mobilizzazione, essa è certamente favorita dalla mancanza di stabilità dell'impianto nell'immediato post-operatorio.

Fra le cause che concorrono a determinare la mobilizzazione asettica sono rilevanti sia fattori meccanici - come la presenza di movimenti tangenziali, dovuti alle diverse caratteristiche dei materiali a contatto e la produzione di detriti, sia metallici che di polietilene - sia la qualità dell'osso in cui è posto l'impianto e le alterazioni meccaniche e geometriche legate al processo di invecchiamento.

Riuscire ad ottenere un ancoraggio stabile nel tempo dei componenti protesici è tuttora un obiettivo prioritario, considerato che la mobilizzazione asettica continua ad essere una delle principali cause di fallimento delle protesi d'anca specie nei soggetti più giovani e di maggior massa corporea [36]. L'adozione di protesi non cementate, infatti, non ha eliminato il problema che si presenta legato a specifici aspetti costruttivi, ad esempio usura e delaminazione del polietilene, accentuati dalla presenza del *metal-back* sia per gli effetti meccanici che questo induce nell'inserto, sia per i micromovimenti che si verificano all'interfaccia guscio-inserto e che comportano un aumento della produzione di detriti.

L'ancoraggio dei componenti protesici è affidato all'azione meccanica della stabilità di forma e della successiva osteointegrazione esplicata, a livello microscopico, dalle aree di interferenza fra le superfici corrispondenti dell'impianto, pensato eventualmente come sistema protesi-cemento, e dell'osso.

Rinviando al seguito accenni sulle scelte costruttive sviluppate per il componente femorale e per quello acetabolare, una prima schematica suddivisione degli impianti protesici può essere effettuata in base alla soluzione adottata per ottenere l'ancoraggio che può essere cercato utilizzando:

- il cemento;
- l'adesione diretta con l'osso.

Ancoraggio con cemento

Per vari aspetti, la distinzione fra protesi cementate e non cementate è, certamente, assai meno significativa di quanto fino ad oggi non si sia voluto ritenere. In entrambi i casi la fissazione dei componenti è affidata alla presenza di microincastri; risulta eguale l'atrofia subita dall'osso, simile il comportamento biochimico dei tessuti presenti all'interfaccia [37] e spesso, sono analoghe le complicazioni [38]. Si pensi alla formazione di cisti e di aree di osteolisi intorno agli steli cementati, che diede origine al concetto di "patologia del cemento" e che risulta ugualmente presente negli impianti non cementati [39, 40], provocata da particelle di polietilene, da particelle metalliche o da una imperfetta preparazione della sede anatomica.

Adesione diretta con l'osso (ancoraggio biologico)

La ricerca dell'ancoraggio biologico nacque dalla necessità di porre riparo al gran numero di insuccessi che seguirono la prima diffusione degli impianti cementati e di cui già Charnley [41] si era reso conto. Poiché si riteneva che fossero le caratteristiche intrinseche della resina, più che la tecnica di preparazione e di introduzione, a causare i fallimenti degli impianti, Lord [42] ed altri ricercatori svilupparono soluzioni tecniche alternative al fine di stimolare la crescita ossea direttamente sulla protesi, contenendo al massimo l'ampiezza dello spazio e dei micromovimenti inizialmente presenti tra osso e protesi. Assumevano, quindi particolare importanza l'accuratezza della tecnica chirurgica, la forma, la finitura superficiale dell'impianto e l'adozione di opportuni rivestimenti "osteoinduttivi".

L'ancoraggio biologico consentirebbe di ottenere un ancoraggio tridimensionale, fra protesi ed osso, in grado di trasferire, attraverso l'interfaccia, anche sollecitazioni di trazione. Ciò non avviene in presenza di uno stelo liscio cementato, che può trasmettere, oltre agli sforzi di compressione, soltanto sollecitazioni di taglio. I principali requisiti per ottenere l'apposizione di osso, in una struttura porosa, sono costituiti dalla biocompatibilità del materiale, da una microstruttura appropriata, dalla stabilità dell'impianto e da un intimo contatto osso-protesi [43]. Ciò vuol dire che, fra le due superfici, vi deve essere una distanza massima compresa fra 0.3-0.5 mm e 1 mm. Spesso, però, la distanza fra osso e protesi è superiore a tali valori [38].

Finitura superficiale

Per quanto concerne la finitura superficiale i parametri su cui si può operare sono: l'estensione, la distribuzione della superficie strutturata ed il tipo di superficie.

Estensione e distribuzione della superficie strutturata. Nel definire le dimensioni della zona porosa si devono conciliare opposte esigenze. Essa dovrebbe essere il più estesa possibile per ottenere la massima fissazione, ma gli effetti negativi che il rivestimento poroso ha sulle proprietà del materiale, il notevole rilascio ionico che le caratterizza e le modalità di trasferimento delle sollecitazioni provocate da tale tipo di rivestimento hanno condotto a limitare la quantità di superficie biologicamente attiva alla porzione superiore dello stelo.

Limitare la parte porosa al solo terzo prossimale consente di ottenere diversi vantaggi:

- poter eseguire una più facile rimozione dell'impianto;
- diminuire il rilascio ionico e l'ampiezza dell'area maggiormente soggetta a corrosione e, quindi, contribuire ad aumentare la durata della vita a fatica della protesi;
- contribuire a limitare il rischio di un eccessivo trasferimento distale del carico, anche se il problema dello *stress-shielding* è maggiormente imputabile alla rigidezza dello stelo e il rimodellamento osseo può portare ad una distribuzione di sollecitazioni diversa da quella prevista in sede di progetto.

Vi è un generale consenso sul fatto che il rivestimento poroso o i trattamenti di superficie debbano essere applicati circonferenzialmente attorno a impianti porosi, anziché in piastre. I primi modelli "madreporici a zone" presentavano canali tra le zone porose, che fungevano da vie per la migrazione distale delle particelle di detriti dalla superficie di carico e conducevano a un'osteolisi diafisaria. Alcuni impianti, con piccole zone di superficie porosa, hanno sviluppato anche una mobilizzazione tardiva, probabilmente conseguenza di fratture da sforzo o traumatiche generate dalle piccole aree di superficie porosa attraverso le limitate aree di apposizione ossea.

Tipo di superficie. I modelli a *press-fit* con superfici metalliche perfettamente lisce non hanno offerto risultati soddisfacenti e sono stati abbandonati dalla maggior parte dei chirurghi, eccetto che per il trattamento di pazienti anziani e inattivi con frattura del collo femorale. Al contrario, già i lavori effettuati negli anni '80 e nei primi anni '90 avevano evidenziato come l'osso fosse in grado di crescere sopra ed all'interno di superfici metalliche porose e come, attraverso le dimensioni dei pori e la finitura della superficie, fosse possibile ottimizzare tale fenomeno.

L'adozione di rivestimenti porosi, rappresenta una delle strade più seguite per offrire all'osso una struttura adeguata a consentirne lo sviluppo ed a realizzare un accoppiamento meccanicamente valido, anche se gli studi effettuati su espianti autoptici, rivelano come l'incidenza dei fenomeni di crescita ossea su impianto sia ancora bassa.

I differenti tipi di superfici comprendono il titanio reso ruvido, rivestimenti madreporici di sferule di cromo-cobalto o titanio, applicazioni di grovigli di filo di titanio, titanio spruzzato a plasma e materiali bioattivi non metallici come idrossiapatite (HP), fosfato tricalcico (TCP) o biovetri.

Superfici porose. Nelle superfici porose si realizza una struttura tridimensionale che sembra condurre a una diversa risposta dell'ambiente. La stabilizzazione dell'impianto si ottiene tramite il contatto meccanico diretto e immediato con l'osso (*press-fit*), accompagnato dall'interposizione di tessuto fibroso. Le superfici porose vengono ottenute o per diffusione ed adesione di uno strato di fibre metalliche sulla struttura della protesi, o per sinterizzazione di grani metallici; è questo un processo di ricottura ad alta temperatura realizzato con un elettrodo a filo in atmosfera non ossidante. In quest'ultimo caso si può avere un indebolimento della struttura sia per l'effetto di intaglio, che per fattori legati al processo di fabbricazione. La combinazione di vari tipi di rivestimento, ad esempio, idrossiapatite su microporoso, può condurre ad un ancoraggio ancora più stabile, non tanto per una maggiore, intrinseca resistenza agli sforzi di taglio, quanto per l'aumentata velocità di apposizione dell'osso.

Controllando la velocità di rotazione dell'elettrodo consumabile e la granulometria della polvere, si determinano le dimensioni dei pori, che variano da 50 a 1000 μm con valori medi compresi fra i 200 e i 300 μm. Il rivestimento può essere realizzato con uno, due o tre strati e la porosità media è di circa il 35%.

Rivestimenti superficiali

In letteratura, pur non essendoci dubbi sulla biocompatibilità dell'idrossiapatite vi è una notevole discordanza di opinioni per quanto riguarda il suo uso. La sua presenza determinerebbe un notevole aumento sia del quantitativo di osso a contatto con l'impianto, sia dell'aderenza fra le due superfici; esistono, però, fenomeni di degradazione che riducono drasticamente l'aderenza dell'idrossiapatite al substrato e che rendono quanto mai opportuna una posizione di estrema cautela nei suoi confronti. Esiste, infatti, una rilevante variabilità nelle risposte fornite dall'idrossiapatite, in condizioni di prova simili che può essere attribuita ad una serie di fattori in grado di influenzare l'adesione ceramica-metallo: rugosità superficiale; grado di ossidazione; temperatura; velocità di raffreddamento; storia termica della ceramica e della lega; forma e spessore del rivestimento; grado di porosità dell'interfaccia; processo di deposizione con plasma; ed, infine, tipo ed intensità del carico la cui presenza può, forse, impedire la formazione di legami chimici con l'osso [44]. Particolare importanza riveste il cambiamento di fase: da β-fosfato tricalcico a α-fosfato tricalcico. È quindi necessario disporre di una tecnologia che consenta di controllare la cristallinità e la solubilità del rivestimento, considerando che una idrossiapatite totalmente insolubile, non rilasciando ioni calcio e fosfato, non avrebbe quell'azione osteoinducente che le è propria.

L'idrossiapatite e il fosfato tricalcico sono, pertanto, composti ceramici osteoconducenti che possono essere applicati alle superfici metalliche. L'idrossiapatite più cristallina è riassorbita più lentamente dell'idrossiapatite meno cristallina. Una maggior porosità dell'idrossiapatite aumenta la sua velocità di riassorbimento e ne riduce la resistenza meccanica.

Fattori meccanici che condizionano il rimodellamento osseo: stabilità primaria e stabilità secondaria

La risposta adattativa dell'osso è modulata, sia qualitativamente che quantitativamente, da fattori biologici e da fattori biomeccanici, quali il modulo e la direzione delle forze che agiscono sulle strutture ossee e la capacità di queste strutture di rispondere alle sollecitazioni.

In sintesi, si può dire che la forma della protesi determina la stabilità primaria; i rivestimenti condizionano la neoformazione ossea ed infine la finitura superficiale contribuisce ad ottenere la stabilità secondaria.

Per forma della protesi, in particolare del componente femorale, deve intendersi sia la geometria della parte inserita nel canale femorale, sia quella esterna al canale che determina la possibilità di ricostruire una configurazione spaziale dell'articolazione operata, che tenga conto, non solo della fisiologia, ma anche della situazione pre-operatoria e di quella dell'arto controlaterale.

La stabilità meccanica primaria condiziona i processi di osteointegrazione. La soddisfacente stabilità iniziale di uno stelo non cementato è ottenuta quando esso ha un'adeguata fissazione su di un osso di resistenza sufficiente per sopportare i carichi ad esso applicati.

Pertanto, affinché si ottengano le condizioni sufficienti a garantire una osteointegrazione ottimale è necessario che gli impianti siano in grado di resistere alle traslazioni su 3 piani: assiale (affondamento), mediale-laterale e antero-posteriore. Gli impianti devono anche resistere alla rotazione sul piano coronale (varo-valgo), alla rotazione sul piano sagittale (flessione ed estensione) ed alla rotazione sul piano traverso.

I più importanti progressi nella fissazione iniziale si sono ottenuti con il miglioramento della geometria dello stelo, con il rendere disponibile una maggior varietà nelle dimensioni dell'impianto e con il miglioramento delle tecniche chirurgiche.

Tuttavia quasi tutti gli elementi che definiscono i componenti protesici sono tuttora oggetto di studio e di discussione; l'esistenza di numerosissimi modelli ne è la riprova. I risultati delle casistiche riportati in Tabella 1 rendono quanto mai complessa la valutazione dell'effettiva rilevanza delle diverse scelte costruttive. Alcuni aspetti, su cui molto si è discusso negli anni precedenti, sembrano superati di fatto da scelte del mercato, senza che se ne sia avuta una completa giustificazione tecnica. In molti casi le soluzioni più diffuse sono dovute alla necessità di ottimizzare il risultato globale, anche limitando specifici aspetti funzionali. Ad esempio, l'aumento delle dimensioni del collo comporta una diminuzione dell'escursione articolare e ciò rappresenta l'inevitabile prezzo di quella modularità che l'uso di testine di lunghezza variabile consente di ottenere, garantendo una migliore possibilità di ripristinare la piena funzionalità dell'arto.

Gli argomenti e le considerazioni che seguono vogliono evidenziare alcuni dei punti su cui si è focalizzata l'attenzione dei ricercatori e le soluzioni che sono state fino ad oggi adottate.

Geometria dello stelo

I modelli di stelo femorale si sono evoluti secondo filosofie differenti, si passa dal concetto di adattamento dell'osso alla protesi, ottenuto tramite una resezione molto bassa ed un opportuno alesaggio del canale femorale, alla ricerca di forme che consentano la salvaguardia, quando possibile, di parti del collo femorale e che abbiano anche nella loro parte distale una curvatura che si sviluppa per tutta la lunghezza dello stelo e ne renda possibile l'impianto senza richiedere un'eccessiva cruentazione della superficie endostale.

Tabella 1. Sintesi di recenti casistiche su protesi d'anca

Stelo	Ancoraggio	N. casi	Durata follow-up (anni)	Autore
Anatomic	biologico	74	10	Archibeck e coll. [45]
Mallory Ti	biologico	245	10/13	Bourne e coll. [46]
Titanio + HA	biologico	274	10/13	D'Antonio e coll. [46]
Ti + HA	biologico	380	10/13	D'Antonio e coll. [47]
Bicontact	biologico	200	9	Eingartner e coll. [48]
Lord	biologico	103	10	Inoue e coll. [49]
PCA	biologico	311	12	Kawamura e coll. [50]
Lord I tipo	biologico	76	13	Keisu [51]
IQL Biomet	biologico	430	6	Mella-Sousa e coll. [52]
Superficie porosa	biologico	134	9	Moreland e Moreno [53]
Rivest. HA	biologico	100	8	Oosterbos e coll. [54]
Natural hip-Sulzer	biologico	88	6	Pace [55]
CLS	biologico	232	9	Schreiner e coll. [56]
Müller	con cemento	76	9	Acklin e coll. [57]
Ti	con cemento	255	10	Eingartner e coll. [58]
Titanio	con cemento	133	10	Grubl e coll. [59]
Müller	con cemento	180	10	Havinga e coll. [60]
T 28 acciaio inox liscio	con cemento	379	21	Meding e coll. [61]
TR-28 shot blast cromo	con cemento	171	18	Meding e coll. [61]
Müller (CoGNiMo)	con cemento	49	15	Raber e coll. [62]
Exeter	con cemento	325	12	Williams e coll. [63]

La ricerca di un contatto, il più possibile esteso e che si sviluppi in maniera tridimensionale ha portato allo sviluppo delle protesi "anatomiche" dove si tiene conto anche della curvatura sul piano sagittale con la realizzazione di protesi asimmetriche.

Lo sviluppo di steli con componenti modulari e di protesi su misura costituisce la naturale conseguenza di questo approccio che essenziale nelle protesi per grandi resezioni o nel caso di reimpianti su morfologie ossee complesse, non trova un sufficiente riscontro clinico in altre situazioni di più comune ricorrenza, poiché le giunzioni modulari possono generare detriti per sfregamento o corrosione. I detriti possono condurre a osteolisi direttamente o indirettamente, agendo come corpo libero interposto alla superficie di carico.

Colletto

Fisiologicamente, nel femore, la zona del calcar è soggetta al carico trasmesso dall'area di contatto articolare alla parte prossimale. L'inserzione di steli femorali riduce le sollecitazioni in tale zona, fino al 90% negli steli senza colletto e dal 50% al 70% negli steli con colletto. L'uso del colletto consentirebbe di caricare il calcar mediale riducendo nelle protesi non cementate il rimodellamento osseo corticale, di prevenire l'osteopenia, diminuendo l'intensità delle sollecitazioni circonferenziali con buoni risultati clinici. La presenza del contatto calcar-colletto avrebbe poi il vantaggio, nelle protesi cementate, di ridurre significativamente le sollecitazioni nel manto di cemento. Anche l'ampiezza dei micromovimenti in direzione cranio-caudale risulterebbe significativamente ridotta, da 90 μm a 25 μm.

Non si deve però dimenticare che è difficilmente realizzabile un valido contatto fra colletto e calcar, ed il riassorbimento osseo, radiograficamente evidente in numerosi casi, potrebbe indicare come la presenza del colletto non sia garanzia di un reale trasferimento del carico. Inoltre, in presenza di riassorbimento del calcar, il colletto, impedendo l'affondamento della protesi, non potrebbe impedire il raggiungimento di una nuova posizione di equilibrio e rendere più precaria la situazione dell'impianto.

Collo

Un elevato rapporto fra il diametro della testa e quello del collo, valutato anche alla luce del posizionamento dei componenti, consente una maggiore escursione del movimento articolare, limitando il rischio di contatto precoce fra collo e bordo dell'acetabolo. Adottando per il collo sezioni non circolari, si può privilegiare l'ampiezza del movimento in un piano (usualmente flesso-estensione) senza compromettere la resistenza della struttura.

Altri parametri sono estremamente rilevanti: la lunghezza del collo ed il suo orientamento (varo-valgo) rispetto all'asse dello stelo da cui dipende l'off-set del componente femorale e l'angolo di antiversione. Un'eccessiva antiversione e lateralizzazione conducono ad un aumento delle sollecitazioni e dei micromovimenti.

L'ampiezza dell'off-set influenza in modo evidente la biomeccanica dell'anca protesizzata. Il suo aumento incrementa il braccio di leva degli abduttori, questo permette di ridurne l'intensità di contrazione e conseguentemente riduce le forze che agiscono sull'articolazione; di conseguenza si ha una riduzione nella produzione dei detriti di polietilene. Nello stesso tempo, l'aumento dell'off-set provoca un corrispondente aumento del momento flettente che può portare ad un incremento delle sollecitazioni sulla protesi e all'interfaccia osso-impianto e ad un rilevante aumento dei micromovimenti.

Diametro della testina

L'uso dei diametri di 26 e 28 mm ha una sempre maggiore diffusione, collegata a quella di protesi femorali modulari, poiché la necessità di avere dei coni di accoppiamento fra testina e collo di diversa lunghezza impone dimensioni non compatibili con l'uso di teste da 22 mm. Con le testine 28 mm è stato inoltre riscontrato un minor tasso di revisione e minori tensioni a livello acetabolare. Una conseguenza negativa legata all'adozione di testine modulari è costituita dalla riduzione dell'ampiezza di movimenti dell'impianto che può variare da 1° a 8°.

Nel caso di accoppiamento metallo-metallo, prove di laboratorio hanno dimostrato che il quantitativo di detriti dovuti all'usura diminuisce all'aumentare dei diametri.

Il diametro della testa influenza anche l'ampiezza dei movimenti concessi dalla protesi, con una relazione di proporzionalità diretta ed è collegabile al rischio di lussazione e di contatto precoce dei componenti, con una relazione di proporzionalità inversa.

Dimensioni dell'impianto

Nei primi stadi dello sviluppo degli impianti non esisteva la modularità (stelo-collo-testa erano un unico elemento) ed il numero di taglie era limitato (3-4 al massimo). Queste limitazioni compromettevano la possibilità di adattare lo stelo alle caratteristiche anatomiche del paziente e, dunque, di ottenere un'affidabile stabilità iniziale dell'impianto. Un passo importante nell'evoluzione degli impianti non cementati è stato l'aumento del numero di taglie, e soprattutto l'adozione di leggi di variazione dimensionale più vicine a quelle anatomiche di quanto non sia una variazione lineare di tutti gli elementi geometrici.

Lunghezza dello stelo

Per quanto concerne la lunghezza degli steli questa varia mediamente da 110 a 145 mm. L'analisi statica ha permesso di verificare che, al variare della lunghezza dello stelo, le sollecitazioni rimangono dello stesso ordine di grandezza, mentre l'analisi dinamica evidenzia un maggior rischio di scollamento a carico degli steli lunghi, per la maggiore pericolosità di deformazione.

Nei casi di reimpianto si è spesso in presenza di un esteso indebolimento della parete ossea prossimale, che diviene incapace di assicurare il necessario ancoraggio alle protesi di lunghezza convenzionale ed è, quindi, indispensabile ricorrere a steli di lunghezza assai superiore. Tuttavia, se l'osso è in buone condizioni è ancora possibile utilizzare steli di lunghezza normale.

Rigidezza

Uno dei principali fattori che condizionano il rimodellamento è rappresentato dal rapporto fra la rigidità dello stelo e quella del femore. I termini elasticità e rigidità (o rigidezza) si riferiscono a proprietà diverse, i cui effetti sono in parte simili. La differenza risiede nel fatto che il termine elasticità (assiale o torsionale) indica il rapporto fra tensione e deformazione (forza-spostamento) di un determinato materiale in ben definite condizioni di carico; quanto più elevato è questo rapporto, tanto meno il materiale si deforma.

Il termine rigidezza si riferisce, invece, alla medesima capacità (quella di non deformarsi) posseduta da una struttura che si trovi in determinate condizioni di funzionamento (di carico e di vincolo) e sia realizzata in un determinato materiale.

L'elasticità è una proprietà legata al materiale, la rigidezza è invece caratteristica di una struttura. È quindi possibile che lo stesso oggetto abbia differenti valori di rigidezza (ad esempio in rapporto a diversi sistemi di forze) o che una trave di legno sia più rigida di una di ferro avente la medesima forma e le medesime dimensioni della prima (per effetto di una diversa distribuzione dei vincoli).

Solo nell'ipotesi che due impianti siano perfettamente identici, sia per forma che per vincoli e carico, si può ritenere che ad un aumento del modulo di elasticità del materiale protesico corrisponda un proporzionale aumento della rigidezza e, quindi, delle forze che sono assorbite dalla protesi e trasferite alla diafisi femorale.

Non è, quindi, corretto confrontare soltanto il modulo di elasticità dell'osso con quello del materiale protesico ma si deve tener conto di altri fattori, quali forma e dimensione delle rispettive sezioni rette. Il carico si suddivide fra osso e impianto secondo un rapporto che risulta inversamente proporzionale a quello delle rispettive rigidezze ed anche se non si conosce con chiarezza la relazione fra rigidezza dell'impianto ed entità delle deformazioni ossee è questa la causa principale di quel fenomeno di iposollecitazione della struttura ossea, noto come *stress-shielding*.

L'entità della differenza fra le caratteristiche meccaniche dell'osso e quelle dello stelo fa sì che le deformazioni delle due strutture non siano congruenti e siano presenti micromovimenti relativi che, oltre che inibire l'apposizione di osso neoformato, possono indurre rapidamente fenomeni di abrasione e di formazione di detriti.

L'uso di impianti meno rigidi dovrebbe portare, quindi, a un minor riassorbimento osseo; questa considerazione ha condotto all'uso del titanio ed allo sviluppo di progetti di steli in materiali compositi con basso modulo di elasticità ed elevata resistenza. L'adozione del concetto di "isoelasticità" sembrava potesse risolvere il problema dell'ancoraggio; purtroppo questa soluzione è stata di fatto abbandonata poiché ha comportato un allarmante numero di revisioni, a meno di cinque anni dall'intervento. In nessun caso era stato osservato osso neoformato e lo stelo era sempre circondato da un denso strato di tessuto fibroso. Tutti i casi esaminati, inoltre, presentavano scadenti risultati clinici ed erano frequenti i segni di mobilizzazione anche nei casi in cui, all'atto dell'impianto, era stato ottenuto un intimo contatto osso-protesi.

Per quanto concerne le leghe di titanio, esse si sono diffuse sia per le buone caratteristiche di biotollerabilità e di resistenza alla corrosione, che per il valore del modulo di elasticità, pari a circa la metà di quello delle leghe metalliche in Co-Cr-Mo, ma pur sempre superiore di un'ordine di grandezza rispetto a quello dell'osso corticale.

Sezione retta dello stelo

Lo stelo di una protesi femorale può essere immaginato come una serie di sezioni, a dimensioni decrescenti in direzione cranio-caudale, raccordate fra loro. È evidente l'importanza della forma di ciascuna sezione; da essa dipende in parte la rigidezza dello stelo, il grado di riempimento del canale femorale, la possibilità di realizzare appoggi meccanici ove previsti e la capacità di non generare eccessive concentrazioni locali di tensioni.

Infine, dallo sviluppo tridimensionale delle sezioni dipende la stabilità assiale e torsionale dell'impianto; la necessità di mantenere un intimo contatto con la corticale interna costituisce un evidente vincolo alla scelta di forme e dimensioni.

Geometria dell'acetabolo

Numerose soluzioni sono state sviluppate per l'ancoraggio del componente acetabolare; per ciascuna di esse la letteratura presenta risultati contrastanti per quanto concerne l'affidabilità e la sopravvivenza a medio e lungo termine quando l'usura, l'osteolisi delle pelvi, la mobilizzazione asettica o le infezioni tardive possono pregiudicare risultati inizialmente più che positivi.

Si è cercato nel seguito di differenziare le principali soluzioni anche se spesso vengono attuate soluzioni miste.

Certamente, in ogni caso, rugosità e tolleranze hanno un'importanza fondamentale nella vita dell'impianto e le probabilità di revisione per mobilizzazione asettica sono significativamente maggiori per i soggetti più giovani, in presenza di teste femorali del diametro di 32 mm e con l'uso di inserti di polietilene di spessore ridotto.

Alette

Hanno la funzione di assicurare la stabilità primaria; indipendentemente dalla forma inducono sempre elevate concentrazioni di tensioni localizzate nelle aree in cui penetrano nell'osso [64]. Per tale ragione richiedono un'accurata predeterminazione delle dimensioni dell'impianto e della preparazione della cavità acetabolare; possono causare una parziale mancanza di contatto all'interfaccia neocotile-osso. Considerando che in un cotile non cementato il carico viene trasmesso attraverso la rima acetabolare, si deve accuratamente evitare che in tale area vi sia perdita di contatto[8].

Cemento

Casistiche a lungo termine dimostrerebbero un aumento esponenziale delle mobilizzazioni, trascorsi dieci anni dall'impianto, con localizzazione prevalente all'interfaccia cemento-osso [65]; si tratta, comunque, di percentuali di insuccesso contenute che debbono essere valutate nell'ambito di risultati globalmente positivi [57-63].

Filettatura

Le coppe filettate possono avere sostanzialmente tre diverse forme: parabolica, tronco-conica, o emisferica. In ogni caso provocano nell'osso acetabolare un aumento delle sollecitazioni in direzione medio-laterale con sforzi di compressione nella parte inferiore e superiore della coppa. Secondo Effenberger e coll. [66] gli sforzi di compressione più elevati si hanno sulla curvatura superiore delle coppe tronco-coniche mentre la forma emisferica è quella che presenta le sollecitazioni più basse. La maggiore sollecitazione sul bordo superiore della rima acetabolare sembra confermata anche da valutazioni scintigrafiche [67].

L'adozione di cotili autofilettanti ha certamente migliorato i risultati a medio termine [68], inizialmente assai poco incoraggianti [69]; tuttavia la mobilizzazione asettica, legata anche alle caratteristiche della filettatura [70], rappresenta un problema rilevante ed attuale [59, 71].

Metal-back e modularità

Rappresenta una delle soluzioni più adottate, consentirebbe una più uniforme distribuzione delle sollecitazioni nelle strutture periacetabolari e permette di diminuire lo spessore del polietilene, consentendo l'uso di teste di maggior diametro senza indebolire la struttura. Offre anche la possibilità di sostituire l'inserto in polietilene in caso di usura senza obbligare alla rimozione del componente acetabolare nel caso in cui questo risulti ben adeso alla struttura ossea.

I micromovimenti fra inserto e guscio ed il livello di finitura superficiale della parte interna del guscio metallico hanno costituito le cause del maggior quantitativo di detriti di usura che questo tipo di coppa ha rilasciato rispetto ai componenti non modulari [72] e che in alcuni casi ha portato a risultati non positivi [73]. Indipendentemente dalla modularità la presenza del guscio metallico causa, nella struttura ossea, più elevate sollecitazioni lungo il bordo della coppa, mentre nella parte centrale dell'acetabolo si ha un livello di sollecitazioni inferiore al fisiologico [74]. L'uso del cemento con questo tipo di impianto può condurre ad un maggior tasso di revisioni [75].

Press-fit

Nel caso di coppe non cementate a *press-fit* il carico viene trasmesso principalmente attraverso l'osso corticale della rima acetabolare e quindi deve essere evitato un posizionamento troppo mediale ed una perdita di contatto con la rima. La presenza di spazi e di micromovimenti all'interfaccia osso-protesi limita severamente la possibilità di ricrescita ossea nel caso di protesi acetabolari non cementate; tale ricrescita è maggiore nelle aree periferiche, rispetto alla zona polare, ove maggiore può essere lo spazio residuo dopo l'impianto [18]; per tale ragione può essere opportuna la presenza del foro apicale, che consente al chirurgo di determinare l'avvenuto, corretto posizionamento della coppa [76].

La maggiore incidenza di revisioni per mobilizzazione asettica, presente in alcuni casi di coppe a *press-fit* con rivestimento in idrossiapatite [77], potrebbe essere legata più al tipo di idrossiapatite utilizzata ed al processo di rivestimento che alla scelta del rivestimento in sé.

Viti

L'uso di viti per assicurare la stabilità primaria è uno degli elementi più controversi dell'ancoraggio senza cemento di coppe acetabolari. L'aumento di detriti metallici per la presenza di micromovimenti fra le viti ed il guscio metallico del neocotile è uno degli aspetti negativi di questa soluzione. L'entità dei micromovimenti e la sede in cui si attuano dipendono in primo luogo dal posizionamento delle viti; le osservazioni compiute a riguardo da Won [78] possono considerarsi una indicazione di ordine generale. In assenza di *press-fit* sono stati evidenziati micromovimenti con prevalenza di compressione nella rima iliaca superiore e di trazione sulla rima ischiatica inferiore; tali movimenti sarebbero assai più ridotti, ma non assenti, nel caso di coppe a *press-fit*. L'aumento del numero di viti, comporterebbe solo un aumento locale di stabilità ma non un sostanziale miglioramento della stabilità globale della coppa; non è però chiaro quale debba essere il numero minimo di base, il diametro, la posizione e l'orientamento.

Inoltre la presenza delle viti potrebbe rappresentare un tramite per i fluidi biologici e, quindi, causa di maggiore disseminazione nell'area periprotesica dei detriti d'usura; secondo alcuni Autori [79] l'uso di coperture e di tenute periferiche dovrebbe essere sufficiente ad eliminare questo problema.

Insieme, dunque, a valutazioni positive [68, 80] vi sono giudizi nettamente negativi per cui l'uso di viti non solo non è necessario ma "è deleterio e causa complicazioni inclusa l'osteolisi e la mobilizzazione asettica", o valutazioni parzialmente positive per le quali l'uso delle viti è subordinato alle buone condizioni dell'osso [81].

Conclusioni

L'approccio metodologico dell'ingegneria consiste nello sviluppo di un modello della situazione reale in cui i diversi elementi sono legati da leggi in grado di descrivere, anche se in maniera semplificata, le reciproche interazioni.

Ciò che rende robusta la progettazione è la possibilità di verificare la validità delle ipotesi di progetto e quindi l'affidabilità del dispositivo realizzato attraverso prove in grado di simulare con notevole precisione le condizioni di esercizio.

La bioingegneria ha spesso solo una conoscenza parziale delle condizioni di funzionamento e delle leggi che regolano l'evoluzione del sistema bio-meccanico; ad esempio nell'anca fisiologica ed in quella protesizzata è nota, con buona precisione, la risultante delle forze agenti sul sistema, mentre sono molto limitate le conoscenze riguardanti i sistemi di vincolo e di carico, sia all'atto dell'impianto che nel decorso post-operatorio. Essendo i risultati delle prove sperimentali *in vitro* e delle analisi numeriche legati alle ipotesi su tali sistemi non vi è al momento alcuna possibilità di definire, in maniera certa, la distribuzione di sollecitazione nell'area periprotesica.

Ne consegue, pertanto, che qualunque simulazione dell'interazione impianto-osso rappresenta esclusivamente un'ipotesi, che deve essere suffragata da correlazioni, statisticamente attendibili, con parametri oggettivi derivanti da valutazioni strumentali *in vivo* e da uno studio accurato delle casistiche.

Queste ultime, però, non forniscono indicazioni chiare ed univoche [82]. Le casistiche riportate (Tabella 1), le più recenti pubblicate su riviste altamente qualificate, si riferiscono globalmente ad oltre 4000 protesi, seguite per un arco di tempo di circa 10 anni. Tutte presentano risultati sostanzialmente equivalenti e fortunatamente tutti egualmente buoni. Ciò costituisce un dato estremamente incoraggiante che testimonia il buon livello mediamente raggiunto nel settore e che in alcuni casi vede delinearsi una tendenza forse ancor più confortante: il 94% di risultati positivi a 13 anni [51], l'85% a 15 anni [62] e solo il 10% circa di revisioni a 21 anni, a carico sia del componente acetabolare che di quello femorale [61].

Gli indici di sopravvivenza a 10 anni, quando calcolati, sono sempre superiori o vicini al 95%; tutto ciò indipendentemente dal modello di protesi e dal tipo di ancoraggio. Si dovrebbe, quindi, concludere che gran parte delle caratteristiche e delle scelte fin qui riportate, che differenziano una protesi d'anca da un'altra, non siano i fattori determinanti nel condizionare l'esito dell'impianto; la loro significatività deve essere rivista alla luce di questi risultati, egualmente positivi, ottenuti con progetti caratterizzati da filosofie differenti ed a volte contrastanti.

Un contrasto che si manifesta anche nei risultati di una inchiesta che ha coinvolto oltre trecento chirurghi ortopedici americani, ove si è evidenziata una sostanziale difformità di opinioni sull'importanza relativa di fattori quali: il materiale, lo *stress-shielding* ed i micromovimenti, la vantaggiosità del titanio rispetto alle leghe di cobalto o l'utilità del colletto.

È evidente, quindi, che la scelta dei materiali, la forma degli impianti, il sistema di ancoraggio e la relazione che li lega al processo di adattamento e rimodellamento dell'osso non sono ancora chiaramente ed univocamente definiti. Il problema centrale della protesizzazione articolare - assicurare una fissazione durevole, garantendo la stabilità primaria e la successiva integrazione ossea - non è stato pienamente risolto. Indipendentemente dai concetti con cui l'ancoraggio è ricercato, l'obbiettivo è quello di contenere al massimo i movimenti relativi all'interfaccia osso-impianto. Le soluzioni costruttive sono rivolte ad ottenere un'ampia area di contatto con l'osso, sia sotto forma di microincastri che di *press-fit*, un'accurata gamma di dimensioni, superfici arrotondate ed una forma che garantisca la stabilità rotazionale e che possa realizzare un valido supporto nell'osso spongioso e corticale.

Alla finitura superficiale e soprattutto al rivestimento è affidato il compito di tradurre in stabilità secondaria quella inizialmente ottenuta attraverso un attento atto chirurgico ed un accurato dimensionamento dell'impianto.

La scelta di materiali e processi idonei a stimolare la risposta dell'osso rappresenta uno dei più rilevanti settori di sviluppo i cui collegamenti con l'ingegneria dei tessuti consentono di ipotizzare soluzioni fortemente innovative.

Per assicurare l'evoluzione delle ricerche e la sperimentazione di nuove soluzioni è, però, fondamentale riuscire a far sì che le prove di laboratorio e le simulazioni con modelli matematici siano collegati con le valutazioni *in vivo* e l'analisi delle casistiche.

Il risultato clinico a medio e lungo termine è, infatti, il riscontro più oggettivo e significativo dell'intero processo di protesizzazione, ove la protesi è solo uno degli elementi che concorrono a determinare il risultato finale. Attribuire ad essa il successo o il fallimento di un impianto sottende la possibilità di analizzare in maniera indipendente gli altri parametri, avendo la possibilità di valutare il grado di affidabilità di ciascuna ipotesi, basandosi su dati statistici attendibili.

Ciò richiede un grande impegno nella fase di progettazione ed uno ancora maggiore nella valutazione del decorso post-operatorio; quest'ultima deve necessariamente essere svolta a livello nazionale, con criteri e metodi comuni, per giungere ad un registro nazionale delle protesi d'anca che possa fornire indicazioni omogenee e coerenti.

Bibliografia

1. Pauwels F (1980) Biomechanics of the locomotor apparatus. Springer-Verlag Berlin Heidelberg New York
2. Bergmann G, Graichen F, Rohlmann A (1993) Hip joint loading during walking and running: measured in two patients. J Biomech 26:969-990
3. Bergmann G, Graichen F, Rohlmann A et al (2001) Frictional heating of total hip implants. Part 1: measurements in patients. J Biomech 34(4):421-428
4. Cappozzo (2002) Minimum measured-input models for the assessment of motor ability. J Biomech 35(4): 437-446
5. Von Eisenhart R, Adam C, Steinlechner M et al (1999) Quantitative determination of joint incongruity and pressure distribution during simulated gait and cartilage thickness in the human hip joint. J Orthop Res 17(4):532-539
6. Latour RA, Brattain MA (2000) Femoral strain profiles under simulated 3-D muscle and joint loads for heel strike, midstance, and toe off. Crit Rev Biomed Eng 28(1-2):109-113
7. Frost HM (1999) Why do bone strength and "mass" in aging adults become unresponsive to vigorous exercise? Insights of the Utah paradigm. J Bone Miner Metab 17:90-97
8. Morscher EW, Widmer KH, Bereiter H et al (2002) Cementless socket fixation based on the "press-fit" concept in total hip joint arthroplasty. Acta Chir Orthop Traumatol Cech 69(1):8-15
9. Dalstra M, Huiskes R (1995) Load transfer across the pelvic bone. J Biomech 28(6):715-724
10. Bay BK, Hamel AJ, Olson SA, Sharkey NA (1997) Statically equivalent load and support conditions produce different hip joint contact pressures and periacetabular strains. J Biomech 30(2):193-196
11. Hills BA (2000) Boundary lubrication in vivo. Proc Inst Mech Eng [H] 214(1):83-94

12. Jagatia M, Jalali-Vahid D, Jin ZM (2001) Elastohydrodynamic lubrication analysis of ultra-high molecular weight polyethylene hip joint replacements under squeeze-film motion. Proc Inst Mech Eng [H] 215(2):141-152
13. Jalali-Vahid D, Jagatia M, Jin ZM, Dowson D (2001) Prediction of lubricating film thickness in UHMWPE hip joint replacements. J Biomech 34(2):261-266
14. Smith SL, Dowson D, Goldsmith AA (2001) The effect of femoral head diameter upon lubrication and wear of metal-on-metal total hip replacements. Proc Inst Mech Eng [H] 215(2):161-170
15. Reinisch G, Judmann KP, Plitz W, Schorg (2001) A new hip simulator, E-SIM, that meets the requirements of ISO/FDIS 14242-1 Biomed Technic 46:362-365
16. Bergmann G, Graichen F, Rohlmann (1995) Is staircase walking a risk for the fixation of hip implants? J Biomech 25:535-553
17. Brand RA, Yoder SA, Pedersen DR (1985) Interobserver variability in interpreting radiographic lucencies about total hip reconstructions. Clin Orthop 192:237-239
18. Spears IR, Pfleiderer M, Schneider E et al (2000) Interfacial conditions between a press-fit acetabular cup and bone during daily activities: implications for achieving bone in-growth. J Biomech 33(11):1471-1477
19. Quagliarella L (1994) Interazione osso-protesi: Biomeccanica. GIOT 20[Suppl. 1]:9-27
20. Maloney WJ, Jasty M, Harris WH et al (1990) Endosteal erosion in association with stable uncemented femoral components. J Bone Joint Surg Am 72:1025-1034
21. Lennon AB, Prendergast PJ (2001) Evaluation of cement stresses in finite element analyses of cemented orthopaedic implants. J Biomech Eng 123(6):623-628
22. Simoes JA, Vaz MA, Blatcher S (2002) Taylor influence of head constraint and muscle forces on the strain distribution within the intact femur. Med Eng Phys 22(7):453-459
23. Szivek JA, Benjamin JB, Anderson PL (2000) An experimental method for the application of lateral muscle loading and its effect on femoral strain distributions. Med Eng Phys 22(2):109-116
24. Barker DS, Wang AW, Yeo MF et al (2000) The skeletal response to matt and polished cemented femoral stems. J Bone Joint Surg Br 82(8):1182-1188
25. Watanabe Y, Shiba N, Matsuo S et al (2000) Biomechanical study of the resurfacing hip arthroplasty: finite element analysis of the femoral component. J Arthroplasty 15(4): 505-511
26. Gross S, Abel EW (2001) A finite element analysis of hollow stemmed hip prosthesis as a mean of reducing stress shielding of the femur. J Biomech 34(8):995-1003
27. Hedia HS (2001) Stiffness optimization of cement and stem materials in total hip replacement. Biomed Mater Eng 11(1):1-10
28. Kowalczyk P (2001) Design optimization of cementless femoral hip prosthesis using finite element analysis. J Biomech Eng 123(5):396-402
29. Gillies RM, Morberg PH, Bruce WJ et al (2002) The influence of design parameters on cortical strain distribution of a cementless titanium femoral stem. Med Eng Phys 24(2):109-114
30. Harrington MA Jr, O'Connor DO, Lozynsky AJ et al (2002) Effects of femoral neck length, stem size, and body weight on strains in the proximal cement mantle. J Bone Joint Surg Am 84-A4:573-579
31. Walker PS (1992) Design of total hip replacement. Curr Orthop 6:146
32. Harris WH, Mulroy RD Jr, Maloney WJ et al (1991) Intraoperative measurement of rotational stability of femoral components of total hip arthroplasty. Clin Orthop 266:119-126
33. Kim YH, Kim JS, Cho SH (2001) Strain distribution in the proximal human femur. An in vitro comparison in the intact femur and after insertion of reference and experi-

mental femoral stems. J Bone Joint Surg Br 83(2):295-301
34. Aamodt A, Lund-Larsen J, Eine J et al (2001) Changes in proximal femoral strain after insertion of uncemented standard and customised femoral stems. An experimental study in human femora. J Bone Joint Surg Br 83(6):921-999
35. Jin ZM, Heng SM, Ng HW, Auger DD (1999) An axisymmetric contact model of ultra high molecular weight polyethylene cups against metallic femoral heads for artificial hip joint replacements. Proc Inst Mech Eng [H] 213(4):317-327
36. Berry DJ, Harmsen WS, Cabanela ME, Morrey BF (2002) Twenty-five-year survivorship of two thousand consecutive primary Charnley total hip replacements: factors affecting survivorship of acetabular and femoral components. J Bone Joint Surg Am 84-A(2):171-177
37. Kim YH, Kim VE (1992) Results of the Harris-Galante cementless hip prosthesis. J Bone Joint Surg Br 74:83-87
38. Bannister GC (1993) Total hip replacement - Which type? Curr Orthop 7:165
39. Tanzer M, Maloney WJ, Jasty M, Harris WH (1992) The progression of femoral cortical osteolysis in association with total hip arthroplasty without cement. J Bone Joint Surg Am 74:404-410
40. Kilgus DJ, Shimaoka EE, Tipton JS, Eberle RW (1993) Dual-energy X-ray absorptiometry measurement of bone mineral density around porous-coated cementless femoral implants. J Bone Joint Surg Br 75:279-287
41. Charnley J, Halley DK (1975) Rate of wear in total hip replacement. Clin Orthop (112):170-179
42. Lord G, Marotte JH, Blanchard JP et al (1988) Madreporic, polarized total arthroplastics of the hip: A propos of 2688 cases. Rev Chir Orthop Reparatrice Appar Mot 74(1):3-14
43. Ramaniraka NA, Rakotomanana LR, Rubin PJ, Leyvraz P (2000) Noncemented total hip arthroplasty: influence of extramedullary parameters on initial implant stability and on bone-implant interface stresses. Rev Chir Orthop Reparatrice Appar Mot 86(6):590-597
44. Santavirta S, Gristina A, Konttinen YT (1992) Cemented versus cementless hip arthroplasty. Acta Orthop Scand 63:225
45. Archibeck MJ, Berger RA, Jacobs JJ et al (2001) Second-generation cementless total hip arthroplasty eigth to eleven-year results. J Bone Joint Surg Am 83:1666-1673
46. Bourne RB, Rorabeck CH, Patterson JJ, Guerin J (2001) Tapered titanium cementless total hip replacement: a 10- to 13-year follow-up study. Clin Orthop (393):112-120
47. D'Antonio JA, Capello WN, Manley MT, Geesink R (2001) Hydroxyapatite femoral stems for total hip arthroplasty 10- to 13-year follow-up. Clin Orthop Res 2001:101-111
48. Eingratner C, Volkmann R, Winter E et al (2000) Results of an uncemented straight femoral shaft prosthesis after 9 years of follow-up. J Arthroplasty 15(4):440-447
49. Inoue S, Kubo T, Maeda T et al (2001) Minimum ten-year follow-up clinical and radiographic results of Mark I and Mark II Lord type femoral component in total hip arthroplasty. J Orthop Sci 6(4):327-332
50. Kawamura H, Dunbar MJ, Murray P et al (2001) The porous coated anatomic tota hip relacement . A ten to fourteen-year follow-up study of a cementless total hip arthroplasty. J Bone Joint Surg Am 83(9):1333-1338
51. Keisu KS, Mathiesen EB, Lindgren JU (2001) The uncemented fully textured Lord hip prosthesis: a 10- to 15-year follow-up study. Clin Orthop 382:133-142
52. Mella-Sousa M, Aguilar- Cortes F, Bocanegra E et al (2001) Mid-term results in total hip arthroplasty with the basic noncemented hip prosthesis. Orthopaedics 24(11)1053-1056

53. Moreland JR, Moreno MA (2001) Cementless femoral revision arthroplasty of the hip: minimum 5 years follow-up. Clin Orthop (393):194-201
54. Oosterbos CJ, Rahmy AI, Tonino AJ (2001) Hydroxiapatite coated hip prosthesis followed up for 5 years. Int Orthop 25(1):17-21
55. Pace TB (2000) Clinical evaluation of a new total hip prosthetic design: 100 consecutive cementless total hip arthroplasties using Sulzermedica's "Natural Hip" with two- to six- year clinical and radiographic follow-up. Crit Rev Biomed Eng 28(1-2):33-36
56. Schreiner U, Scheller G, Herbig J, Jani L (2001) Mid-term results of the cementless CLS stem. A 7- to 11-year follow-up study. Arch Orthop Trauma Surg 121(6):321-324
57. Acklin YP, Berli BJ, Frick W et al (2001) Nine-year results of Müller cemented titanium Straight Stems in total hip replacement. Arch Orthop Trauma Surg 121(7):391-398
58. Eingartner C, Volkmann R, Winter E et al (2001) Results of a cemented titanium alloy straight femoral shaft prosthesis after 10 years of follow-up. Int Orthop 25(2):81-84
59. Grubl A, Chiari C, Gruber M et al (2002) Cementless total hip arthroplasty with a tapered, rectangular titanium stem and a threaded cup: a minimum ten-year follow-up. J Bone Joint Surg Am 84(3):425-431
60. Havinga ME, Spruit M, Anderson PG et al (2001) Results with the M. E. Müller cemented, straight-stem total hip prosthesis: a 10-year historical cohort study in 180 women. J Arthroplasty 16(1):33-36
61. Meding JB, Nassif JM, Ritter MA (2000) Long-term survival of the T-28 versus the TR-28 cemented total hip arthroplasties. J Arthroplasty 15(7):928-933
62. Raber DA, Czaja S, Morscher EW (2001) Fifteen-year results of the Müller CoCrNiMo straight stem. Arch Orthop Trauma Surg 121(1-2):38-42
63. Williams HD, Browne G, Gie GA et al (2002) The Exeter universal cemented femoral component at 8 to 12 years. A study of the first 325 hips. J Bone Joint Surg Br 84(3):324-334
64. Ries MD, Salehi A, Shea J (1999) Photoelastic analysis of stresses produced by different acetabular cups. Clin Orthop (369):165-174
65. Mootanah R, Ingle P, Dowell J et al (2000) Fixation of the acetabular cup in cemented total hip replacement: improving the anchorage hole profile using finite element method. Technol Health Care 8(6):343-355
66. Effenberger H, Witzel U, Lintner F, Rieger W (2001) Stress analysis of threaded cups. Int Orthop 25(4):228-235
67. Kwong LM, Jasty M, Harris WH (1993) High failure rate of bulk femoral head allografts in total hip acetabular reconstructions at 10 years. J Arthroplasty 8:341-346
68. Delaunay C, Kapandji AI (1998) 10-year survival of Zweymüller total prosthesis in primary uncemented arthroplasty of the hip. Rev Chir Orthop Reparatrice Appar Mot 84(5):421-432
69. Yahiro MA, Gantenberg JB, Nelson R et al (1995) Comparison of the results of cemented, porous-ingrowth, and threaded acetabular cup fixation. A meta-analysis of the orthopaedic literature. J Arthroplasty 10(3):339-350
70. Landor I, Vavrik P, Sosna A, Bek J (2001) Total hip joint replacement with the Walter type of prosthesis, long-term results. Acta Chir Orthop Traumatol Cech 68(5):281-288
71. Sabo D, Reiter A, Simank HG et al (1998) Periprosthetic mineralization around cementless total hip endoprosthesis: longitudinal study and cross-sectional study on titanium threaded acetabular cup and cementless Spotorno stem with DEXA. Calcif Tissue Int 62(2):177-182
72. Young AM, Sychterz CJ, Hopper RH, Engh CA (2002) Effect of acetabular modularity on polyethylene wear and osteolysis in total hip arthroplasty. J Bone Joint Surg Am 84(1):58-63

73. Puolakka TJ, Pajamaki KJ, Pulkkinen PO, Nevalainen JK (1999) Poor survival of cementless Biomet total hip: a report on 1,047 hips from the Finnish Arthroplasty Register. Acta Orthop Scand 70(5):425-429
74. Hedia HS, Abdel-Shafi AA, Fouda N (2000) Shape optimization of metal backing for cemented acetabular cup. Biomed Mater Eng 10(2):73-82
75. Chen FS, Di Cesare PE, Kale AA et al (1998) Results of cemented metal-backed acetabular components: a 10-year-average follow-up study. J Arthroplasty 13(8):867-873
76. Kroeber M, Ries MD, Suzuki Y et al (2002) Impact biomechanics and pelvic deformation during insertion of press-fit acetabular cups. J Arthroplasty 17(3):349-354
77. Manley MT, Capello WN, D'Antonio JA et al (1998) Fixation of acetabular cups without cement in total hip arthroplasty. A comparison of three different implant surfaces at a minimum duration of follow-up of five years. J Bone Joint Surg Am 80(8):1175-1185
78. Won CH, Hearn TC, Tile M (1995) Micromotion of cementless hemispherical acetabular components. Does press-fit need adjunctive screw fixation? J Bone Joint Surg Br 77(3):484-489
79. Khalily C, Tanner MG, Williams VG, Whiteside LA (1998) Effect of locking mechanism on fluid and particle flow through modular acetabular components. J Arthroplasty 13(3):254-258
80. Petersen MB, Gramkow J, Retpen JA et al (1998) Non-cemented acetabular cup in hip arthroplasty. Prosthesis survival and clinical results after 1-8 years. Ugeskr Laeger 160(33):4772-4775
81. Garcia-Cimbrelo E (1999) Porous-coated cementless acetabular cups in revision surgery: a 6- to 11-year follow-up study. J Arthroplasty 14(4):397-406
82. Quagliarella L, Sasanelli N, Aulisa AG, De Santis V (2002) La biomeccanica degli impianti protesici: prospettive e speranze. GIOT 28[Suppl 1]:303-312

I materiali

M. Trombetta, V. Lorenzelli

Introduzione

I materiali utilizzabili per la costruzione della protesi d'anca devono appartenere alla classe dei "biomateriali". Il termine fu coniato negli USA sul finire degli anni '60 presso la Clemenson University e la sua ultima definizione di "materiale concepito per interfacciarsi con i sistemi biologici per valutare, dare supporto o sostituire un qualsiasi tessuto, organo o funzione del corpo", è stata formulata nel 1991 durante il "2nd International Consensus Conference on Biomaterials" (Chester, UK) [1].

Risulta, quindi, evidente come un materiale possa essere "biomateriale" solo se possiede determinate caratteristiche, prima tra tutte la biocompatibilità. La biocompatibilità è la capacità, di un materiale, di compiere una funzione specifica suscitando una risposta appropriata dell'ospite. Non esiste un materiale che sia biocompatibile "tout court", perciò la bicompatibilità deve essere riferita ad una funzione specifica e quindi all'uso che si fa del materiale stesso in un particolare dispositivo medico. Essa, dunque, non è riferita solo alla sicurezza biologica, ma abbraccia anche le caratteristiche chimico-fisiche e le proprietà meccaniche del materiale, e deve essere tenuta sotto controllo nell'intero ciclo produttivo, dalla fase di progettazione a quella di sterilizzazione, dall'approvvigionamento dei materiali al confezionamento finale.

Le tappe fondamentali dello sviluppo della protesi d'anca sono state scandite non solo dall'evoluzione della tecnica chirurgica, ma anche dalla scelta dei materiali.

Gli albori della chirurgia protesica dell'anca hanno visto l'utilizzo da parte di Gluk, nel 1890, dell'avorio per le componenti femorale ed acetabolare e di un cemento costituito da resina e pomice per fissarle all'osso [2]. Si è poi passati

Centro Interdisciplinare di Ricerche Biomediche (CIR), Laboratorio di Biomateriali, Università "Campus Bio-Medico", Roma alle protesi di Moor e Thomson (1940-1960) [2] che non prevedevano una componente cotiloidea, seguiti da Sir John Charnley (1960) [2], padre dell'artroprotesi totale d'anca, che utilizzò per primo il polietilene ad alta densità come componente acetabolare ed il Cr-Co-Mo come lega per lo stelo femorale. Egli inaugurò la moderna chirurgia sostitutiva articolare, dalla quale si è, successivamente, sviluppata tutta una serie di modelli protesici, cementati e non, fino alla cosiddetta protesi *custom made*.

Com'e noto, la protesi d'anca è costituita da 4 parti: stelo, testina o testa femorale, cotile o coppa acetabolare e guscio acetabolare o *metal back*.

Gli steli in commercio sono in materiale metallico, anche se si stanno sperimentando in trials clinici steli in materiale composito o in fibre di carbonio. La testina è in metallo o in ceramica, l'acetabolo in materiale polimerico, ceramico o, a livello ancora sperimentale, di materiale composito, mentre il *metal back* è in metallo.

Un biomateriale, affinché possa essere commercializzabile, deve essere conforme alle norme internazionali ISO (International Organization for Standardization) ed Europee CEN (Comité Européen de Normalisation). La regolarità dei prodotti è certificata dalla presenza del marchio CE. Gli organismi di normalizzazione accettano i materiali destinati agli impianti chirurgici sulla base delle loro proprietà fisico-chimiche e meccaniche, della loro biocompatibilità (atossicità per l'organismo) e biofunzionalità (adeguatezza all'utilizzo clinico). Tali prodotti sono raggruppati nelle norme ISO elaborate dal comitato tecnico TC 150/SC 1.

Il presente capitolo è dedicato alle principali famiglie di materiali utilizzati per la costruzione della protesi d'anca concedendo anche un breve spazio ai materiali utilizzati per il biomimetismo, processo volto all'incremento dell'osteointegrazione dell'impianto.

I materiali metallici

I materiali metallici utilizzati per la realizzazione della protesi d'anca sono, generalmente, "leghe metalliche". Una lega metallica è una miscela, microscopicamente omogenea, di uno o più elementi metallici. Le leghe utilizzate per le artroplastiche devono essere biocompatibili, resistere alla corrosione, sia generalizzata che localizzata, e possedere determinate qualità meccaniche. Le caratteristiche di resistenza e duttilità dei metalli li rendono particolarmente adatti per la costruzione di dispositivi sottoposti a carichi, quale, appunto, la protesi in oggetto.

Le tre grandi categorie di materiali metallici che soddisfano tali requisiti sono le seguenti:

- acciai inossidabili;
- leghe a base di cobalto;
- titanio e leghe a base di titanio.

Gli acciai inossidabili

Si definisce "acciaio" una lega costituita essenzialmente da ferro contenente piccole quantità di carbonio (fino a circa l'1.7% in massa), e di altri elementi. Gli "inossidabili" sono, per definizione, acciai legati al Cr o al Cr-Ni, con un tenore di cromo non inferiore al 12%. L'aggiunta di tali elementi conferisce al sistema buona resistenza alla corrosione anche in condizioni particolarmente aggressive, come in soluzioni acide ossidanti. Le normative prevedono la suddivisione degli acciai inossidabili in tre classi principali secondo la loro struttura. Solo una di esse, però, soddisfa le condizioni necessarie affinché un materiale sia votato alla costruzione della protesi: gli acciai inossidabili "austenitici". Essi presentano buona resistenza alla corrosione generalizzata, anche se scarsa alla corrosione localizzata in fessura (*cervice corrosion*) [3], e, soprattutto, amagnetismo. Gli acciai austenitici prendono il nome dalla fase solida γ-Fe chiamata austenite. Quest'ultima è una soluzione solida di ferro con un tenore di carbonio inferiore al 2%. Questa fase è resa stabile dalla presenza di nickel.

Tutti gli acciai utilizzati in chirurgia ortopedica sono forgiati, cioè lavorati per deformazione plastica. Gli acciai colati, o a getto, sono inutilizzabili a causa della loro eterogeneità e del taglio grosso dei grani, responsabili delle loro insufficienti qualità meccaniche e della bassa resistenza alla corrosione.

Gli acciai inossidabili austenitici, in generale, contengono, oltre al ferro, i seguenti elementi nei rispettivi intervalli di composizione percentuale:

- 17÷22% di Cr, la cui resistenza alla corrosione è notevole;
- 9÷16% di Ni, che rinforza la resistenza alla corrosione, stabilizza il cromo e diminuisce la durezza della lega;
- 2÷4.2% di Mo, che costituisce un fattore essenziale della resistenza alla corrosione per vaiolatura;
- 0.03÷0.08% di carbonio.

Quest'ultimo elemento è considerato un'impurità che diminuisce le proprietà meccaniche e la resistenza alla corrosione della lega.

La composizione degli acciai inossidabili utilizzati in ortopedia è precisata nelle norme ISO che li classifica sulla base della loro composizione chimica percentuale e delle loro caratteristiche meccaniche. Tali norme prevedono la possibilità di utilizzare solo tre classi:

ISO 5832-1 D: composizione tradizionale; il suo limite di composizione chimica è riportato in Tabella 1.

ISO 5832-1 E: composizione: ad aumentato tenore di Mo e N; il suo limite di composizione chimica è riportato in Tabella 1.

ISO 5832-9: ad elevato tenore di N; il suo limite di composizione chimica è riportato in Tabella 2.

Le classi ISO 5832-1 sono state pubblicate nell'anno 1988 ed aggiornate nel 1997 [4], mentre la ISO 5832-9 è dell'anno 1992 [5].

La lega ISO 5832-1 D corrisponde al tradizionale acciaio inossidabile AISI 316L, mentre la lega ISO 5832-1 corrisponde alla lega AISI 317L, dove L indica il basso tenore di carbonio.

Tabella 1. Limite di composizione chimica (% in massa) delle leghe ISO 5832 – 1 D ed E

Elementi	Limite di composizione	
	Composizione D	Composizione E
Carbonio	0.030 max	0.030 max
Silicio	1.0 max	1.0 max
Manganese	2.0 max	2.0 max
Fosforo	0.025 max	0.025 max
Zolfo	0.010 max	0.010 max
Azoto	0.10 max	0.10 a 0.20
Cromo	17.0 a 19.0	17.0 a 19.0
Molibdeno	2.25 a 3.5	2.35 a 4.2
Nichel	13.0 a 15.0	14.0 a 16.0
Rame	0.50 max	0.50 max
Ferro	Resto	Resto

Tabella 2. Limite di composizione chimica (% in massa) delle leghe ISO 5832 – 9

Elementi	Limite di composizione (% in massa)
Carbonio	0.08 max
Silicio	0.75 max
Manganese	2.0 a 4.25
Fosforo	0.025 max
Zolfo	0.010 max
Azoto	0.25 a 0.5
Cromo	19.5 a 22.0
Molibdeno	2.0 a 3.0
Nichel	9.0 a 11.0
Rame	0.25 max
Niobio	0.25 a 0.8
Ferro	Resto

Tutte le leghe sopra descritte contengono discrete percentuali di Cr. Le ricerche attuali sono orientate verso la messa a punto di nuove leghe senza Cr (è bene notare che il cromo è uno dei responsabili dell'inossidabilità) e senza Ni a causa degli effetti indesiderati provocati da questo elemento sull'organismo umano. A tale proposito possiamo citare:

- acciai inossidabili avanzati: un esempio è l'acciaio inossidabile 22-13-5 contenente più Cr, Mn, N_2 e meno Ni rispetto all'acciaio AISI 316L;
- acciai senza Ni: si tratta di acciaio ferritico ad alto tenore di Cr che permette di evitare la liberazione ionica di Ni, pur presentando un notevole resistenza alla corrosione in fessura ed una buona citocompatibilità;

- acciai a fase doppia (*duplex stainless steels*) [6, 7]: questi acciai possiedono delle microstrutture austenitiche-ferritiche con un alto tenore di Cr (22-25%), Mo (3-4%), N (0.25-0.30%) ed un basso tenore di nickel (4-7%). Essi presentano migliori proprietà meccaniche degli acciai austenitici con lo stesso grado di deformazione plastica a freddo. Un alto tenore di N (0.25-0.30%) aumenta la loro resistenza alla corrosione localizzata in vitro e in vivo e ne migliora la lavorabilità. Un esempio è il 25Cr7Ni-Mo0.3N;
- super-leghe: il MA 956, prodotto per leghe meccaniche da una dispersione d'ossidi a base di ferro (acciai a dispersione), è particolarmente resistente dal punto di vista meccanico ed alla corrosione in vivo ed in vitro. È un acciaio ferritico che sviluppa uno strato di a-allumina dopo trattamento termico ad alta temperatura. Questa lega, però, desta delle preoccupazioni riguardo al suo utilizzo come biomateriale in leghe ferritiche che possono essere rese fortemente magnetiche per l'azione di campi magnetici esterni (soprattutto quelli prodotti da alcune tecniche diagnostiche per immagini come la RMN).

Leghe a base di Cobalto

Le leghe a base di cobalto sono state messe a punto da Haynes nel 1907 [2] e sono conosciute sotto il nome di stelliti in ragione del loro brillante fulgore metallico. Sono state utilizzate per la prima volta in ortodonzia verso la metà degli anni '30 e la loro buona resistenza alla corrosione, unita alla loro tolleranza da parte dei tessuti, ne hanno permesso l'uitlizzo in chirurgia ortopedica. Questi materiali sono abitualmente denominati leghe cobalto-cromo e sono classificate, sulla base del processo di lavorazione, in:
- leghe di cobalto in getto;
- leghe di cobalto semilavorate.

Le leghe di cobalto in getto sono a base di Co-Cr-Mo e le loro proprietà e composizione chimica sono dettate dalla normativa ISO 5832-4 del 1996 [8]. In Tabella 3 è riportato il limite di composizione chimica di tale lega.

Tabella 3. Limite di composizione della lega colata a base di cobalto, cromo e molibdeno (ISO 5832-4)

Elemento	Limite di composizione %
Cromo	26.5 ÷ 30
Molibdeno	4.5 ÷ 7
Nickel	2.5 max
Ferro	1.0 max
Carbonio	0.35 max
Manganese	1.0 max
Silicio	1.0 max
Cobalto	Resto

Le leghe di cobalto semilavorate hanno eccellenti proprietà meccaniche. Il molibdeno è aggiunto per produrre dei grani più fini, al fine di aumentare la resistenza del materiale. Per la costruzione di una protesi d'anca sono utilizzabili diversi tipi di leghe semilavorate:

- lega a base di Co-Cr-W-Ni: ISO 5832-5 del 1987 aggiornata nel 1993 [9]. Il suo limite di composizione chimica percentuale è riportato in Tabella 4;
- lega a base di Co-Ni-Cr-Mo: ISO 5832-6 del 1987 aggiornata nel 1997 [10], spesso chiamata MP 35 N. È una delle leghe più utilizzate per la sua grande resistenza alla corrosione sotto sforzo, ma ha un alto tenore di nickel. È più conosciuta sotto il nome commerciale di "Protasul 10". Il suo limite di composizione chimica percentuale è riportato in Tabella 5;
- lega a base di Co-Cr-Ni-Mo-Fe ISO 5832-7 del 1994 [11], essa è forgiata a freddo, a differenza delle precedenti che sono tutte lavorate a caldo. Il suo limite di composizione chimica percentuale è riportato in Tabella 6;
- lega a base di Co-Ni-Cr-Mo-W-Fe ISO 5832-8 del 1987 aggiornata nel 1997 [12]. Il suo limite di composizione chimica percentuale è riportato in Tabella 7;
- lega a base di Co-Cr-Mo ISO 5832-12 del 1996 [13]. Il suo limite di composizione chimica percentuale è riportato in Tabella 8.

Tabella 4. Limiti di composizione della lega ISO 5832-5

Elemento	Limite di composizione %
Cromo	19.0 ÷ 21.0
Tungsteno	14.0 ÷ 16.0
Nickel	9.0 ÷ 11.0
Ferro	3.0 max
Carbonio	0.15 max
Silicio	1.0 max
Manganese	2.0 max
Cobalto	Resto

Tabella 5. Limiti di composizione della lega ISO 5832-6

Elemento	Limite di composizione %
Ferro	1.0 max
Titanio	1.0 max
Manganese	0.15 max
Silicio	0.15 max
Carbonio	0.025 max
Fosforo	0.015 max
Zolfo	0.010 max
Cobalto	Resto

Tabella 6. Limiti di composizione della lega ISO 5832-7

Elemento	Limite di composizione %
Silicio	1.0 max
Carbonio	0.15 max
Fosforo	0.015 max
Zolfo	0.015 max
Berillio	0.001 max
Cobalto	Resto

Tabella 7. Limiti di composizione della lega ISO 5832-8

Elemento	Limite di composizione %
Carbonio	0.05 max
Manganese	1.0 max
Silicio	0.5 max
Zolfo	0.010 max
Cobalto	Resto

Tabella 8. Limiti di composizione della lega ISO 5832-12

Elemento	Limite di composizione %
Nickel	1.0 max
Cromo	26.0 ÷30.0
Molibdeno	5.0 ÷ 7.0
Ferro	0.75 max
Manganese	1.0 max
Silicio	1.0 max
Carbonio	0.35 max
Azoto	0.25 max
Cobalto	Resto

I due elementi principali delle leghe a base di cobalto formano una soluzione solida contenente fino al 65% di cobalto e il 35% di cromo. Il molibdeno viene aggiunto per ridurre le dimensioni dei grani e per aumentarne le proprietà meccaniche.

Una delle più promettenti leghe forgiate a base di cobalto è la lega Co-Ni-Cr-Mo, chiamata MP 35 N, che contiene approssimativamente il 35% di cobalto e di nickel. La denominazione MP fa riferimento alle molteplici fasi presenti nella sua microstruttura. Essa possiede ottime proprietà anticorrosive anche sotto sforzo, incrudisce molto se lavorata a freddo e, quindi, per ottenere le necessarie deformazioni per realizzare gli impianti, necessita di una forgiatura a caldo.

L'usura abrasiva della lega semilavorata Co-Ni-Cr-Mo è simile a quella della lega per getto Co-Cr-Mo (0.15 mm/anno); spesso, la prima non è raccomandata per le superfici portanti di una protesi d'anca, a causa della sua scarsa resistenza allo sfregamento. La maggior resistenza alla fatica della lega semilavorata Co-Ni-Cr-Mo la rende adatta ad applicazioni che richiedono una lunga durata di servizio. Questo è il caso degli steli di protesi d'anca.

Sebbene le leghe in getto e semilavorate abbiano entrambe un'eccellente resistenza alla corrosione, c'è qualche preoccupazione riguardante la possibilità di corrosione galvanica nei punti di saldatura.

La determinazione sperimentale del tasso di nickel liberato dalla lega Co-Ni-Cr-Mo in confronto all'acciaio AISI316L in soluzione di Ringer a 37 °C, ha permesso di constatare che, benché la lega di cobalto presenti, inizialmente, un maggiore rilascio in soluzione di ioni di nickel, la concentrazione di tali ioni rilevata a 5 giorni risulta pressoché identica a quella dell'AISI 316L ($3 \cdot 10^{-10}$ g/cm^2/giorno), a dispetto di un contenuto iniziale di tale metallo, tre volte maggiore rispetto all'acciaio in questione [14].

Bisogna notare, infine, che purtroppo il modulo elastico delle leghe a base di Cobalto va da 220 a 234 GPa, mentre quello delll'acciaio inossidabile AISI 316L vale 200 GPa. Ci si allontana, pertanto, dal modulo di elasticità del femore (17.2 GPa [15]).

Le leghe a base di cobalto, che possiedono uno strato d'ossido di cromo superficiale, sono caratterizzate, da una migliore resistenza alla corrosione rispetto all'acciaio inossidabile.

Leghe a base di titanio

Il titanio è un elemento di transizione a bassa densità ed ha un elevato punto di fusione; possiede un insieme unico di proprietà meccaniche e di resistenza alla corrosione che lo rendono particolarmente adatto ad applicazioni molto rigide. Tali proprietà sono all'origine della sua applicazione in chirurgia. Il titanio ha un'elevata resistenza elettrica ed è amagnetico.

Le varie qualità di titanio commercialmente puro, oggi disponibili, contengono quantità variabili d'ossigeno e di ferro; maggiore è il tenore di ossigeno, migliori sono le proprietà meccaniche del materiale, quale la resistenza alla trazione. La classificazione del titanio è regolata dalla norma ISO 5832-2 del 1999 [16]. Essa prevede 4 gradi di purezza: grado 1, 2, 3 e 4 in funzione crescente del tenore di ossigeno. Il titanio più puro (grado 1) è il più molle, duttile e fragile con uno sforzo a rottura per trazione dell'ordine di 240 MPa. Per il titanio di grado 4 tale parametro vale 500 MPa.

Migliori proprietà meccaniche possono essere ottenute con l'impiego del titanio sotto forma di leghe.

Le leghe più comunemente usate come biomateriali sono:

- lega semilavorata Ti, 6Al e 4V: norme ISO 5832-3 del 1996 [17]. Il suo limite di composizione chimica percentuale è riportato in Tabella 9;
- lega semilavorata a base di Ti, 6Al e 7Nb: ISO 5832-11 del 1994 [18]. Il suo limite di composizione chimica percentuale è riportato in Tabella 10.

La lega Ti6Al4V (o TA6V) conosciuta anche come F136, (90% di titanio, 6%

Tabella 9. Limiti di composizione della lega ISO 5832-3

Elemento	Limite di composizione %
Ferro	0.20 max
Ossigeno	0.08 max
Carbonio	0.05 max
Azoto	0.05 max
Idrogeno	0.015 max
Titanio	Resto

Tabella 10. Limiti di composizione della lega ISO 5832-11

Elemento	Limite di composizione %
Tantalio	0.50 max
Ferro	0.25 max
Ossigeno	0.20 max
Carbonio	0.08 max
Azoto	0.05 max
Idrogeno	0.009 max
Titanio	Resto

di alluminio e 4% di vanadio), è quella commercialmente più diffusa ed utilizzata per la costruzione della protesi d'anca. In rapporto al titanio puro, le leghe Ti6Al4V presentano il vantaggio di una conducibilità termica ridotta del 50% ed un limite superiore alla fatica di circa il 50%.

Le leghe di titanio presentano due fasi principali: una fase α stabile ad alta temperatura, ed una fase β (martensitica) stabile a temperatura più bassa. L'aggiunta di alluminio tende a stabilizzare la fase α, mentre il vanadio stabilizza la fase β; la F 136 è così descritta come una lega $\alpha + \beta$. La predominanza di una fase rispetto all'altra, e la possibilità di agire sulla loro microstruttura con dei trattamenti chimici e termici, permettono di ottenere un'ampia varietà di rapporti tra microstrutture e proprietà meccaniche.

Sebbene la lega Ti6Al4V di tipo $\alpha + \beta$ sia molto usata come materiale da impianto, alcuni studi hanno dimostrato che il rilascio da essa di ioni di Al e V potrebbe causare sui pazienti problemi di salute a lungo termine [19-22]. Inoltre, la sua bassa resistenza alla corrosione potrebbe accelerare il rilascio di tali ioni [23-25]. Per ovviare a questi inconvenienti, negli ultimi 15 anni, sono state sintetizzate ed approvate nuove leghe quali la Ti5Al2.5Fe (ISO 4832-10) e Ti7Al8Nb (ISO 4832-11). Esse hanno un costo superiore alla lega Ti6Al4V pur possedendo caratteristiche meccaniche e di resistenza alla corrosione, analoghe. In tempi più recenti, le ricerche rivolte alla realizzazione di sistemi metallici più biocompatibili e con moduli elastici più bassi, hanno portato alla sintesi delle leghe β o quasi-β del titanio, come la Ti13Nb13Zr [26], Ti11.5M-6Zr-2Fe [23] e Ti15Mo [27].

Il modulo di elasticità del titanio vale 110 GPa risultando equivalente alla metà di quello dell'acciaio inossidabile (200 GPa), e delle leghe a base di cobalto prima descritte (lega Co-Cr, 220-234 GPa).

Esso presenta, quindi, la maggior affinità meccanica all'osso (modulo di elasticità del femore 17.2 GPa [15]). Si deve, comunque, porre in evidenza il fatto che i materiali attualmente più impiegati per la costruzione di una protesi d'anca distano ancora molto, in termini di proprietà meccaniche, dai tessuti con i quali vengono a contatto.

Il titanio è alquanto sensibile all'usura, tanto che può generare, a volte, particelle di ossidi di titanio e di leghe di titanio. Tale usura può essere causata da:

- sfregamento a livello delle superfici articolari a contatto con il polietilene ad alta densità;
- micromovimenti nella zona di contatto con l'osso o il cemento (nel caso di protesi cementate);
- abrasione con i tessuti circostanti;
- contatto metallo-metallo deliberato o involontario.

La nitrurazione superficiale, tramite plasma freddo o l'impiantazione ionica d'azoto (che aumenta di un fattore 1000 la sua resistenza all'usura), rappresentano, attualmente, una delle soluzioni a questo problema.

Il titanio è un metallo molto reattivo, tanto che è relativamente instabile in rapporto al suo ossido, sia in presenza d'aria sia in presenza d'acqua. Paradossalmente, è questa grande reattività che rende tale materiale così resistente agli attacchi dell'ambiente acquoso; in effetti, tale metallo, di per se poco nobile (potenziale standard di riduzione: -1.75 V), è protetto da uno strato d'ossido che si forma spontaneamente, e si riforma molto velocemente dopo una lesione. Tale proprietà è definita "passivazione". Di fatto, il titanio è il materiale più resistente alla corrosione, tanto più che lo strato di protezione può essere rinforzato tramite ossidazione anodica. L'ossido di titanio è semiconduttore, mentre l'ossido dell'acciaio inossidabile è conduttore. All'aria, a temperatura ambiente, lo spessore dello strato d'ossido dopo 2 giorni è di circa 1.7 nm, dopo 40 giorni, dell'ordine di 3.5 nm e si possono attendere 200 nm dopo 6 anni (caso di alcuni impianti dentari). È importante sapere che lo strato di ossido non si compone solamente del biossido di titanio (TiO_2, o rutilo), ma consiste di numerosi ossidi: TiO, TiO_2, Ti_2O_3, Ti_3O_4. Al passare del tempo lo strato d'ossido si rinforza e l'aumento dello spessore è più marcato nell'osso che nell'aria. A causa di questa passivazione, il titanio mostra una migliore resistenza alla corrosione rispetto alla maggior parte degli altri materiali impiegati.

Al momento dell'impianto, i tessuti mineralizzati si trovano ad una distanza di $1 \div 10$ μm dall'ossido, ma questo dato decresce dopo 6 mesi ad un valore di 100 Å, via via che aumenta l'osteointegrazione.

La maggior parte degli studi mostra che lo strato d'ossido è prima di tutto idratato, poi ricoperto da strati molecolari di acqua e di molecole che probabilmente sono proteine, proteoglicani, lipoproteine e glicosamminoglicani. Lo strato finale prima del tessuto mineralizzato è costituito da fibre di collagene.

La maggior parte dei ricercatori sono d'accordo che questa interfaccia non è statica ma dinamica. In caso di impianto liscio in titanio, si produce una crescita diretta dell'osso sulla superficie macroscopicamente liscia del titanio. Questa è un'osteogenesi adesiva (sullo strato di proteoglicani spesso circa 20 nm) che dà un legame osso-impianto resistente alla trazione (questa è la "osteointegrazione", termine che descrive soprattutto un comportamento clinico).

La biocompatibilità di ogni metallo dipende dal grado di corrosione e dalla tossicità degli ioni metallici liberati. Per il titanio, l'eccellente resistenza alla corrosione ed il bassissimo tasso di diffusione degli ioni metallici all'interno dei tessuti, associati all'apparente assenza di effetti biologici, lasciano prevedere una sua buona biocompatibilità. Questo dato è stato confermato da diversi studi clinici e sperimentali, tutti a favore di una risposta tissutale minima. Le parti osservate dentro i tessuti che circondano impianti in leghe di titanio appaiono essere dei prodotti di usura con la stessa composizione elementare di quella dei precipitati dei prodotti di corrosione, come è stato osservato anche per gli acciai inossidabili e le leghe a base di cobalto.

La sensibilizzazione indotta per liberazione di ioni di titanio per usura del Ti6Al4V deve essere trattata con prudenza, perché questo metallo si ritrova, infatti, sotto forma di ossido la cui funzione biologica è poco probabile. La liberazione ionica a partire da leghe di titanio Ti6Al4V causa una maggiore larghezza della zona amorfa di legame all'interfaccia osso-metallo rispetto a quella del titanio puro.

Riassumendo, il titanio presenta un certo numero di vantaggi: è ben accettato dai tessuti duri o molli; la sua resistenza alla corrosione per fatica è nettamente superiore a quella delle altre leghe utilizzate in impiantologia, grazie ad uno strato di passivazione spontaneo (25-100 Å) facilmente solubile; la sua elasticità è la più vicina a quella dell'osso (due volte quella dell'acciaio); i prodotti di corrosione sono generalmente ben tollerati e non vi sono reazioni immunologiche sfavorevoli (ipersensibilità, allergie) descritte nell'uomo.

Il titanio è stato così considerato per molti anni (1970-1980) come il metallo ideale quanto alle sue proprietà e biocompatibilità. Sono però state emesse delle riserve alla fine degli anni '80 [28-39].

Oltre al suo costo elevato, esso presenta un mediocre comportamento all'usura (che può essere migliorato con l'impiantazione ionica o la nitrurazione, prima citate) e la produzione di una colorazione blu o nera nei tessuti adiacenti dovuta alla presenza di detriti di titanio da usura. Esso è caratterizzato dalla tendenza a formare complessi, di solito con l'acido ossalico ed i fluoruri. Infine, precedentemente negli animali e recentemente nell'uomo, sono stati descritti alcuni casi di sensibilizzazione: questi sono generalmente presentati dalle sue leghe (TiAlV). La biocompatibilità del titanio e delle sue leghe non è sempre ideale a causa della distruzione dello strato di passivazione (ossido di titanio) da parte delle forze di taglio. Le modifiche che risultano nella carica superficiale possono condurre a dei cambiamenti di conformazione delle proteine assorbite che, a loro volta, comportano una reazione biologica (alcune proteine possono essere alterate al punto da essere riconosciute come antigene).

I processi biomimetici

È noto come la corrosione e l'osteointegrazione siano due dei principali problemi legati all'applicazione dei metalli in ortopedia. Uno dei metodi principe per migliorare la risposta del dispositivo da questi punti di vista, è il ricoprimento della parte metallica con un ceramico, possibilmente bioattivo. La bioattività consente di risolvere il secondo principale problema degli impianti metallici: l'osteointegrazione.

Processi biomimetici che simulano quelli propri della biomineralizzazione sono stati utilizzati con successo per preparare materiali, quali ossidi di ferro, apatite, solfuro di cadmio, che trovano impiego in diversi settori tecnologici. Il settore che forse può trarre più ispirazione dai processi di biomineralizzazione è quello dei biomateriali, ed in particolare dei biomateriali per l'ortopedia, la chirurgia maxillo facciale e l'odontoiatria. La fase minerale del tessuto osseo è una carbonato apatite poco cristallina, caratterizzata da una stechiometria difettiva dovuta alla presenza di numerosi ioni estranei e da dimensioni dei cristalli particolarmente piccole. L'impiego di un materiale simile al tessuto osseo offre buone potenzialità di successo alla protesi e l'impiego di materiali a base di fosfati di calcio viene considerato un approccio di tipo biomimetico, anche se non sempre la preparazione del materiale viene effettuata secondo i principi della biomimetica.

I fosfati di calcio più utilizzati nel settore dei biomateriali sono l'idrossiapatite HA, che riveste una notevole importanza in quanto viene considerato il precursore delle apatiti biologiche, ma anche il β-tricalciofosfato (β-TCP), che viene utilizzato principalmente per modulare la solubilità dell'idrossiapatite, e l'α-TCP che per idrolisi portano alla formazione di un'apatite poco cristallina [40]. I ceramici porosi sono materiali molto interessanti: la struttura porosa può permettere l'ingresso delle cellule all'interno del materiale e quindi la crescita del tessuto osseo all'interno dei pori. La porosità viene ottenuta utilizzando degli additivi, quali l'amido o la cellulosa, che vengono poi decomposti durante la sinterizzazione [41]. Le dimensioni dei pori ottimali per permettere l'ingresso delle cellule è di circa 100 μm, però ciò comporta una significativa riduzione delle proprietà meccaniche dell'impianto limitandone, così, le applicazioni.

Il metodo più utilizzato per modulare le proprietà meccaniche dei fosfati di calcio è quello di preparare dei compositi. Questi vengono realizzati utilizzando altri materiali ceramici, come l'allumina, il carburo di silicio, l'ossido di zirconio, in varie forme e dimensioni, oppure vetri bioattivi, o ancora mescolando due o più fosfati, come l'HA ed il β-TCP. Sicuramente i compositi più interessanti dal punto di vista delle possibili applicazioni sono quelli con i polimeri sintetici, come il polietilene, l'acido polilattico e il polimetilmetacrilato, ma soprattutto con i polimeri biologici e, tra questi, il collagene.

Il rivestimento delle protesi d'anca rappresenta una delle applicazioni più importanti dei fosfati di calcio. Lo scopo è quello di migliorare la biocompatibilità e la bioattività della protesi. Il fosfato più utilizzato è l'HA, e la tecnica più consolidata è il plasma-spry, anche se il numero delle tecniche alternative è in continuo aumento. Il plasma-spry implica l'accelerazione di HA, sotto forma di polveri o in sospensione, ad alta velocità e temperatura, e successivo rapido raffreddamento nel momento in cui il materiale aderisce al substrato metallico. Si realizzano spessori tipici di 50-75 μm di un materiale in cui composizione e struttura sono generalmente alquanto modificate rispetto a quelle del materiale iniziale. Un effetto indesiderato, ma estremamente frequente, è la formazione di fasi secondarie, come CaO, α-TCP e β-TCP, che aumentano la velocità di degradazione del rivestimento [42]. La degradazione dei rivestimenti di HA con un'elevata quantità di fase amorfa si verifica attraverso il distacco delle lamelle rotte e la dissoluzione delle restanti lamelle durante i test in vitro [43]. Test meccanici mostrano che il distacco dell'interfaccia osso-rivestimento-protesi si è costantemente verificato a livello dell'osso a causa di rivestimenti di HA amorfi e scarsamente cristallizzati come risultato di un bioriassorbimento [44].

Le informazioni ottenute attraverso lo studio dei processi di biomineralizzazione sulle strategie coinvolte nel controllo delle modalità di deposizione della fase inorganica possono essere utilizzate per progettare nuovi materiali con particolari proprietà tecnologiche. L'ulteriore sviluppo di metodologie di sintesi per promuovere la formazione di tessuti calcificati, e la possibilità di utilizzare queste tecniche per fabbricare materiali biologici e non biologici, richiede che vengano chiariti alcuni aspetti essenziali, che riguardano principalmente il ruolo dei componenti della matrice organica extracellulare sulla deposizione della fase inorganica. Le conoscenze acquisibili attraverso le ricerche rivolte alla preparazione di materiali per applicazioni particolari, possono, inoltre, fornire informazioni utili alla comprensione dei complessi fenomeni che portano alla formazione dei tessuti mineralizzati negli organismi viventi.

I materiali polimerici

La quasi totalità dei cotili della protesi d'anca è costruita da polietilene ad ultra-alto peso molecolare (*ultrahigh-molecular-weight-polyethylene*) siglato con UHMWPE.

Esso è un formato particolare del polimero polietilene (PE), avente formula chimica $-[CH_2CH_2]_n-$ dove n indica il numero di unità monomeriche costituenti il sistema. Il polietilene è un polimero del monomero etilene $CH_2{=}CH_2$ e viene prodotto in differenti formati a seconda del grado di cristallinità, che si ripercuote sulla densità. La cristallinità di un materiale polimerico, e quindi anche del polietilene, è la percentuale in peso della fase cristallina rispetto alla totalità del polimero, cioè rispetto alla somma delle fasi amorfa e cristallina. La cristallinità dell'UHMWPE usato in ortopedia varia tra il 45 ed il 55%. Il valore relativamente basso della cristallinità è dovuto alla difficoltà delle macromolecole ad organizzarsi nei cristalliti durante il processo di raffreddamento a causa della loro elevata lunghezza, e della viscosità conseguentemente alta del sistema. La cristallinità non è correlabile alla massa molecolare del polimero, ma è in relazione alla massa per unità di volume, o densità (g/cc): nella fase cristallina le macromolecole, in quanto impaccate nei cristalliti, occupano uno spazio minore rispetto a quelle presenti nella fase amorfa, disposte invece disordinatamente. La massa per unità di volume della fase cristallina è quindi maggiore di quella della fase amorfa. Le caratteristiche chimico-fisiche e le proprietà meccaniche di un materiale polimerico, e quindi anche dell'UHMWPE, dipendono sia dalla cristallinità che dalla massa molecolare [45].

Il polietilene è entrato nella chirurgia ortopedica nel 1962 ad opera di Sir John Charnley [2], il padre della chirurgia protesica. William Waugh [46] racconta che questo nuovo materiale biocompatibile fu scelto per realizzare la cosiddetta *low friction arthroplasty* grazie all'intuito di un collaboratore di Charnley, il tecnico di laboratorio Craven.

I differenti polietileni sono classificati come: *low-density* (LDPE), *linear low-density* (LLDPE) e *high-density* (HDPE).

Negli impianti ortopedici viene impiegato un HDPE con un peso molecolare compreso fra $2 \cdot 10^6$ e $10 \cdot 10^6$, comunemente noto come l'UHMWPE prima citato. Le sue caratteristiche sono attualmente dettate dalle normative ISO 5834-1 ed ISO 5834-2 del 1998 [47, 48].

L'UHMWPE ha ottime proprietà antiattrito, eccezionale resistenza alle forze impulsive, buona resistenza alla fatica meccanica [49] e biocompatibilità, oltre ad una elevata stabilità chimica [50] . Per contro ha una elevata deformazione al creep, ha un cattivo comportamento all'usura (soprattutto riguardo al suo impiego nei giunti articolare in ortopedia) [51] ed una modesta stabilità all'ossidazione [52, 53]. Nell'accoppiamento protesico è particolarmente rilevante il problema dell'attrito tra le due superfici in scorrimento, per esempio tra la testa femorale ed il cotile. L'usura si distingue in usura abrasiva, usura adesiva, usura da fatica superficiale, ed usura per corrosione [54].

L'usura abrasiva e l'usura da fatica superficiale sono quelle che interessano maggiormente la protesi d'anca in quanto, spesso, cause del suo mancato "funzionamento". L'usura abrasiva si verifica quando i materiali che scorrono l'uno sull'altro hanno durezza molto diversa, per cui il materiale più duro asporta per sfregamento particelle dell'altro. Si tratta di un'usura a due corpi che viene definita "effetto lima". L'abrasione può avvenire anche per interposizione di particelle dure nel piano di scorrimento: è un'usura a tre corpi ed è definita effetto mola. Si verifica, per esempio, per l'interposizione di frammenti di cemento tra le superfici articolari, oppure di particelle metalliche o, ancora, per detriti del polietilene stesso.

L'usura da fatica superficiale si verifica tra due superfici che rotolano l'una sull'altra mentre sono sottoposte a carichi meccanici. In questo caso la sollecitazione ha una concentrazione massima sotto la superficie, dove si innesca una cricca da fatica che determina il distacco di particelle. Nel polietilene protesico, che è soltanto parzialmente cristallino, non si può innescare la cricca da fatica, che avviene invece nei materiali totalmente cristallini, come i metallici. Perciò la scelta dei materiali per la costruzione della testina e del cotile diventa un punto cruciale della realizzazione del nostro dispositivo in quanto il loro accoppiamento li sottopone, inevitabilmente, all'usura abrasiva.

La formazione di detriti di UHMWPE a seguito d'usura abrasiva tra testina e cotile costituisce, tutt'oggi, uno dei principali responsabili del fallimento della protesi d'anca. All'osteolisi indotta da tali detriti è stato, infatti, dedicato ampio spazio in letteratura [55-60].

I materiali ceramici

I materiali ceramici sono definiti come i prodotti ottenuti da materie prime inorganiche non metalliche, formati generalmente a freddo e consolidati mediante cottura [61, 62]. Tale definizione comprende un'ampia gamma di prodotti per quanto concerne la loro composizione chimica, le materie prime utilizzate per sintetizzarli, le loro proprietà e, conseguentemente, le applicazioni. I ceramici vengono classificati in "ceramici tradizionali" e "ceramici avanzati". Essa dipende non tanto dalla natura del materiale considerato, quanto dalla sua applicazione. Ai ceramici tradizionali appartengono quei ceramici impiegati in applicazioni consolidate da lungo tempo e giudicate "tradizionali" (per esempio per l'edilizia).

Per ceramici avanzati in genere, salvo alcune eccezioni, non si tratta di materiali mai utilizzati precedentemente, ma di nuove applicazioni di materiali già noti, le cui caratteristiche sono state migliorate e portate ai valori massimi raggiungibili con le tecniche disponibili. Gli organismi internazionali stanno formulando una definizione universalmente accettabile per i ceramici avanzati, e, certamente, essa conterrà la specifica che tali materiali devono possedere rilevanti prestazioni strutturali e/o funzionali. Per prestazioni "strutturali" s'intende la capacità del ceramico di resistere a sollecitazioni meccaniche e all'usura in condizioni estreme (esempio temperatura e pressione molto elevate), mentre vengono considerate "funzionali" le eventuali proprietà elettriche, elettroniche ottiche e magnetiche che essi possono presentare in particolari condizioni di temperatura, pressione e composizione dell'ambiente circostante.

Le prestazioni di uno stesso materiale ceramico possono essere tradizionali o avanzate a seconda della purezza della materia prima e dell'accuratezza del processo produttivo. L'allumina, avente formula chimica Al_2O_3, può essere impiegata nell'ingegneria meccanica come abrasivo (tradizionale) oppure nell'ingegneria biomedica come materiale per artroprotesi. L'allumina fa parte dei materiali ceramici inerti, cioè che non subiscono alcuna reazione da parte dei fluidi fisiologici e che non provocano nessuna reazione sui tessuti. Sono, invece, materiali ceramici "attivi", quelli che possono formare legami primari con i tessuti con cui vengono a contatto. L'allumina è il ceramico più utilizzato per la costruzione della testina e/o della coppa acetabolare della protesi d'anca. Com'è noto esistono varie fasi dell'allumina e quella applicabile alla produzione di tali dispositivi è l'a-Al_2O_3 con struttura corindone.

L'uso dell'allumina per la costruzione della testina è stata introdotta oltre trent'anni fa [63, 64]. L'idea d'utilizzare questa ceramica nella costruzione della protesi d'anca, è nata dall'osservazione alle sue proprietà tribologiche quali l'elevata durezza [65], buona biocompatibilità ed eccellente resistenza alla corrosione.

Le caratteristiche dell'allumina biomateriale, sono dettate dalla normativa ISO 6474 del 1981, aggiornata nel 1994 per rispondere alle sue nuove applicazioni come componente di ceramici per sostitutuzione ossea [66]. Secondo quanto riportato da tali norme, il ceramico allumina per applicazioni mediche deve possedere una purezza superiore al 99.5%. Quella attulmente più utilizzata sembra essere la "Biolox forte" della CeramTec AG, Plochingen, Germany con purezza >99.7%.

Il secondo ceramico avanzato ed inerte più utilizzato nella protesi d'anca è la zirconia, avente formula chimica ZrO_2. Essa presenta buone proprietà meccaniche, stabilità chimica e dimensionale. È, infatti, il suo modulo di elasticità, dello stesso ordine di grandezza dell'acciaio inossidabile, che l'ha suggerita per gli impianti protesici. I primi articoli ad essa dedicati risalgono al 1969, ad opera di Driskell [67], come biomateriale, ed al 1988, ad opera di Christel e coll. [68], come costruzione della testina protesica. Dal 1988 ad oggi alla zirconia sono state dedicate numerose ricerche aventi lo scopo di migliorarne le prestazioni.

La zirconia esiste in tre fasi cristalline: monoclina (M), cubica (C), e tetragonale (T). La zirconia è monoclina a temperatura ambiente, a 1170 °C diventa tetragonale, mentre a 2370 °C si trasforma in cubica. La fase che presenta le qualità meccaniche migliori per la costruzione della testina è quella tetragonale. Essa è una fase metastabile e quindi necessita di stabilizzanti. La sua sintesi, dunque, può essere condotta solo in presenza di sostanze capaci di stabilizzarla a temperatura ambiente [69]. La stabilizzazione della zirconia avviene aggiungendo un secondo ossido, sintetizzando, così, diverse soluzioni solide binarie, quali: ZrO_2-MgO, ZrO_2-CaO, ZrO_2-Y_2O_3. L'aggiunta di tali ossidi stabilizzanti, permette di sintetizzare materiali multifasici conosciuti come Zirconia Parzialmente Stabilizzata (PSZ) la cui microstruttura, a temperatura ambiente, è costituita, generalmente, da zirconia cubica come fase principale e zirconia tetragonale e monoclina nelle fase secondaria [70]. La più promettente risulta essere la ZrO_2-Y_2O_3, zirconia-ittria, caratterizzata da una microstruttura a grani fini denominata Zirconia Tetragonale Policristallina (TZP). Le caratteristiche di tale materiale sono dettate dalla norma ISO 13353 del 1995 aggiornata nel 1997 [71]. Ad oggi sono state impiantate oltre 300000 testine in TZP [72].

Com'è noto, però, il problema fondamentale per l'applicazione di un materiale nella costruzione della testina protesica è il suo accoppiamento tribologico con il UHMWPE. I test comparativi condotti sugli accoppiamenti UHMWPE/TZP, UHMWPE/Al_2O_3, UHMWPE/metallo mostrano come la testina di zirconia abbia prestazioni nettamente superiori al metallo, mentre esse siano del tutto paragonabili a quelle dell'allumina [73]. La zirconia presenta, però, il vantaggio, a differenza dell'allumina, di possedere un modulo elastico comparabile con quello delle leghe metalliche più utilizzate per la realizzazione dello stelo protesico: TZP 210 GPa, Al_2O_3 >500 GPa, acciaio inossidabile AISI 316L 200 GPa, lega Co-Cr 220-234 GPa, Ti6Al4V 110 GPa.

La zirconia rimane, comunque, il secondo materiale ceramico più utilizzato, dopo l'allumina, per la costruzione della protesi d'anca. Alcuni autori suggeriscono come l'introduzione di zirconia possa aumentare le caratteristiche meccaniche dell'allumina [74], oltre a ridurre la formazione dei detriti di UHMW-PE prodotti per sfregamento della testina contro il cotile a seguito d'usura [75-77].

Visti i pregi e difetti di ciascuna ceramica, l'attività di ricerca del settore si stà interessando, quindi, ai sistemi ceramici misti allumina-zirconia alla ricerca della combinazione perfetta delle proprietà presentate da entrambi. In tali sistemi la zirconia costituisce la fase secondaria. L'aggiunta di zirconia ad una matrice di allumina sta dando origine ad una classe promettente di bioceramici indicati con ZTA (*Zirconia Toughened Alumina*). Altri gruppi di ricerca stanno conducendo ricerche analoghe sull'aggiunta di zirconia al fosfato di calcio [78, 79].

Come citato nel paragrafo precedente, il problema che permane ed è causa, molto spesso, di fallimento dell'impianto, è l'osteolisi indotta dai detriti prodotti per accoppiamento testina/cotile [59, 60].

Osservazioni sull'accoppiamento testina-cotile

La soluzione più comunemente adottata per la costruzione della protesi d'anca è l'accoppiamento di testine in acciaio austenitico o in lega di Co-Cr-Mo con cotili in UHMWPE. Con questi accoppiamenti si ottengono usure lineari medie di circa 0.15 mm/anno in condizioni di uso normale. I tentativi di utilizzare altri materiali polimerici al posto dell'UHMWPE non hanno dato risultati accettabili.

L'accoppiamento allumina-allumina produce, in condizioni di posizionamento corretto e di tolleranze dimensionali, un'usura lineare di circa 8 μm all'anno. Nel caso in cui il contatto non avvenga in modo corretto, evenienza molto probabile e dovuta alla difficoltà di ottenimento di strette tolleranze dimensionali, si ha un aumento della pressione di contatto che può produrre un'usura catastrofica dovuta al cosiddetto effetto valanga in cui i grani di allumina si staccano progressivamente dalla massa di materiale.

Anche l'accoppiamento di allumina e cotili in UHMWPE ha mostrato bassi coefficienti di attrito con un'usura lineare compresa tra 0.05 e 0.013 mm/anno.

L'accoppiamento tra testine e cotili entrambi in lega Co-Cr-Mo usato prima degli anni '60 ha dato risultati peggiori dell'accoppiamento con cotili in UHMWPE. Si ritiene che ciò fosse dovuto a problemi di produzione tecnologica. Di fatto, se l'accoppiamento viene realizzato a regola d'arte, la coppia metallo-metallo mostra un'usura lineare di soli pochi micron all'anno.

L'usura delle superfici articolari porta ad alcuni problemi che possono causare il fallimento dell'impianto. Fra questi, la modificazione geometrica del giunto, il dislocamento o lussazione dell'articolazione, ma soprattutto la produzione di detriti che possono portare alla mobilizzazione della protesi. Il *metal back*, che si rende necessario in caso di cotile in UHMWPE, serve ad evitare che i micromovimenti tra il cotile e l'osso che lo ospita generino usura massiccia del polietilene.

Sia l'usura, sia le caratteristiche meccaniche dell'accoppiamento, dipendono non unicamente dai materiali di cui è costituito, ma anche dalla finitura delle superfici articolari e dalle dimensioni dell'accoppiamento sferico. Attualmente le testine più impiegate hanno un diametro compreso tra i 28 ed i 32 mm.

Oltre ai problemi specifici di biocompatibilità, le attuali conoscenze sui materiali consentono, in ogni modo, la concezione di protesi in cui i rischi di rottura prematura sono praticamente assenti. Questa garanzia nel prodotto può essere ottenuta solo se i principi di base della meccanica sono rispettati già a livello di progettazione del manufatto e se quelli chimico-fisici lo sono a livello di produzione (elaborazione, trasformazione, messa in forma).

Studi recenti sulle défaillances delle protesi, mostrano come questi principi fondamentali non sono sempre rispettati e che le indispensabili procedure di controllo di qualità non sono sempre applicate. Perciò se da un lato la ricerca scientifica sulla protesi d'anca deve procedere verso la realizzazione di materiali con caratteristiche chimico-fisiche e meccaniche sempre più affini ai tessuti con i quali il dispositivo viene a contatto, dall'altro i produttori dovrebbero attenersi sempre più rigidamente a quelle che sono le normative dettate dall'evoluzione scientifica e tecnologica.

Bibliografia

1. Williams OF, Black J, Doherty PJ (1992) Second Consensus Conference on Definitions in Biomaterials. Adv Biomaterials 10:825
2. Steinberg DR (2000) The early history of arthroplasty in the United States. Clin Orthop 374:55-89
3. Rondelli G, Vicentini B, Cigada A (1997) Localized corrosion tests on austenitic stainless steels for biomedical applications. Br Corros J 32:1-4
4. ISO 150/SC1. Implants for surgery - Metallic materiale - Part. 1: Wrought stainless steel. ISO/DIS 5835-1, 1997
5. ISO 150/SC1. Implants for surgery - Metallic materials - Part 9: Wrought high nitrogen stainless steel. ISO/DIS 5835-9, 1992
6. Cigada A, Rondelli G, Vicentini B et al (1989) Duplex stainless steels for osteosynthesis devices. J Biomed Mater Res 23:1087-1095
7. Cigada A, De Santis G, Gatti AM et al (1993) In vivo behavior of a high performance duplex stainless steel. J Appl Biom 4:39-46
8. ISO 150/SC1. Implants for surgery - Metallic materials - Part 4: Cobalt-chromium-molybdenum casting alloy. ISO/DIS 5832-4, 1996
9. ISO 150/SC1. Implants for surgery - Metallic materials - Part 5: Wrought cobalt-chromium-tungsten-nickel alloy. ISO/DIS 5832-5, 1993

10. ISO 150/SC1. Implants for surgery - Metallic materials - Part 6: Wrought cobalt-nickel-chromium-molybdenum alloy. ISO/DIS 5832-6, 1997
11. ISO 150/SC1. Implants for surgery - Metallic materials - Part 7: Forgeable and cold-formed cobalt-chromium-nickel-molybdenum-iron alloy. ISO/DIS 5832-7, 1994
12. ISO 150/SC1. Implants for surgery - Metallic materials - Part 8: Wrought cobalt-nickel-chromium-molybdenum- tungsten-iron alloy. ISO/DIS 5832-8, 1997
13. ISO 150/SC1. Implants for surgery - Metallic materials - Part 12: Wrought cobalt-chromium-molybdenum alloy. ISO/DIS 5832-12, 1996
14. Muster D, Vouillot JL, Cubruille JH (1989) Biomatériaux, biomatériels et bioingégnérie en chirurgie orale et maxillo-faciale (1ère partie). Encycl Méd Chir, Stomatologie et Odontologie, Elsevier, Paris
15. Yamada H (1970) Strenght of biological materials. Williams and Wilkins, Baltimore
16. ISO 150/SC1. Implants for surgery - Metallic materials - Part 2: Unalloyed titanium. ISO/DIS 5832-2, 1999
17. ISO 150/SC1. Implants for surgery - Metallic materials - Part 3: Wrought titanium 6-aluminium 4-vanadium alloy ISO/DIS 5832-3, 1996
18. ISO 150/SC1. Implants for surgery - Metallic materials - Part 11: Wrought titanium 6-aluminium 7-niobium alloy. ISO/DIS 5832-11, 1994
19. Yumoto S, Ohashi H, Nagai H et al (1992) Aluminum neurotoxicity in the rat brain. Int J PIXE 2(4):493-504
20. Walker PR, Le Blanc J, Sikorska M (1989) Effects of aluminium and other cations on the structure of brain and liver chromatin. Biochemistry 28(9):3911-3915
21. McLachlan DRC, Farnell B, Galin H (1983) Aluminum in human brain disease. In: Sarkar B (ed) Biological aspects of metals and metal-related disease. Raven Press, New York, pp 209-218
22. Wang K (1996) The use of titanium for medical applications in the USA. J Mater Sci Eng A213:134-137
23. McKellop HA, Rokstlund TV (1990) The wear behavior of ion-implanted Ti-6Al-4V against UHMW polyethylene. J Biomed Mater Res 24:1413-1425
24. Rieu J, Pichat A, Rabbe LM et al (1992) Structural modifications induced by ion implantation in metals and polymers used for orthopaedic prosthesis. J Mater Sci T 8:589-593
25. Mishra AK, Davidson JA, Poggie RA et al (1996) Mechanical and tribological properties and biocompatibility of diffusion hardened Ti-13Nb-13Zr a new titanium alloy for surgical implants. In: Brown SA, Lemons JE (eds) Medical applications of titanium and its alloys: the material and biological issues, ASTM STP 1272. ASTM International, West Conshohocken, pp 96-113
26. Zardiackas LD, Mitchell DW, Disegi JA (1996) Characterization of Ti-15Mo beta titanium alloy for orthopaedic implant applications. In: Brown SA, Lemons JE, (eds) Medical applications of titanium and its alloys: the material and biological issues, ASTM STP 1272. ASTM International, West Conshohocken, pp 60-75
27. Willert HG, Broback LG, Buchhom GH et al (1996) Crevice corrosion of cemented titanium alloy stems in total hip replacements. Clin Orthop 333:51-75
28. Abdallah HI, Balsara RK, O'Riordan AC (1994) Pacemaker contact sensitivity: clinical recognition and management. Ann Thorac Surg 57:1017-1018
29. Blumenthal NC, Cosma V (1989) Inhibition of apatite formation by titanium and vanadium ions. J Biomed Mater Res 23 :13-22
30. Breton JL, Louis JM, Garnier G (1992) Asthme aux métaux durs responsabilité du titane. Presse Méd 21:997
31. Brun R, Hunziker N (1980) Pace-maker dermatitis. Contact Derm 6:212-213

32. Garabrandt DH, Fine LJ, Olivier C et al (1987) Abnormalities of pulmonary function and pleural disease among titanium metal production workers. Scand J Work Envir Healthg 13:47-51
33. Lalor PA, Gray AB, Wrights S et al (1990) Contact sensitivity to titanium a hip prosthesis? Contact Derm 23:193-194
34. Moran C, Mullick E, Ishak K et al (1991) Identification of titanium in human tissues: probable role in pathologic processes. Hum Pathol 22:450-454
35. Peters MS, Schroeter AL, Van Hale HM, Broadbent JC (1984) Pace-maker contact sensitivity. Contact Derm 11:214-218
36. Redline S, Barna BP, Tomashefski JF et al (1986) Granulomatous disease associated with pulmonary deposition of titanium. Br J Ind Med 43:652-656
37. Rueda MJ, Pons-Guirauda J (1994) Allergie au pace-maker. Nouv Dermatol 13:183-187
38. Viraben R, Boulinguez S, Alba C (1995) Granulomatous dermatitis after implantation of a titanium-containing pacemaker. Contact Derm 33:437
39. Yamadori I, Ohsumi S, Taguchi K (1986) Titanium dioxide deposition and adenocarcinoma of the lung. Acta Pathol Jpn 36:783-790
40. Elliot JC (1994) Structure and chemistry of the apatites and other calcium orthophosphates. Elsevier, The Netherlands
41. Sous M, Barelle R, Rouais F et al (1988) Cellular biocompatibility and resistance to compression of macroporous β-tricalcium phosphate ceramics. Biomaterials 19:2147-2153
42. Ding SJ, Su YM, Ju CP, Chern Lin JH (2001) Structure and immersion behavior of plasma-sprayed apatite-matrix coatings. Biomaterials 22:833-845
43. Gross KA, Berndt CC (1993) Structural changes of plasma sprayed hydroxyapatite coatings during in-vitro testing. In: Horowiz E, Parr JE (eds) Characterization and performance of calcium phosphate coating for implants. ASTM International, Philadelphia, pp 256-258
44. Maxian SH, Zawadsky IP, Dunn MG (1993) Mechanical and histological evaluation of amorphous calcium phosphate and poorly crystallised hydroxyapatite coatings on titanium implants. J Biomed Mater Res 27:717-728
45. Odian G (1988) Principles of polymerisation, 2 edn. Wiley and Sons, New York
46. Wangh W (1990) John Charley, the man of the hip. Springer-Verlag Berlin Heidelberg New York
47. ISO 150/SC1. Implants for surgery - Ultra-high molecular weight polyethylene - Part 1: Powder form. ISO/DIS 5834-1, 1998
48. ISO 150/SC1. Implants for surgery - Ultra-high molecular weight polyethylene - Part 2: Moulded forms. ISO/DIS 5834-2, 1998
49. Birley AW, Haworth B, Batchelor J (1991) Physics of plastics. Hanser Verlag, Munchen
50. Charnley J (1979) Low friction arthroplasty of the hip: theory and practice. Springer-Verlag Berlin Heidelberg New York
51. Jasty M, Bragdon C, Lee K et al (1993) Wear of polyethylene in total joint arthroplasty: experimental studies. In: Morrey BF (ed) Biological, material and mechanical consideration of joint replacement. Raven Press, New York, pp103-118
52. Grassie N, Scott G (1985) Polymer degradation and stabilisation. University of Cambridge Press, Cambridge
53. Scott G (1993) Atmospheric oxidation and antioxidant. Elsevier, Amsterdam
54. Lancaster JK (1995) Abrasion and wear. In: Mark HF, Bikales NM, Overberger CG, Menges GJ (eds) Encyclopedia of polymer science and engineering, Vol. 1. Wiley & Sons, New York, pp 1-35
55. Campbell P, Doorn P, Dorey F, Amstutz H (1996) Wear and morphology of ultra-high

molecular weight polyethylene wear particles from total hip replacements. Proc Inst Mech Eng Part [H] 210:167–174
56. Goodman S, Aspenberg P, Song Y et al (1995) Tissue ingrowth and differentiation in the boneharvest chamber in the presence of cobalt chromium alloy and high density polyethylene particles. J Bone Joint Surg Am 77:1025–1035
57. Howie DW, Vernon-Roberts B, Oakshott R, Manthey B (1988) A rat model of resorption of bone at the cement–bone interface in the presence of polyethylene wear particles. J Bone Joint Surg Am 70:257–263
58. Willert H-G, Semlitsch M (1977) Reactions of the articular capsule to wear products of artificial joint prosthesis. J Biomed Mater Res 11:157–164
59. Jasty M (1993) Clinical review: particulate debris and failure of total hip replacements. J Appl Biomater 4:273-276
60. Nizegorodcew T, Gasparini G, Maccauro G et al (1997) Ultra high molecular weight polyethylene wear debris induced massive osteolysis. Int Orthop 21:14-18
61. Singer F, Singer SS (1979) Industrial ceramics. Chapman & Hall, London
62. Pego G (1991) I prodotti ceramici: dalla tradizione all'alta tecnologia. Marzorati, Milano
63. Boutin PM (1972) Artroplastie totale de la hanche par prothese en alumine fritté. Rev Chir Orthop 58:229-246
64. Willmann G (1998) Ceramics for total hip replacement: what a surgeon should know. Orthopedics 21(2):173-177
65. Gueroult, Cherif K (1994) State of the art review on friction and wear mechanism of ceramics. J Ca Cerm Soc 63:132-142
66. ISO 150/SC1. Implants for surgery - Ceramic materials based on high purity alumina. ISO/DIS 6474, 1994
67. Helmer JD, Driskell TD (1969) Research on bioceramics. Symp. On Use of Ceramics as Surgical Implants. Clemson University, Clemson
68. Christel P, Meunier A, Dorlot JM et al (1988) Biomechanical compatibility and design of ceramic implants for orthopaedic surgery. Bioceramics: material charateristics versus in vivo behavior. Ann NY Acad Sci 523:234–256
69. Hannink RH, Kelly PM, Muddle BC (2000) Transformation toughening in zirconia-containing ceramics. J Am Ceram Soc 83(3):461–487
70. Subbarao EC (1981) Zirconia–an overview. In: Heuer AH, Hobbs LW (eds) Advances in ceramics, Vol 3. Science and Technology of Zirconia. Elsevier, Amsterdam, pp 1–24
71. ISO 150/SC1. Implants for surgery - Ceramic materials based on yttria-stabilized tetragonal zirconia (Y-TZP). ISO/DIS 13356, 1997
72. Chevalier J, Drouin JM, Calé B (1997) Low temperature ageing behaviour of zirconia hip joint heads. In: Sedel L, Rey C (eds) Bioceramics. Vol 10. Elsevier, Amsterdam, pp 135–137
73. Saikko V (1994) Wear of polyethylene acetabular cups against zirconia femoral heads studied with a hip joint simulator. Wear 176:207–212
74. Cuckler JM, Bearcroft J, Asgian CM (1995) Femoral head technologies to reduce polyethylene wear in total hip arthroplasty. Clin Orthop Relat Res 317:57-63
75. Toni A, Terzi S, Sudanese A et al (1995) La ceramica nella chirurgia protesica dell'anca. Stato dell'arte. Chir Organi Mov 80:13-25
76. H, Koloura Y (1991) Low wear rates of UHMWPE against zirconia ceramic in comparison to alumina ceramic and SUS 316 alloy. J Biomed Mater Res 25:813-828
77. McKellop H, Lu B (1992) Friction lubrication and wear of polyethylene metal and polyethylene ceramic hip prosthesis in a joint simulator. Fourth World Biomaterials Congress, 24-28 Apr, Berlin, p 118

78. Dimiytrova-Lukacs M, Lukacs P, Sajo I (1995) Composite bioceramics in the system hydroxyapatite (fluorapatite)-yttria stabilized zirconia. In: Vincenzini P (ed) Materials in clinical applications. Techna Publ, Faenza, pp 321–328
79. Towler MR, Varma HT, Best SM, Bonfield W (1996) Processing and mechanical testing of hydroxyapatite/zirconium oxide composites for load bearing applications. In: Transactions of the 5th World Biomaterials Congress, Toronto, June, p 975

Cemento osseo

A. Cigada[1], M.C. Tanzi[2]

Introduzione

Il cemento osseo per la fissazione delle protesi ortopediche viene utilizzato ormai da circa 50 anni [1], ma ancor oggi continua a restare, come dimostrato anche recentemente dai dati del registro svedese delle protesi [2], una soluzione affidabile e di ottimo comportamento clinico.

È importante anticipare che il cemento osseo ha funzione di riempitivo e non forma pertanto legami chimici né con l'osso, né con la protesi.

Formulazione

Dal punto di vista chimico, il cemento osseo (o cemento acrilico) appartiene alla categoria delle resine acriliche autoindurenti, che in fase di polimerizzazione sono dotate di proprietà plastiche (di conseguenza in grado di riempire adeguatamente lo spazio tra osso e protesi), mentre terminata la polimerizzazione induriscono aumentando le loro caratteristiche meccaniche (rigidezza e resistenza), garantendo la stabilità degli impianti protesici [3-19].

Per la realizzazione di cementi ossei si utilizzano principalmente:

- polimetacrilati, di formula base

$$
\begin{array}{c}
\quad CH_3 \\
\quad | \\
-[CH_2\text{-}C\text{-}]_{x}\text{-} \\
\quad | \\
\quad COOR
\end{array}
$$

ove se $R=CH_3$ si è in presenza di polimetilmetacrilato (PMMA);

[1] Dipartimento di Chimica, Materiali e Ingegneria Chimica, Politecnico di Milano,
[2] Dipartimento di Bioingegneria, Politecnico di Milano

- poliacrilati, di formula base

```
      H
      |
-[CH2-C-]x-
      |
    COOR
```

ove se $R=CH_3$ si è in presenza di polimetilacrilato (PMA).

Nella reazione di polimerizzazione, i monomeri contenenti un doppio legame covalente, a seguito dell'azione di un sistema iniziatore che "apre" uno dei due legami, si legano l'uno all'altro formando una lunga catena unita da legami covalenti semplici.

Il polimetilmetacrilato (PMMA) è un polimero amorfo, con transizione termica vetro-gomma (T_g) di 100-125 °C e pertanto vetroso (rigido) a 37 °C. Il poli-idrossietil-metacrilato (PHEMA) e il polibutilacrilato (PBA) hanno una T_g più bassa e di conseguenza sono meno rigidi a 37 °C.

Per quanto riguarda in particolare il polimero di gran lunga più utilizzato, e cioè il PMMA, esso è costituito da macromolecole lineari, con numero medio di unità monomeriche concatenate lungo ogni macromolecola pari a circa 1800.

È importante sottolineare che la reazione di polimerizzazione è fortemente esotermica e genera una notevole quantità di calore che, come vedremo, condiziona notevolmente le possibilità applicative (formulazione, tempi di operabilità, tossicità).

Uso di una componente solida e di una liquida

Non sarebbe in ogni caso possibile far avvenire *in situ* la completa polimerizzazione di solo monomero in quanto:

- il calore sviluppato dalla reazione farebbe salire la temperatura dell'osso all'interfaccia a più di 100°C, determinando fenomeni tossici (necrosi dell'osso e denaturazione delle proteine);
- si avrebbe un eccessivo rilascio nell'organismo di monomero, che causerebbe notevoli effetti tossici;
- si avrebbe un eccessivo ritiro volumetrico, pari al 21-22% in volume, che impedirebbe un corretto ancoraggio dello stelo all'osso.

Per evitare i fenomeni citati si ricorre pertanto ad una formulazione del cemento osseo in cui sono presenti adeguate quantità di monomero (componente liquida) e di polimero preformato (componente solida), che vengono miscelate subito prima dell'utilizzo.

Oltre al polimero prepolimerizzato (in genere in particelle di granulometria pari ad alcune decine di μm), la componente solida è costituita da:

- iniziatore di polimerizzazione (perossido di benzoile, BPO, pari all'1-3% in peso);
- eventuali additivi (radiopacizzanti, antibiotici).

I polimeri utilizzati per la componente solida sono essenzialmente polimetilmetacrilato (PMMA) o copolimeri con stirene.

Oltre al monomero, la componente liquida è costituita da:

- inibitore di polimerizzazione (in genere idrochinone, in quantità inferiore a 100 ppm), che impedisce che avvenga la polimerizzazione prima della miscelazione;
- accelerante di polimerizzazione (ammina aromatica, DMPT, fino al 2.75% in peso), che venendo a contatto con l'iniziatore ne attiva la decomposizione, con formazione di radicali liberi che danno il via alla polimerizzazione.

I monomeri più utilizzati sono metilmetacrilato (MMA), metilacrilato (MA), butilmetacrilato (n-butylMA).

Al momento della miscelazione le particelle solide vengono penetrate e rigonfiate dalla componente liquida e la polimerizzazione si verifica dentro e intorno alle particelle rigonfiate. La polimerizzazione viene iniziata a temperatura ambiente, quando l'accelerante viene a contatto con l'iniziatore, dissociandolo, in modo da causare la formazione di radicali e determinando così l'inizio della polimerizzazione della componente monomerica.

Grazie all'utilizzo della miscela monomero/polimero si riesce ad ottenere:

- la riduzione del calore sviluppato;
- la riduzione del monomero rilasciato;
- la riduzione del ritiro volumetrico che, grazie anche alla formazione di microporosità interne, si riduce al 2-4% in volume;
- la riduzione dell'eccessiva fluidità del solo monomero che, oltre al resto, non consentirebbe il fissaggio della protesi.

Come si vedrà in seguito, tali effetti positivi sono tanto maggiori, quanto minore è la quantità di monomero utilizzata, cioè aumentando il rapporto polimero/monomero (solido/liquido).

Rapporto polimero/monomero (solido/liquido)

Perché la formazione di cemento avvenga in modo omogeneo e utile, è necessario che tutta la superficie del polimero sia bagnata dal monomero. A questo scopo è in genere necessario utilizzare un rapporto solido/liquido pari a 2/1. Per diminuire la quantità di monomero, mantenendo invariata la quantità di polimero, è necessario minimizzare la superficie del polimero. Ciò può essere fatto utilizzando polimero di granulometria controllata, senza particelle di piccole o piccolissime dimensioni. In questo modo è possibile aumentare il rapporto solido/liquido al valore di 3/1, con indubbi vantaggi connessi a esotermicità, tossicità e porosità (vedi più avanti).

Tempo di utilizzo

Il tempo di polimerizzazione, *setting time,* dopo il quale il cemento non può essere più plasmato si distingue (Fig. 1) in:
- tempo di impasto, *dough time,* che va dall'inizio della miscelazione al momento di possibile inserimento;
- intervallo di lavorabilità, *working time,* nel quale il cemento può essere inserito.

Il *dough time* e il *working time* (e conseguentemente il *setting time*) sono molto influenzati dalla temperatura alla quale si realizza l'impasto (Fig. 2), in particolare il *working time* può variare da circa 2 a circa 10 minuti.

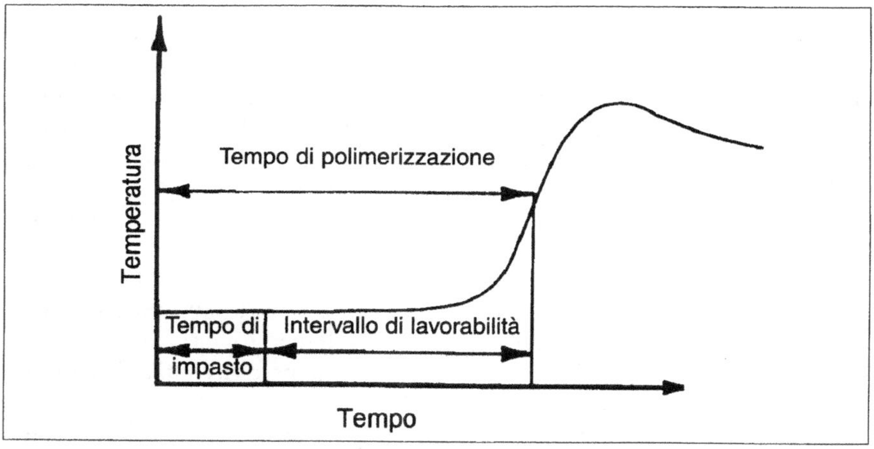

Fig. 1. Tempo di inserimento di un cemento osseo

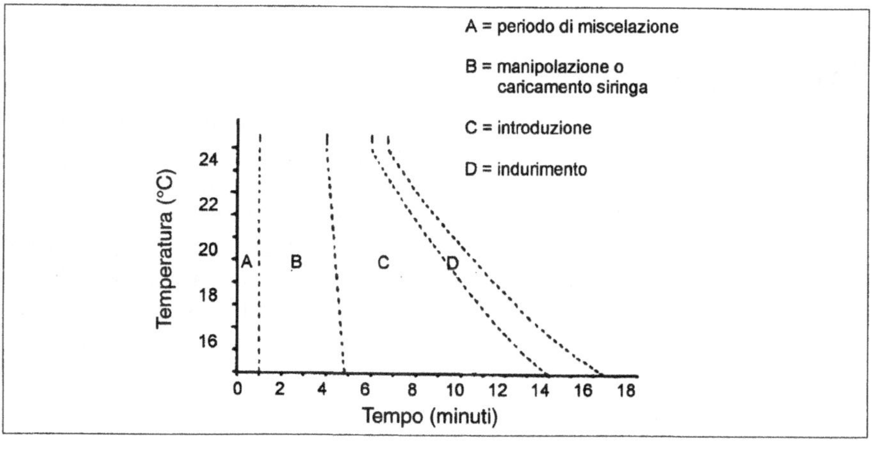

Fig. 2. Influenza della temperatura sul tempo di inserimento di un cemento osseo

Additivi

Tutti i cementi ossei oggi prodotti contengono additivi; i più frequentemente usati sono:
- sostanze opacizzanti (soprattutto solfato di bario $BaSO_4$, e biossido di zirconio ZrO_2), che permettono che il cemento sia visibile in radiografia,
- antibiotici (ad esempio gentamicina), utilizzabile a discrezione del chirurgo, ma sicuramente nei casi di presenza o rischio di infezione,
- fluoruro di sodio, che ha funzione antibatterica.

Tali additivi, in particolare i radiopacizzanti, sono probabilmente indispensabili, ma va detto che la loro aggiunta determina, in maggiore o minore entità, una diminuzione delle proprietà meccaniche dei cementi ossei.

Proprietà meccaniche

Il cemento osseo assorbe dalla protesi e ritrasmette all'osso essenzialmente forze di taglio e di compressione. Le tipiche proprietà meccaniche previste dalla norma ISO 5832 in assenza o presenza di antibiotico sono riportate in Tabella 1.

Si può affermare con sicurezza che le proprietà del cemento osseo sono in generale inferiori sia a quelle dei materiali utilizzati per gli steli, che a quelle dell'osso in termini di rigidezza (circa 3 GPa), di resistenza (circa 90 MPa a compressione) e di tenacità a frattura (circa 1.5 $MPa \cdot m^{-1/2}$).

Se ciò garantisce un effetto di ridistribuzione delle sollecitazioni tra stelo e osso (diminuendo in particolare i picchi locali massimi di sollecitazione di interfaccia), ne nasce anche la conseguenza che il suo comportamento meccanico globale è tanto migliore, quanto minore è lo spessore dello strato di cemento.

Va peraltro detto che si ritiene che la principale causa di cedimento di un cemento osseo possa essere attribuita a fenomeni di fatica e attualmente non esiste la sicurezza se sia più critica per l'inizio di tali fenomeni l'interfaccia impianto/cemento o l'interfaccia cemento/osso (Fig. 3). Sicuramente si può dire

Tabella 1. Proprietà meccaniche di un cemento osseo secondo la normativa ISO 5832

		Senza antibiotico	Con antibiotico
Modulo a flessione	(GPa)	2.7	2.5
Resistenza a flessione	(MPa)	72.0	69.0
Resistenza a compressione	(MPa)	88.0	88.0
Resistenza a impatto	(kJ/m^2)	5.0	3.6
Resistenza a fatica 10^6 cicli	(MPa)	32.0	25.0

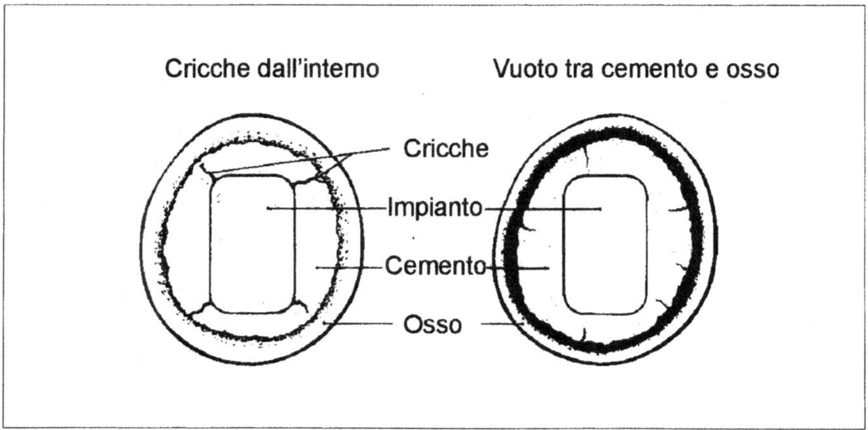

Fig. 3. Formazione di cricche di fatica nel cemento utilizzato per fissare uno stelo protesico

che esistono situazioni in cui problemi all'interfaccia impianto/cemento si ripercuotono sull'interfaccia cemento/osso e viceversa, per cui entrambe le interfacce sono importanti.

È opportuno dire che le caratteristiche meccaniche sono molto variabili in dipendenza a tipi di sollecitazione (trazione<flessione<compressione), metodologia di prova, tecniche di miscelazione (manuale, centrifugazione, ecc.), completamento della polimerizzazione, tempo e metodologia di preinvecchiamento e che pertanto è difficile poter confrontare valori di proprietà meccaniche di diversi cementi commerciali, provati in diversi laboratori.

In generale si può però dire con certezza che le caratteristiche meccaniche dei cementi ossei vengono ridotte dall'aggiunta di sostanze radiopacizzanti (praticamente sempre presenti) e dall'aggiunta di antibiotici (come può essere visto nella Tab. 1), mentre non sono significativamente alterate dall'aggiunta di fluoro.

Oltre che la fatica, di particolare importanza è anche la resistenza allo scorrimento viscoso (o *creep*). Se da un lato un cemento troppo soggetto a *creep* determina un eccessivo sprofondamento dello stelo nel canale diafisario, con fallimento dell'impianto, dall'altro, come si vedrà in seguito, una certa tendenza allo scorrimento facilita quei fenomeni di subsidenza che, se limitati, possono avere effetti positivi sulla resistenza a lungo termine del cemento osseo. Fino ad oggi non è stata tuttavia definita in modo univoco la resistenza allo scorrimento viscoso ottimale per un cemento osseo. Tale resistenza è influenzata da vari parametri, fra cui possono essere citati, oltre il peso molecolare del prepolimero, la pressione esercitata in fase di inserimento e il tipo di radiopacizzante utilizzato.

Può essere utile segnalare come un cemento introdotto recentemente sul mercato con grandi speranze sia stato rapidamente ritirato quando è stato clinicamente verificato un eccessivo sprofondamento degli steli femorali nei canali diafisari a seguito della insufficiente resistenza allo scorrimento viscoso di tale cemento.

Viscosità

I cementi ossei possono essere:
- a bassa viscosità, per il fissaggio di componenti femorali (steli), in cui è necessario avere una elevata fluidità per permettere il completo riempimento della parte in cui viene inserito lo stelo;
- ad alta viscosità, per il fissaggio dei componenti acetabolari (cotili), in cui l'anatomia dell'osso del bacino richiede che il cemento sia poco fluido.

Una maggiore viscosità si ottiene utilizzando prepolimero con peso molecolare più elevato, ottenendo in questo modo anche un certo aumento delle caratteristiche meccaniche. Per realizzare cementi a bassa viscosità è conseguentemente necessario utilizzare prepolimero di peso molecolare non elevato.

Esotermicità

Durante la polimerizzazione del cemento osseo vengono prodotte 130 cal per ogni grammo di monomero utilizzato; ciò determina un rialzo locale di temperatura (picco esotermico) che può avere conseguenze biologiche non trascurabili. Infatti:
- a 50 °C possono iniziare fenomeni di necrosi ossea, in dipendenza del tempo di mantenimento a tale temperatura (30-400");
- a 56 °C inizia la denaturazione delle proteine.

Per limitare il picco esotermico sono possibili due strade:
- minimizzare lo spessore del manto di cemento, riducendo così la quantità di cemento utilizzato e conseguentemente la produzione di calore (ciò migliora peraltro anche il comportamento meccanico del cemento);
- aumentare il rapporto solido/liquido, diminuendo in questo modo la quantità di monomero utilizzata (come già anticipato).

Tossicità

Nella formulazione del cemento sono presenti o si possono formare in fase di polimerizzazione piccole quantità di varie sostanze che hanno effetti tossici: inibitori di polimerizzazione, ammine aromatiche, perossidi, radicali liberi: è pertanto importante che la presenza di questi componenti venga attentamente valutata. Il pericolo maggiore è però legato alla presenza di monomero.

Tutti i monomeri utilizzabili per la realizzazione di cementi ossei (MMA, MA, n-butyl MA) sono altamente reattivi e possono manifestare effetti tossici e citotossici. È anche possibile che si verifichino in fase operatoria forti cadute di pressione, con grave rischio per il paziente.

Anche in questo caso la riduzione del rischio è in primo luogo connessa alla riduzione della quantità di monomero utilizzato e pertanto ad un elevato rapporto solido/liquido.

Ritiro volumetrico e porosità

Il polimetilmetacrilato ottenuto industrialmente per polimerizzazione del monomero in lastre o barre (tipici nomi commerciali sono Perspex e Plexiglass) è normalmente compatto e trasparente. Il cemento osseo, invece, a seguito dell'inglobamento di aria e dell'evaporazione di monomero (conseguente all'elevata temperatura raggiunta in fase di polimerizzazione) è poroso ed opaco.

La presenza di porosità determina una certa riduzione delle caratteristiche meccaniche, ma anche una drastica diminuzione del ritiro volumetrico, che viene limitato al 2-4%, percentuali che non pregiudicano l'applicazione.

La porosità può essere controllata in fase clinica, soprattutto mediante il controllo della miscelazione di polimero e monomero: per ridurre la porosità è necessario effettuare una miscelazione lenta e non prolungata e utilizzare spessori non elevati.

Tecniche di miscelazione e inserimento

Come già anticipato, sia la tecnica di miscelazione che quella di inserimento condizionano le proprietà ed il comportamento del cemento osseo.

È possibile ricorrere a:
- miscelazione manuale;
- miscelazione sotto centrifugazione;
- miscelazione sotto vuoto.

Il cemento può essere inserito:
- manualmente;
- mediante siringhe a pressione;
- utilizzando tecniche di pressurizzazione postinserimento;
- utilizzando varie tecniche di pulizia e preparazione preliminare della sede ossea.

Tutti questi fattori influenzano le proprietà del cemento e spesso si sommano effetti contrastanti. Ad esempio, centrifugazione e miscelazione sotto vuoto diminuiscono la porosità, ma aumentano il ritiro volumetrico e tale effetto potrebbe peggiorare il comportamento del cemento.

In linea generale anche in questo caso non si può dire con sicurezza che esistano tecniche in assoluto migliori o peggiori e la scelta, in mancanza di sicurezze, non può che essere lasciata alla sensibilità del chirurgo.

Forma e finitura dello stelo

Molto dibattuto è anche il problema della forma e finitura dello stelo, anche se qualche considerazione di validità generale può essere fatta.

In una protesi cementata è opportuno che lo stelo abbia una forma tale da permettere un adeguato riempimento del canale diafisario (Fig. 4), ciò infatti:
- aumentando il momento di inerzia garantisce una adeguata rigidità (minimizzando lo sforzo sul cemento in zona prossimale);

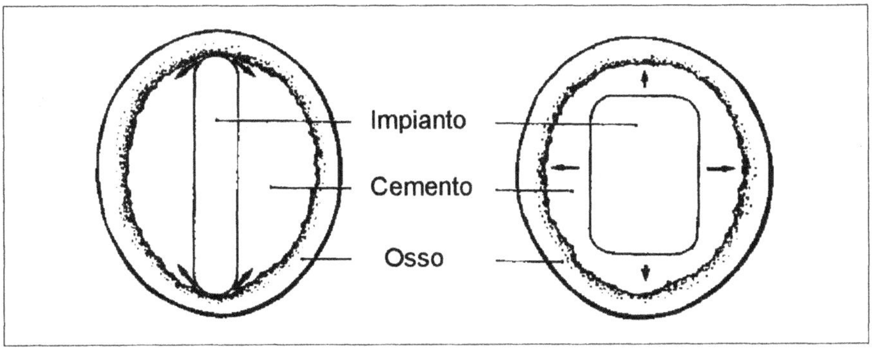

Fig. 4. Distribuzione della sollecitazione sul cemento osseo in dipendenza della forma dello stelo

- favorisce la penetrazione del cemento all'intefaccia cemento/osso;
- permette di realizzare uno strato di cemento di spessore moderato, con miglioramento delle proprietà meccaniche e diminuzione del picco esotermico e del rilascio di monomero.

Per quanto riguarda la finitura degli steli delle protesi cementate esistono due diverse scuole di pensiero: alcuni ritengono che sia meglio una superficie rugosa per determinare un ancoraggio più stabile, altri ritengono che lo stelo debba essere liscio. Tale ipotesi è oggi quella più accreditata.

Uno stelo liscio, infatti, permette una certa subsidenza dello stelo, cioè un progressivo adattamento della protesi all'interno del canale diafisario, garantendo in questo modo una maggior superficie di contatto che determina:
- una diminuzione dei micromovimenti all'interfaccia, che possono essere causa di formazione di detriti di usura;
- il trasferimento sul cemento di sforzi di compressione anziché di taglio, meglio sopportati dal cemento stesso (Fig. 5).

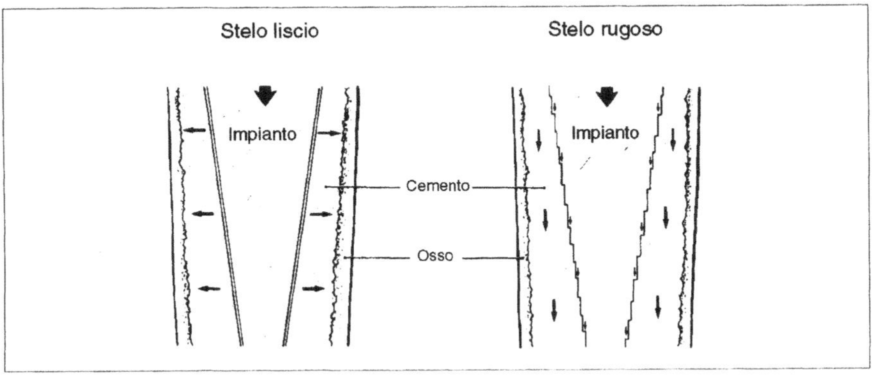

Fig. 5. Trasferimento del carico all'interfaccia impianto/cemento in presenza di uno stelo liscio e di uno stelo rugoso

Composizione dei principali cementi commerciali e nuove formulazioni

La composizione dei principali cementi commerciali è riportata nella Tabella 2. Come si vede, pur esistendo formulazioni diverse, le differenze tra le varie formulazioni proposte non sono sostanziali.

Nella Tabella 3 sono riportate alcune linee di tendenza, recentemente pubblicate, che sono seguite in questo periodo per lo sviluppo di nuovi cementi ossei.

Non si può dimenticare però che negli ultimi 40 anni il cemento ha mostrato di "funzionare bene", garantendo una elevata vita di esercizio delle protesi cementate, che sono andate incontro a fallimento probabilmente non a causa del cemento, ma a seguito di altri fattori legati alla perdita di qualità dell'osso con l'aumento dell'età del paziente o alla presenza di detriti di usura connessa ai problemi tribologici dell'accoppiamento testa femorale/coppa acetabolare.

È pertanto ardito pensare ad una sperimentazione clinica su larga scala di cementi fortemente innovativi, sui quali peraltro a livello di laboratorio sono state fatte e vengono tuttora condotte molte ricerche.

Tabella 2. Formulazione dei principali cementi commerciali (modificata da [4])

Nome	Fonte	Composizione polvere	Composizione liquido
Simplex P	Howmedica, Inc. (Rutheford, NJ, USA) Shannon Industrial Estate Co. (Clare, Ireland)	75% Co-polimero PMMA/Stirene n.a. BPO 15% PMMA 10% $BaSO_4$	97.4% MMA 2.6% DMPT 75 ppm Idrochinone
Zimmer Regular	Zimmer, Inc. (Warsaw, IN, USA)	PMMA + $BaSO_4$	MMA
Zimmer LVC (Low Viscosity)		89.25% Copolimero 10% $BaSO_4$ 0.75% BPO	97.25% MMA PMMA/Stirene 2.75% DMPT 75 ppm Idrochinone
Zimmer Osteobond		87.5% Copolimero PMMA/Stirene 10% $BaSO_4$ 1.2-2.5% BPO	99.25% MMA 0.75% NNDT 75 ppm Idrochinone

continua

Tabella 2 continua

Nome	Fonte	Composizione polvere	Composizione liquido
Palacos R	Manufacturer: Haereus, Kulzer GmbH, Germany Distribuito da: Smith and Nephew Orthopedics, Inc (Memphis, TN, USA) Schering-Plough (Welwyn, UK) E. Merck (Darmstad, Germany)	84% Copolimero PMMA/PMA 15% ZrO_2 Crorofilla (200 ppm)	98% MMA 0.02% DMPT Crorofilla (267 ppm)
CMW-1	Wright Medical Technology (Arlington, TN, USA)	88.85% PMMA 2.05% BPO 9.10% $BaSO_4$	98.2% MMA 0.82% DMPT 20 ppm Idrochinone Etanolo (0.945) - Acido ascorbico (0.02)
CMW-3	Johnson & Johnson/ DePuy (Warsaw, IN, USA)	88.00% PMMA 2.00% BPO 10.00% $BaSO_4$	96.54% MMA 2.49% DMPT 20 ppm Idrochinone Etanolo (0.945) - Acido ascorbico (0.02)
CEMEX RX	Tecres SpA (Sommacampagna, VR, Italy)	88.27% PMMA 2.73% BPO 9% $BaSO_4$	99.1% w/w MMA 0.9% w/w NNDT 75 ppm Idrochinone
CEMEX Extra Low Viscosity		85.00% PMMA 12.00% $BaSO_4$ 3.00% BPO	98.20% MMA 1.80% DMPT 75 ppm Idrochinone
CEMEX Isoplastic		84.3% PMMA 2.7% BPO 13% $BaSO_4$	99.1% MMA 0.9% DMPT 75 ppm Idrochinone
CEMEX System 98.20% MMA		12.00% $BaSO_4$ 3.00% BPO	85.00% PMMA 1.80% DMPT 75 ppm Idrochinone
CEMEX Fluoride LV		85.00% PMMA 6.00% $BaSO_4$ 3.00% BPO 6.00% NaF	98.20% MMA 1.80% DMPT 75 ppm Idrochinone

Tabella 3. Linee di sviluppo nella formulazione di nuovi cementi (modificata da [4])

Linea 1: Completamento delle lacune nella conoscenza	1. Effetto della miscelazione sul *setting time* e sul picco esotermico 2. Valutazione delle proprietà chimico-fisiche e meccaniche per ogni formulazione in funzione del metodo di miscelazione e delle condizioni di invecchiamento
Linea 2: Risoluzione di controversie nella conoscenza	1. Effetto della miscelazione sotto vuoto sul *setting time* del cemento 2. Effetto della temperatura di conservazione prima della miscelazione dei componenti sulle proprietà del cemento 3. Effetto del metodo di miscelazione sulla tenacità a frattura del cemento 4. Ruolo della porosità e di altre caratteristiche sulle proprietà meccaniche del cemento
Linea 3: Aspetti inesplorati	1. Sviluppo di prove meccaniche standardizzate 2. Sviluppo di protocolli standard di invecchiamento e di condizioni di prova 3. Standardizzazione del metodo di presentazione dei risultati di prove di fatica sul cemento 4. Effetto del metodo di sterilizzazione sulle proprietà del cemento 5. Sviluppo di dispositivi per la miscelazione e preparazione del cemento
Linea 4: Sviluppo di nuove formulazioni	1. Cementi con modulo inferiore e maggior duttilità [20-22] 2. Cemento con modulo inferiore mediante incorporazione di polimero a bassa transizione vetrosa (PBMA) nel componente solido [24-26] 3. Cementi con aumentata resistenza a fatica mediante l'uso di copolimeri a base PMMA [27] 4. Sviluppo di attivatori meno tossici del DMPT in grado di essere incorporati nel cemento [28-32] 5. Miglioramento degli additivi radiopacizzanti [33-36] 6. Cementi a bassa viscosità con aumentato livello di polimerizzazione [37, 38] 7. Cemento a base di due soluzioni ad alta viscosità [39]

Bibliografia

1. Friedman RJ, Black J, Galante OJ et al (1993) Current concepts in orthopaedic biomaterials and implant fixation. J Bone Joint Surg Am 75:1086-1109
2. Malchau H, Herberts P, Garellick G et al (2002) Prognosis of total hip replacements. 69th Annual Meeting of the American Academy of Orthopaedic Surgeons, Feb 13-17, Dallas
3. Pipino F (1987) Il punto su: La cementazione degli impianti protesici. OIC Medical

Press, Firenze

4. Tanzi MC (2001) The acrylic bone cement: chemistry and chemico-physical properties. In: Pipino F (ed) Bone cement and cemented fixation of implant. Zenit, Verona, pp 21-30
5. Schnebel E (1940) Reichsverb. Deutscher Dentisten, German Patent 760351
6. Haboush EJ (1996) A new operation for arthroplasty of the hip based on biomechanics photoelasticity, fast-setting dental acrylic and other considerations. 1953. Bull Hosp Jt Dis 55(2):95-111
7. Wiltse LL, Hall RH, Stenehjem JC (1957) Experimental studies regarding the possible use of self-curing acrylic in orthopaedic surgery. J Bone Joint Surg Am 29:961
8. Charnley J (1960) Anchorage of the femoral head prosthesis to the shaft of the femur. J Bone Joint Surg Br 42:28
9. Charnley J (1970) Acrylic cement in orthopaedic surgery. Williams & Wilkins, Baltimore
10. Jefferiss CD, Lee AJC, Ling RSM (1975) Thermal aspects of self-curing PMMA. J Bone Joint Surg Br 57:511-518
11. Lewis G (1997) Properties of acrylic bone cement: state of the art review. J Biomed Mater Res 38:155-182
12. Lidgren L, Drar H, Möller J (1984) Strength of PMMA increased by vacuum mixing. Acta Orthop Scand 55:536-541
13. Linden U (1991) Mechanical properties of bone cement. Importance of the mixing technique. Clin Orthop (272):274-278
14. Trieu HH, Paxson RD, Carroll ME, Bert JM (1994) A comparative study of bone cement preparation using a new centrifugation mixing technique. Transactions of the 20th Society for Biomaterials Annual Meeting, April 5-9, Boston, p 416
15. Pascual B, Vazquez B, Gurruchaga M et al (1996) New aspects of the effect of size and size distribution on the setting parameters and mechanical properties of acrylic bone cements. Biomaterials 17:509-516
16. Krause WR, Miller J (1982) The viscosity of acrylic bone cements. J Biomed Mater Res 16:219-243
17. Topoleski LDT, Ducheyne P, Cuckler JM (1993) Microstructural pathway of fracture in poly(methylmethacrylate) bone cement. Biomaterials 14:1165-1172
18. Harper EJ, Braden M, Bonfield W et al (1997) Influence of sterilization upon a range of properties of experimental bone cements. J Mat Sci Mater Med 8:849-853
19. Linden U (1989) Fatigue properties of bone cement: comparison of mixing techniques. Acta Orthop Scand 60:431-433
20. Weightman B, Freeman MAR, Revell PA et al (1987) The mechanical properties of cement and loosening of the femoral component of hip replacement. J Bone Joint Surg Br 69:558-564
21. Revell PA, George M, Braden M et al (1992) Experimental studies of the biological response to a new bone cement. J Mat Sci Mater Med 3:84-87
22. Revell PA, Braden M, Freeman MAR (1998) Review of the biological response to a novel bone cement containing poly(ethylmethacrylate) and n-butyl methacrylate. Biomaterials 19:1579-1586
23. Churchill DL, Uroskie J, Incavo SJ et al (2000) High bone cement pressurization during femoral stem insertion into viscous cement. Transactions of the 46th Orthopaedic Research Society Annual Meeting, March, Orlando, p 253
24. Litsky AS, Rose RM, Rubin CT, Thrasher ELA (1990) A reduced-modulus acrylic bone cement: preliminary results. J Orthop Res 8:623-626
25. Funk MJ, Litsky AS (1995) Shear properties of the bone-cement interface: the signifi-

cance of cement modulus. Transactions of the 21st Society For Biomaterials Annual Meeting, March 18-22, San Francisco, p 338
26. Bechtel JB, Pellegrini VD, Naidu S, Jacobs CR (2000) Clinical applicability of 1% PBMA additive bone cement. Transactions of the 46th Orthopaedic Research Society for Biomaterials Annual Meeting, March, Orlando, p 665
27. Askew MJ, Keszler B, Greene K et al (1994) Fracture toughness and crack propagation rates of bone cements and a polyisobutylene-toughened PMMA material. Transactions of the 20th Society For Biomaterials Annual Meeting, April 5-9, Boston, p 417
28. Vazquez B, San Roman J, Elvira C et al (1997) Application of tertiary amines with reduced toxicity to the curing process of acrylic bone cements. J Biomed Mater Res 34:129-136
29. Vazquez B, San Roman J, Deb S, Bonfield W (1998) Application of long chain amine activator in conventional acrylic cement. J Biomed Mater Res 43:131-139
30. Vazquez B, Elvira C, San Roman J, Levenfeld B (1997) Reactivity of polymerizable amine activator in the free radical copolymerization with MMA and surface properties of copolymers. Polymer 38:4365-4372
31. Tanzi MC, Levi M, Danusso F (1990) Amides from N-phenylpiperazine as low toxicity activators in radical polymerization. Polymer 31:1735-38
32. Tanzi MC, Sket I, Gatti AM, Monari E (1991) Physical characterization of acrylic bone cement cured with new accelerator systems. Clin Mater 8:131-136
33. Demian HW, Wey AC, Shalaby SW (1995) Bone cement with exceptionally uniform dispersion of radiopacifier. Transactions of the 21st Society For Biomaterials Annual Meeting, March 18-22, San Francisco, p 368
34. Benzina T, Kruft MB, van der Veen F et al (1996) A versatile three-iodine molecular building block leading to new radiopaque polymeric biomaterials. J Biomed Mater Res 32:459-466
35. Koole LH, Kruft MB, Colnot JM et al (1999) Studies on a new, all-polymeric radiopaque orthopedic bone cement. Transactions of the 25th Society For Biomaterials Annual Meeting, April, Providence, p 316
36. Artola P, Gurruchaga M, Ginebra P et al (2000) Studies on two radiopaque methacrylic bone cements. Transactions of the 6th World Biomaterial Congress, May, Hawaii, p 541
37. Fritsch EW (1996) Static and fatigue properties of two new low viscosity PMMA bone cements improved by vacuum mixing. J Biomed Mater Res 31:451-456
38. Harper EJ, German MJ, Bonfield W, Braden M (2000) A comparison of VersaBondTM, a modified acrylic bone cement with improved handling properties, to Palacos R and Simplex P. Transactions of the 6th World Biomaterials Congress, May, Hawaii, p 540
39. Hasenwinkel JM, Lautenschlager EP, Wixson RL, Gilbert JL (1999) A novel high-viscosity, two-solution acrylic bone cement: effect of chemical composition on properties. J Biomed Mater Res 47:36-45

L'intervento chirurgico di protesi d'anca primaria

Indicazioni ed alternative alla protesi d'anca

V. Patella [1], B. Moretti [1], V. Pesce [1], A. Spinarelli [1], L. Marzella [1], G. Solarino [2]

Introduzione

In un nostro precedente lavoro, ormai ampiamente datato [1] esordivamo con la seguente affermazione: "Discutere oggi sulla validità di una tecnica chirurgica come l'osteotomia di traslazione semplice femorale può sembrare privo di ogni logica, considerando l'estremo interesse suscitato dagli studi più avanzati sulle artroplastiche di anca, volti alla ricerca di nuovi materiali biocompatibili e di migliori tecniche di cementazione". A distanza di 15 anni, a maggior ragione, può sembrare superfluo porsi il problema delle indicazioni e delle alternative alla sostituzione protesica dell'anca nel trattamento della coxartrosi, in un'epoca in cui l'impianto protesico sembra aver raggiunto un elevato grado di ottimizzazione, sia sotto l'aspetto tecnologico (design, biomateriali, tecniche chirurgiche, strumentari, ecc.) sia per quanto riguarda i risultati clinici con un incremento sensibile della sopravvivenza media. Ad una lettura più approfondita della problematica, però, possiamo criticamente riconoscere a noi stessi un'enfasi altrettanto crescente nelle indicazioni alla chirurgia protesica che, nella esperienza comune, diviene sempre più spesso il "goal" del nostro trattamento, pur nei casi in cui, ad una più attenta considerazione clinica e strumentale, si potrebbe optare per soluzioni chirurgiche alternative.

In generale, l'indicazione alla sostituzione artroplastica coxofemorale scaturisce dalla valutazione di due sintomi fondamentali, rappresentati dalla sintomatologia dolorosa e dalla riduzione della funzione articolare residua; sulla base di questa premessa, i candidati "ottimali" all'impianto protesico sono quei pazienti che riferiscono intensa sintomatologia coxalgica e nei quali l'articolarità residua è pressochè nulla, tanto da impedire alcuni atti della vita di relazione come infilarsi le scarpe o le calze, salire e scendere le scale, ecc.. In tali

[1] Istituto di Clinica Ortopedica e Traumatologica II, Università degli Studi di Bari, [2] Istituto di Clinica Ortopedica e Traumatologica I, Università degli Studi di Bari

situazioni l'intervento sostitutivo sarà eseguito in considerazione delle aspettative di vita e del *lifestyle* del paziente che pertanto lo richiederà con più o meno urgente scadenza, senza condizionamenti derivanti dalla sua età anagrafica; in questa decisione, semmai, possono rappresentare parametri importanti le condizioni generali del soggetto, la mono- o bilateralità della patologia, il grado della compromissione anatomo-patologica e l'efficienza dei gruppi muscolari periarticolari.

Allo stato attuale, in considerazione dei progressi delle tecniche chirurgiche e di quelle di imaging, abbiamo quindi il dovere di pensare a soluzioni alternative in quelle situazioni cliniche caratterizzate dalla presenza di dolore che è però associato ad una discreta funzionalità residua; il nostro obiettivo primario, in queste situazioni, deve essere quello di rallentare l'evoluzione della patologia degenerativa monitorando le lesioni iniziali e creando differenti condizioni biomeccaniche per un corretto funzionamento articolare: se è ineluttabile pertanto che un sovvertimento totale anatomo-patologico è destinato senza alternative alla sostituzione protesica, è altrettanto indiscutibile che esistono altre situazioni nelle quali sarà possibile ricercare ed eliminare la causa (spesso occulta) del dolore o indirizzarsi verso terapie rivitalizzanti del tessuto compromesso o finalizzate alla ricerca di un nuovo equilibrio biomeccanico. Tutto ciò risulta maggiormente verosimile tenendo conto che alla sostituzione protesica viene universalmente riconosciuto un prevedibile buon esito funzionale finale associato però ad una longevità discussa e sicuramente non univoca, specie nei soggetti che si aspettano di sopravvivere al proprio impianto [2].

In questa ottica, prenderemo in considerazione, nell'ambito delle soluzioni alternative alla sostituzione protesica di anca, alcuni interventi chirurgici più o meno invasivi, discutendone le indicazioni ed i limiti ed apportando, quando possibile, il contributo della nostra esperienza.

Artroscopia

Le indicazioni principali alla chirurgia artroscopica dell'anca, in relazione alla potenziale degenerazione artrosica, sono rappresentate dalla rimozione di corpi liberi sintomatici, dalle lesioni del labbro, da fenomeni degenerativi iniziali, dalla osteonecrosi della testa femorale e dalla patologia sinoviale e del legamento rotondo [3].

I *corpi liberi intrarticolari*, sospettati clinicamente perché inducono coxalgia intermittente e disturbi della meccanica articolare ed in alcune condizioni identificati con esami strumentali "pesanti" (TC o RM), conseguono frequentemente ad episodi traumatici, alla condromatosi sinoviale ed all'osteocondrite dissecante associata al morbo di Legg-Calvè-Perthes. Episodi traumatici contusivi, applicati al gran trocantere, spesso sono causa di un danno cartilagineo in soggetti giovani-adulti attivi, con conseguente frammentazione del rivestimento articolare della parte mediale della testa femorale associata a condronecrosi della corrispondente superficie acetabolare; la persistenza di dolore e limitazione funzionale, in queste situazioni, spesso non viene correlata alla giusta etiologia perché anche gli studi strumentali più fini non collaborano a chiarire la natura della lesione, salvo in alcuni casi a mostrare uno stato di effusione articolare o di edema subcondrale. In queste condizioni l'artroscopia può favorire sensibilmente la definizione diagnostica e, contestualmente, permettere la rimozione dei frammenti instabili ed il successivo miglioramento della sintomatologia, anche se la sofferenza cartilaginea rappresenta un indice di potenziali problematiche a lungo termine [4]. I corpi liberi non "trattati" producono infatti naturalmente una osteoartrosi evolutiva e la loro rimozione per via artroscopica induce un repentino miglioramento sintomatico, nonostante spesso coesistano importanti deformazioni articolari; l'artroscopia, in queste situazioni, offre enormi vantaggi rispetto all'approccio "a cielo aperto", rappresentati soprattutto da una minore morbosità ed un più rapido recupero funzionale.

Anche la *patologia labrale* coxofemorale può essere trattata con maggior successo, rispetto alla chirurgia aperta, con tecniche mininvasive, soprattutto sulla base del miglioramento diagnostico strumentale correlato alla artro-RM ed alla cine-RM [5]. Le lesioni del labbro, di frequente riscontro nei pazienti affetti da displasia, sono difficilmente riconoscibili sotto il profilo clinico; la loro diagnosi, attraverso l'approccio strumentale e le tecniche di imaging suddette, rappresenta un momento fondamentale dell'iter terapeutico che si può giovare con successo della pulizia artroscopica e della regolarizzazione del labbro patologico associate al debridement del tessuto articolare danneggiato [6]: un labbro invertito è stato spesso identificato come causa di osteoartrosi evolutiva ed i risultati della toilette mininvasiva sono di solito correlati alla estensione del danno degenerativo articolare in atto [7].

L'artroscopia viene anche utilizzata nello studio diagnostico e nel trattamento della *osteonecrosi della testa femorale*, allo scopo di ispezionare l'indice di integrità o di sofferenza della superficie articolare e per attuare procedure di rivascolarizzazione, nei tempi consentiti dall'evoluzione anatomo-patologica, associate al debridement articolare [8]; sicuramente, però, tale metodica, specie nelle fasi avanzate di questa patologia, rappresenta un palliativo non foriero di successi clinici.

In alcune condizioni di *patologia sinoviale* coxofemorale (artrite infiammatoria, condromatosi sinoviale, sinovite villonodulare pigmentosa ecc.), la metodica mininvasiva consente di attuare una sinoviectomia sub-totale associata ad adeguato debridement a scopo più o meno palliativo [9]: la risposta clinica al trattamento suddetto sarà correlata al grado di erosione della superficie articolare ed all'entità della diffusione della patologia sinoviale dal momento che le forme localizzate (ad es. nel solo pulvinar) rispondono decisamente meglio rispetto a quelle diffuse.

La pulizia artroscopica viene utilizzata nei *disturbi sintomatici degenerativi iniziali*, in pazienti giovani con relativa preservazione dello spazio articolare e dell'arco di movimento, in fase iniziale della sintomatologia clinica, dopo il fallimento del trattamento conservativo [10]; spesso, però, non esiste una correlazione significativa tra le modificazioni radiografiche e l'effettiva estensione del processo degenerativo rilevabile all'evidenza artroscopica. Nelle fasi iniziali, comunque, il ruolo dell'artroscopia è indicato nelle condizioni di osteoartrosi rapidamente evolutiva ed è rappresentato dal debridement articolare, dalle microfratture dell'osso subcondrale, dalla toilette della porzione degenerata del legamento rotondo e dall'asportazione di osteofiti periacetabolari o di frammenti mal consolidati che si frappongono nell'articolazione: l'escissione di queste strutture può migliorare la sintomatologia anche se, in alcuni casi più "avanzati", rimane improduttiva, poiché la causa del dolore è correlata all'erosione articolare [11].

Le procedure artroscopiche, nelle patologie intrarticolari dell'anca, hanno migliorato le possibilità diagnostiche e di terapia di patologie di differente natura, alcune addirittura sconosciute fino a qualche tempo fa, e le indicazioni al trattamento mininvasivo continuano progressivamente ad evolvere, anche se è necessaria una corretta selezione dei pazienti allo scopo di assicurare un risultato di successo.

Carotaggio epifisario

Il carotaggio epifisario o (*core decompression*) rappresenta un trattamento chirurgico idoneo ad evitare o a rallentare la progressione della osteonecrosi della testa femorale verso il collasso epifisario irreversibile; tale soluzione viene descritta in letteratura come una opzione in alternativa ad altre metodiche come il trapianto osseo (spongioso, cortico-spongioso libero o vascolarizzato), le osteotomie del collo femorale, la stimolazione elettrica interna o esterna (spesso associata ad altre tecniche) e le sostituzioni protesiche parziali o totali nelle fasi più avanzate della malattia. Il carotaggio sicuramente non viene descritto come una metodica di sicuro "rendimento" [12-17], poiché i numerosi studi esistenti hanno evidenziato risultati contrastanti con percentuali non trascurabili di fallibilità [18]; il suo successo, quindi, è correlato alla relativa semplicità di esecuzione tecnica, al basso livello di morbilità ed alla precocità dell'effetto terapeutico sulla scomparsa del dolore (nei casi con esito positivo). La qualità dei risultati è ovviamente correlata alla appropriatezza dell'indicazione: il candidato ideale a questa tecnica, infatti, è il paziente adulto-giovane affetto da osteonecrosi della testa femorale allo stadio anatomo-radiografico 1-2 di Arlet-Ficat [19], confermato attraverso metodiche di imaging come TC ed RM associate ad esame artrografico e a scintigrafia ossea trifasica. Questa procedura tende a decomprimere la rigida camera intraossea prodotta dal deficit circolatorio distrettuale, migliorando il drenaggio venoso ed il riassorbimento locale dei tessuti necrotici e stimolando la neoangiogenesi verso l'interno della regione ischemica. La tecnica chirurgica si basa sull'introduzione di un alesatore cavo di diametro variabile che avanza nel collo femorale fino ad arrestarsi a 5 mm circa dalla cartilagine articolare epifisaria; il cilindro osseo rimosso, esaminato istologicamente, presenta lesioni necrotiche vere e proprie, che coinvolgono aree di osso spongioso e di midollo emopoietico o adiposo, ed alterazioni secondarie o reattive, rappresentate da emorragie, xantomatosi, accumulo di detriti tissutali o cellulari ed aree di fibrosi densa.

Nella nostra esperienza (Fig. 1), rappresentata da 14 pazienti (per 16 anche) trattati nel periodo compreso tra il 1985 ed il 2000 per osteonecrosi allo stadio 1-2 con follow-up medio di 7 anni (range: 2-17 anni), i risultati clinici, valutati utilizzando la scala di Merle-D'Aubigné-Postel modificata da Charnley [20] sono stati soddisfacenti in 14 anche e decisamente negativi in 2 (il primo caso soggetto a terapia corticosteroidea, il secondo ad abuso di alcool).

I risultati da noi rilevati sono sovrapponibili a quelli descritti in letteratura e supportano il concetto che la decompressione centrale risulta oltremodo utile negli stadi iniziali della osteonecrosi, arrestando in alcuni casi la progressione della malattia ed alleviando il sintomo dolore la cui scomparsa, in queste situazioni, risulta repentina (addirittura dopo alcune ore dall'intervento). Ricordiamo, a tal proposito, lo studio classico di Ficat del 1985 che, con un follow-up a 5 anni in soggetti allo stadio 1-2, constatò risultati clinici soddisfacenti nel 95% circa dei casi anche se la progressione radiologica (non sempre correlata al quadro clinico) risultò nettamente peggiore in relazione all'evoluzione del processo patologico e del restringimento dello spazio articolare [21].

Hungerford nel 1991 studiò i risultati a lungo termine del carotaggio nei diversi stadi della malattia con un monitoraggio fino a 15 anni dimostrando che la qualità degli stessi era inequivocabilmente connessa al periodo evolutivo, deteriorandosi nel tempo [22]; dopo 11 anni di follow-up, il 43% delle anche

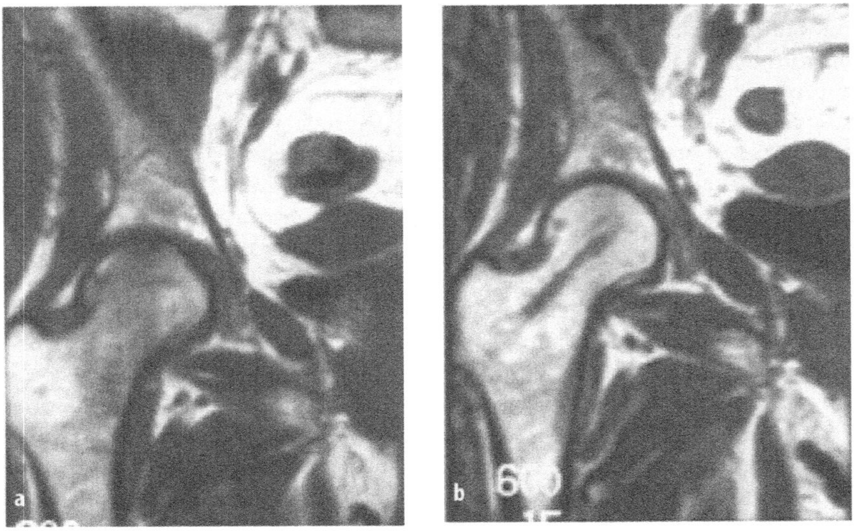

Fig. 1. Osteonecrosi cefalica trattata con la tecnica del *core biopsy* prima dell'intervento (**a**) e ad 1 anno di distanza (**b**)

trattate presentava un fallimento anche se nessun ulteriore intervento era stato richiesto nell'80% circa dei pazienti: l'Autore, pertanto, concludeva che tale procedura risultava oltremodo utile nel limitare in maniera sensibile la necessità di sostituzione protesica in pazienti giovani affetti da necrosi della testa femorale. Lavernia, in uno studio su un campione di pazienti con follow-up di 4 anni in media, conclude affermando che i risultati dell'intervento suddetto sono decisamente inferiori rispetto a quelli rilevati su pazienti di pari età sottoposti a sostituzione protesica di anca [23].

Aigner enfatizza questo tipo di trattamento dopo aver studiato, durante un periodo medio di 6 anni,un gruppo di pazienti nello stadio 1-3 di osteonecrosi femorale, rilevando risultati eccellenti soprattutto nel primo stadio, con rallentamento della evolutività della malattia e riduzione della necessità della sostituzione protesica [24].

Tale tecnica, in conclusione, può rappresentare un indubbio ausilio nel trattamento della patologia osteonecrotica, con lo scopo di dilazionare nel tempo la sostituzione protesica: necessita, però, di un'attenta valutazione clinica, anamnestica sulle possibili cause e soprattutto strumentale per la definizione dell'esatto stadio evolutivo della malattia.

Osteotomie

L'osteotomia femorale o periacetabolare conserva, allo stato attuale, un suo significato solo sulla base di una precisa indicazione in rapporto allo stadio evolutivo dell'artrosi ed il suo valore viene ancora oggi testimoniato da numerosi studi sui risultati a distanza che la possono proporre, nei diversi casi, come intervento definitivo o semplicemente di attesa [25]. I parametri principali coinvolti nella decisione di proporre questo tipo di soluzione chirurgica sono rappresentati dall'età del paziente e dalle sue condizioni generali e dal livello di vita, dalla localizzazione mono- o bilaterale della patologia, dalla funzione muscolare residua e dalle condizioni antomopatologiche articolari [26]. Risulta piuttosto difficile definire l'età più idonea per tale intervento soprattutto in rapporto alla scelta nei riguardi di una sostituzione protesica: a nostro avviso, riteniamo più controindicata una osteotomia oltre i 65 anni di età (a causa della prolungata convalescenza ad essa conseguente) che una sostituzione protesica prima dei 40 anni per la quale possono sussistere condizioni tali da "obbligare" all'intervento. Sicuramente però, il fattore età non può e non deve essere considerato a sé stante, ma correlato indissolubilmente al livello di attività ed alle aspettative di vita del paziente stesso. L'accurata definizione dello stadio evolutivo anatomo-patologico della degenerazione artrosica risulta fondamentale per una corretta indicazione in relazione alle effettive possibilità di ripristinare chirurgicamente i rapporti dell'anca in modo più o meno sovrapponibile al modello fisiologico. Nella evoluzione del processo degenerativo possiamo infatti riconoscere una fase di preartrosi, caratterizzata dall'incongruenza articolare che produce uno squilibrio nella distribuzione dei carichi con concentrazione abnorme di forze su superfici ristrette, e l'artrosi in fase di stato che attraversa stadi evolutivi ingravescenti fino alla perdita irrimediabile della geometria articolare fisiologica ed alla compromissione delle condizioni biologiche della coxofemorale. Nel primo periodo, pertanto, l'intervento di osteotomia può considerarsi quasi "terapeutico" in modo propriamente detto poiché tende a recuperare la centrazione dell'anca ed a conferire un riequilibrio biomeccanico in modo da prevenire o per lo meno rallentare in modo sensibile l'evoluzione del processo; nelle fasi più avanzate, invece, tale intervento deve essere considerato come una scelta di attesa alla sostituzione protesica poiché, in questo stadio, risulta impossibile un recupero delle costanti geometriche dell'anca per cui il trattamento è finalizzato al raggiungimento di un nuovo equilibrio articolare. In relazione a questi concetti, le osteotomie possono essere suddivise in due grandi gruppi: quelle di centrazione femorale (varizzazione, valgizzazione, derotazione o associate) o acetabolare (Salter, Pemberton-De Marchi, singole-doppie-triple, sferiche o periacetabolari, ecc.), finalizzate a ripristinare, per quanto possibile, i rapporti fisiologici coxofemorali, e quelle di "scarico" femorali (Mac Murray) e/o pelviche (Chiari), il cui scopo è quello di preservare l'anca dalla degenerazione artrosica attraverso la ricerca di un nuovo equilibrio meccanico che riduca il sovraccarico articolare. Al fine di perseguire una corretta indicazione chirurgica, risulta oltremodo importante il monitoraggio della funzione articolare pre-operatoria che potrà condizionare la scelta tra l'intervento di osteotomia e quello di sostituzione protesica che devono essere, in quest'ottica, considerati come complementari e non competitivi.

Nell'ambito delle osteotomie femorali di "scarico" abbiamo nel tempo acquisito particolare esperienza con quella di traslazione semplice descritta da Mac Murray nel 1935, che induce una decompressione articolare attraverso la traslazione mediale del moncone distale femorale con conseguente adattamento epifisario, modificazione delle superfici di carico e detensione capsulo-muscolo-legamentosa dell'anca [27]. In un nostro precedente studio [1] basato sul controllo di 70 anche sottoposte ad osteotomia di traslazione femorale in media 15 anni prima, avevamo riscontrato sulla base di parametri clinici e radiografici la presenza del 35% di risultati decisamente positivi e del 20% di postumi assolutamente insoddisfacenti. In un altro lavoro [28] avevamo considerato, insieme ad altri parametri, i risultati soggettivi derivanti da due campioni di pazienti, operati di osteotomia di traslazione semplice femorale, con un follow-up superiore ed inferiore ai dieci anni, riscontrando nel primo gruppo (70 anche) il 72% di risultati soggettivi positivi a fronte del 97% di pazienti soddisfatti nel secondo campione (75 anche).

L'azione terapeutica dell'osteotomia di traslazione semplice femorale (Fig. 2) è dunque duplice, svolgendosi in senso meccanico e biologico. La prima, come precedentemente sottolineato, si esplica attraverso una detensione muscolare e capsulo-legamentosa con riorganizzazione della superficie di carico che determina un migliore assetto biomeccanico articolare. L'effetto biologico, invece, è rappresentato da un riequilibrio emodinamico estrinseco fra il distretto dell'iliaca esterna e dell'ipogastrica, a seguito del quale si assiste alla riduzione della

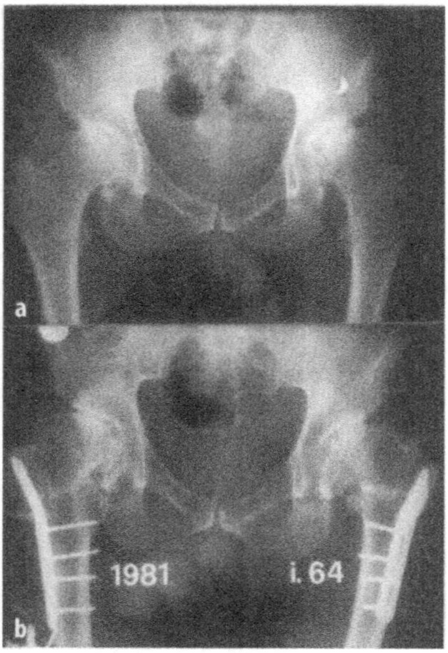

Fig. 2. Rx pre-operatoria di coxartrosi displasica bilaterale (**a**) ed Rx di controllo a 17 anni dall'intervento di osteotomia di traslazione semplice con discreta conservazione dell'architettura articolare (**b**)

iperemia venosa intrinseca intramidollare (confermata attraverso tecniche di venografia transossea o scintigrafiche) che è responsabile della riduzione della sintomatologia dolorosa riferita. La qualità dei risultati descritti nei nostri lavori, comunque, è apparsa correlata all'età del soggetto al momento dell'intervento, all'epoca dell'insorgenza della sintomatologia algica ed al grado di compromissione radiografica al momento dell'intervento; l'effetto antalgico perdurava sicuramente più a lungo nei soggetti operati tra i 40 e i 50 anni, che riferivano dolore da circa un anno e con una stadiazione radiografica dell'artrosi al primo-secondo grado, anche se, nella esperienza descritta, non avevamo rilevato una corrispondenza costante tra il quadro clinico e quello radiografico.

Molti Autori hanno sottolineato l'importanza della displasia acetabolare non trattata ai fini dell'insorgenza e dell'evoluzione della coxartrosi secondaria che rappresenterebbe una sua diretta conseguenza in una percentuale compresa tra il 25 ed il 50% dei soggetti prima dei 50 anni di età [29]; in queste situazioni, l'insufficiente copertura acetabolare giocherebbe un ruolo di assoluta predominanza rispetto all'orientamento spaziale della testa femorale, inducendo un'instabilità articolare con migrazione antero-laterale epifisaria ed incremento delle forze di taglio sul margine acetabolare responsabili dell'inizio della degenerazione cartilaginea [30]. In questa ottica sono proliferati gli studi sulle osteotomie pelviche che, in verità, devono essere intese come complementari a quelle femorali ed essere previste in un razionale terapeutico basato su un accurato studio clinico (coxalgia inguinale spontanea e presente durante la discesa delle scale, durante l'attività fisica, durante l'atto di entrare ed uscire da un'auto, associata o meno a lieve zoppia ed eventualmente enfatizzata dalla positività del Trendelemburg, del test di impingement, dell'apprensione e dello scatto) e strumentale (radiografie convenzionali in varie proiezioni, TC, 3D e RM). L'indicazione più corretta è rappresentata dalla displasia acetabolare sintomatica in un paziente adolescente o in un adulto con iniziale compromissione anatomo-patologica, sempre tenendo presente il suo *habitus* psicofisico, il suo livello di attività e le sue aspettative di vita nonché lo stato delle articolazioni limitrofe (ginocchio e colonna vertebrale) [31]. Tra le controindicazioni, invece, includiamo la migrazione più o meno evidente della testa femorale eventualmente associata alla presenza di un neocotile, l'osteoartrosi di grado avanzato e la discrepanza accentuata tra il diametro acetabolare e quello della testa femorale. Alcune osteotomie pelviche [32] perseguono la ricerca di un nuovo equilibrio meccanico, nei casi nei quali è impossibile riproporre un assetto anatomico parafisiologico, riducendo le forze di carico articolari attraverso l'incremento della *weight-bearing area*. Tali procedure di salvataggio producono la metaplasia fibrocartilaginea del fondo acetabolare anche se spesso la persistenza del dolore è correlata alla lesione del labbro, che rimane all'interno dell'area di carico, ed alla incompleta copertura del quadrante postero-laterale cotiloideo. Altri tipi di osteotomia pelvica, al contrario, sono stati proposti come procedure di riorientamento (Salter, periacetabolare, ecc.), pertanto finalizzate a ripristinare i rapporti fisiologici dell'anca, quando ciò sia possibile, nel tentativo di migliorare la prognosi a lungo termine della degenerazione coxofemorale attraverso una copertura ottimale ed una contenzione completa della testa femorale. Tali tecniche quindi tendono a modificare l'orientamento spaziale della superficie articolare dell'acetabolo, in quelle forme con una sufficiente copertura del quadrante postero-inferiore che però presentano un difetto anterolaterale [33]: esse son in grado di fornire una buona area di superficie idonea a sopportare i carichi, conservando la stabilità dell'articolazione e sfruttando, a differenza delle precedenti, una copertura di cartilagine ialina con buone qualità meccaniche di *shock-adsorber*.

Le osteotomie, sia pelviche che femorali, rappresentano, allo stato attuale, l'oggetto di studio per l'introduzione di tecniche di assistenza computerizzata alla pianificazione pre-operatoria ed ai vari tempi chirurgici [34]. Tale soluzione potrà migliorare il planning rispetto alle attuali informazioni che l'immagine TC ricostruita in 3D può offrirci [35]; l'impiego del navigatore e l'ausilio del robot, d'altra parte, risulteranno sicuramente utili per migliorare l'esattezza dei tagli e la sicurezza dell'atto chirurgico riducendo la frequente approssimazione delle osteotomie stesse con un prevedibile miglioramento dei risultati [36].

Protesi "alternative"

Nell'ambito della problematica della sostituzione protesica totale dell'anca, così come nel ginocchio, molti Autori hanno studiato la possibilità di impiantare protesi meno invasive allo scopo di conservare il più possibile il bone stock in previsione di reimpianti successivi. In questa ottica dobbiamo ricordare la protesi a disco di compressione e quella a superficie di rivestimento della testa.

La prima viene impiantata con l'intento di risparmiare il collo femorale evitando l'impianto di fittoni che comunque producono trasmissioni abnormi di forze di carico bypassando, in maniera più o meno accentuata a seconda del design protesico e dei biomateriali, il collo e la metafisi prossimale femorale ed inducendo una concentrazione di stress all'apice dello stelo (secondo il concetto di *stress shielding*). La protesi in questione trasferisce i carichi direttamente sull'osso corticale in maniera quasi sovrapponibile alle condizioni fisiologiche, conservando il collo che rappresenta lo starter della equilibrata distribuzione delle tensioni e delle trazioni meccaniche; d'altra parte viene preservato, per quanto possibile, l'apporto ematico al femore prossimale in virtù di un minimo traumatismo necessario per l'impianto. Le indicazioni peculiari all'impiego della protesi a disco di compressione sono rappresentate dall'osteoartrosi idiopatica coxo-femorale primitiva o secondaria (displasica), dalla necrosi cefalica, dalle fratture mediali del collo femorale, soprattutto in individui relativamente giovani, in condizioni di benessere e con un tenore di vita attiva; al contrario questo tipo di impianto "mini-invasivo" viene controindicato in presenza di gravi deformità o perdita di sostanza ossea con una brevità del collo femorale ed una deformità tridimensionale dello stesso (coxa vara, antiversa). Diversi studi sono stati pubblicati sulla esperienza clinica con questo tipo di protesi [37] e con diversi follow-up; tutti sono d'accordo nell'enfatizzare l'importanza del rispetto delle indicazioni e della tecnica chirurgica per il livello dei risultati clinici.

Le protesi di rivestimento della testa femorale (Fig. 3) sono state introdotte nella filosofia del trattamento chirurgico degli esiti della epifisiolisi e della osteonecrosi della testa femorale fin dal 1980, partendo dal presupposto della necessità di impiantarle in soggetti generalmente giovani, con patologie sistemiche a rischio (uso di steroidi ed abuso di alcool, malattie epatiche e sistemiche autoimmuni, ecc.) e con localizzazione bilaterale della malattia in Stadio 3-

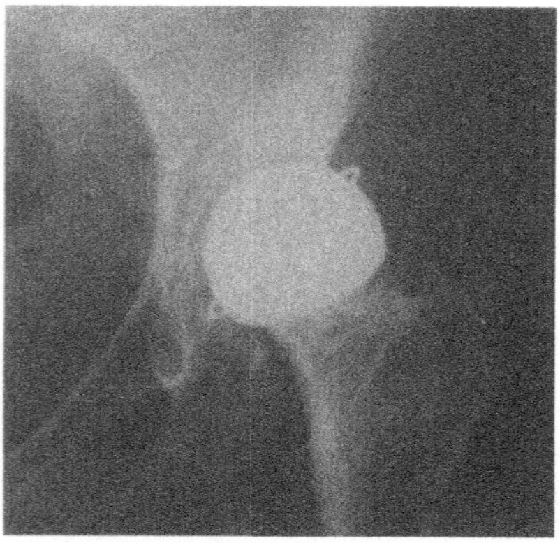

Fig. 3. Protesi a superficie di rivestimento

4 di Ficat; le evidenze della letteratura erano tali da riportare risultati controversi sia con osteotomie intertrocanteriche [38] che con trapianti vascolarizzati di perone [39] che dopo protesi totali di anca in questo tipo di pazienti. Questo tipo di rivestimento protesico è in grado di risparmiare completamente la superficie acetabolare (che generalmente appare indenne allo Stadio 3 della malattia) e la regione prossimale femorale, ottimizzando nel contempo la sopravvivenza cartilaginea cotiloidea attraverso un contatto massimale tra la superficie di carico emisferica protesica ed il rivestimento ialino stesso [40]. I risultati descritti nei diversi lavori sottolineano la buona sopravvivenza di questi impianti dopo 15 anni, inserendo tale tecnica nel piano di trattamento chirurgico a lungo termine per un paziente di giovane età affetto da patologia degenerativa o destruente coxofemorale.

Conclusioni

Indubbiamente la patologia degenerativa dell'anca richiede, nella gran parte dei casi, una soluzione chirurgica sostitutiva totale ed in questa direzione continua ad indirizzarsi gran parte della ricerca specialistica ortopedica. A nostro avviso, però, sarebbe opportuno evitare di configurare la protesi d'anca come unico trattamento di tale patologia, preferendo piuttosto definire un programma terapeutico diversificato sulla base del tipo di malattia, dell'età e delle attese di vita del paziente e delle opzioni terapeutiche in continua evoluzione. Questi presupposti ci "obbligano" a tenere conto, in considerazione dello stadio evolutivo della malattia e dell'attento monitoraggio clinico della stessa, della esistenza di alternative all'artroplastica sostitutiva che riconosce nell'impianto stesso il vantaggio massimo ed il limite della metodica. In casi ben selezionati, pertanto, è possibile pensare ad approcci mininvasivi che, per quanto in modo palliativo, possono ridurre la sintomatologia algica e l'evolutività della malattia; oppure a soluzioni decompressive della testa femorale, che possono risultare definitive in alcune fasi della patologia osteonecrotica; o ancora a riequilibri meccanici del collo femorale o dell'orientamento spaziale acetabolare, attraverso osteotomie che agiscono ridistribuendo i carichi e la circolazione distrettuale; o infine a sostituzioni protesiche "particolari" ideate per salvaguardare al massimo il bone stock coxofemorale soprattutto in pazienti giovani con lunga attesa di sopravvivenza.

Le giuste indicazioni, soprattutto in questi ambiti, permettono di ottenere risultati favorevoli, dilazionando, per quanto possibile, la sostituzione protesica articolare totale che, come precedentemente sottolineato, rappresenta, spesso, di per se stessa, un limite di enorme importanza alla sua sopravvivenza.

Bibliografia

1. Patella V, Franchin F, Moretti B, Pesce V (1988) Risultati a lungo termine dell'osteotomia di traslazione semplice nella terapia della coxartrosi. GIOT 14[Suppl 2]:269-278

2. Sedel L (1995) Long-term results of cemented total hip arthroplasty in patients 45 years old or younger: a 16 year follow-up study. J Arthroplasty 9:453-456
3. Byrd JWT (2003) Hip arthroscopy: patient assessment and indications. Instr Course Lect 52:711-719
4. Cory JW, Ruch DS (1998) Arthroscopic removal of a 44 caliber bullet from the hip. Arthroscopy 14:624-626
5. Byrd JWT (1998) Investigation of the sintomatic hip: phisical esamination. In: Byrd JWT (ed) Operative hip arthroscopy. Thieme Medical, New York, pp 25-41
6. Byrd JWT, Jones KS (2000) Prospectives analysis of hip arthroscopy with a 2- year follow-up. Arthroscopy 16:578-587
7. Byrd JWT, Jones KS (2001) Results oh hip arthroscopy in the presence of dysplasia. Arthroscopy 17[Suppl 1]:1
8. O'Leary JA, Berend K, Vail TP (2001) The relationship between diagnosis and outcome in arthroscopy of the hip. Arthroscopy 17:181-188
9. Byrd JWT, Jones KS (2001) Hip arthroscopy in athletes. Clin Sports Med 20:749-761
10. Farjo LA, Glick JM, Sampson TG (1998) Hip arthroscopy for degenerative joint desease. Arthroscopy 14:435
11. Glick JM (1988) Hip arthroscopy using the lateral approach. AAOS Instr Course Lect 37:223-231
12. Specchiulli F (2000) Core decompression in the treatment of necrosis of femoral head. Long-term results. Chir Organi Mov 85(4):395-402
13. Maniwa S, Nishikori T, Furukawa S et al (2000) Evaluation of core decompression for early osteonecrosis of the femoral head. Arch Orthop Trauma Surg 120(5-6): 241-244
14. Chen CH, Chang JK, Huang KY et al (2000) Core decompression for osteonecrosis of the femoral head at precollapse stage. Kaohsiung J Med Sci 16(2):76-82
15. Simank HG, Brocai DR, Strauch K, Lukoschek M (1999) Core decompression in osteonecrosis of the femoral head: risk-factor-dependent outcome evaluation using survivorship analysis. Int Orthop 23(3):154-159
16. Steinberg ME (1995) Core decompression of the femoral head for avascular necrosis: indication and results. Can J Surg 38[Suppl 1]:18-24
17. Mont MA, Hungerford DS (1995) Non-traumatic avascular necrosis of the femoral head. J Bone Joint Surg Am 3:459-474
18. Yoon TR, Song EK, Rowe SM, Park CH (2001) Failure after core decompression in osteonecrosis of the femoral head. Int Orthop 24(6):316-318
19. Arlet J, Ficat RP (1980) Functional investigation of bone under normal conditions. In: Hungerford DS (ed) Ischemia and necrosis of bone. Williams & Wilkins, Baltimore, pp 29-52
20. Merle D'Aubigné R, Postel M (1965) Idiopathic necrosis of the femoral head in adults. Bone Joint Surg Br 47:612-633
21. Ficat RP (1985) Idiopathic bone necrosis of the femoral head. Early diagnosis and treatment. J Bone Joint Surg Br 67:3-9
22. Hungerford DS (1991) Core decompression for treatment of avascular necrosis of the femoral head. Sem Arthrop 2:182-188
23. Lavernia CJ, Sierra RJ (2000) Core decompression in atraumatic osteonecrosis of the hip. J Arthroplasty 15(2):171-178
24. Aigner N, Scneider W, Eberl V, Knahr K (2002) Core decompression in early stages of femoral head osteonecrosis: an MRI-controlled study. Int Orthop 26(1):31-35
25. Millis MB, Murphy SB, Poss R (1995) Osteotomies about the hip for the prevention and treatment of osteoarthrosis. J Bone Joint Surg Am 77:626-647
26. Takechi H, Nagashima H, Ito S (1982) Intra-articular pressure of the hip joint outside

and inside the limbus. Nippon Seikeigeka Gakkai Zasshi 56:529-536
27. McMurray JP (1935) Osteoarthritis of the hip joint. Br J Surg 22:716-727
28. Pipino F, Patella V, Bancale R, Moretti B (1986) The present-day value of simple displacement osteotomy in surgical treatment of osteoarthritis of the hip. Orthopedics 8:1369-1378
29. Hadley NA, Brown TD, Weinstein SL (1990) The effects of contact pressure elevations and aseptic necrosis on the long- term outcome of congenital hip dislocation. J Orthop Res 8:504-513
30. Kitaoka HB, Weiner DS, Cook AJ et al (1989) Relationship between femoral anteversion and osteoarthritis of the hip. J Pediatr Orthop 9:396-404
31. Leunig M, Siebenrock KA, Ganz R (2001) Rationale of periacetabular osteotomy and background work. AAOS Instr Course Lect 50:229-238
32. Chiari K (1953) Beckenosteotomie zur Pfannendachplastik. Wien Med Wochenschr 103:707-709
33. Klaue K, Sherman M, Perren SM et al (1993) Extra-articular augmentation for residual hip dysplasia: radiological assessment after Chiari osteotomies and shelf procedures. J Bone Joint Surg Br 75:750-754
34. Haddad FS, Garbuz DS, Duncan CP (2001) Osteotomies around the hip: radiographic planning and postoperative evaluation. AAOS Instr Course Lect 50:253-261
35. Langlotz F, Stucki M, Bachler R (1997) The first twelve cases of computer assisted periacetabular osteotomy. Comput Aided Surg 2:317-326
36. Nolte LP, Langlotz F, Klaue K et al (1997) Advancement in pelvic osteotomies by means of computer assistance. Semin Arthroplasty 8:108-113
37. Huggler AH, Jacob HAC, Bereiter H et al (1993) Long-term results with the uncemented thrust plate prosthesis. Acta Orthop Belg 59[Suppl 1]:215-223
38. Grigoris P, Safran M, Brown I, Amstutz HC (1996) Long-term results of transtrochanteric rotational osteotomy for femoral head osteonecrosis. Arch Orthop Trauma Surg 115:127-130
39. Urbaniak JR, Coogan PG, Gunneson EB, Nunley JA (1995) Treatment of osteonecrosis of the femoral head with free vascularized fibular grafting. A long-term follow-up study of 103 hips. J Bone Joint Surg Am 77:681-694
40. Amstutz MD, Harlan C (1997) Precision-fit surface hemiarthroplasty for femoral head osteonecrosis. Orthopedics Today 17:5

Planning pre-operatorio nella protesi d'anca di primo impianto

F. Sanguineti, F. Franchin

Introduzione

Il planning pre-operatorio è il passo preliminare di qualsiasi intervento di chirurgia ortopedico-traumatologica attraverso il quale il chirurgo realizza una specie di "preventivo su carta" dell'intervento, anticipando i problemi specifici che dovrà fronteggiare e programmando le strategie chirurgiche da utilizzare per risolverli.

La pianificazione pre-operatoria dell'artroprotesi d'anca fu introdotta da Müller negli anni '70 [1, 2] e da allora, con consenso unanime, viene considerata una pratica clinica indispensabile anche per il chirurgo più esperto.

Essa serve soprattutto a valutare la morfologia pre-operatoria dell'anca, a scegliere le componenti protesiche di forma e dimensioni più adatte e, infine, a determinarne la posizione in modo da ricostruire una geometria articolare fisiologica. Se eseguita in maniera corretta essa può ottimizzare l'impianto, ridurre i tempi chirurgici e prevenire possibili inconvenienti intra-operatori [3].

Comunemente il planning pre-operatorio viene eseguito su una radiografia in proiezione AP del bacino: tale procedura, ormai codificata da un'esperienza di decenni, consente una pianificazione bidimensionale che, nonostante le opinioni discordi di alcuni Autori [4, 5], garantisce un sufficiente grado di precisione e attendibilità.

Da alcuni anni, inoltre, grazie all'applicazione di tecnologie computerizzate è possibile realizzare pianificazioni tridimensionali basate sull'elaborazione di scansioni tomografiche da parte di software specifici; rispetto al planning tradizionale, tuttavia, la pianificazione assistita da computer, a fronte di precisione e accuratezza maggiori, richiede costi aggiuntivi e maggiore impegno di tempo da parte del chirurgo.

Dipartimento di Scienze Motorie dell'Università di Genova, Clinica Ortopedica, Azienda Ospedale San Martino e Cliniche Universitarie Convenzionate, Genova

Il planning radiografico della protesi totale d'anca

La pianificazione radiografica è indicata prima dell'esecuzione di qualsiasi intervento di sostituzione protesica dell'anca, sia di primo impianto che di revisione e indipendentemente dal tipo di fissazione preventivata, con o senza cemento.

Essa si esegue su radiografie pre-operatorie del bacino e dell'anca da operare e si svolge in due fasi complementari e successive: l'osservazione e la misurazione.

Le radiografie pre-operatorie devono includere una lastra del bacino in proiezione AP e una radiografia dell'anca interessata in proiezione laterale.

In casi particolari (per esempio gravi displasie o esiti di traumi) possono essere utili indagini supplementari, quali radiografie della colonna e del ginocchio, proiezioni oblique del bacino o persino una TC [3].

La radiografia del bacino dovrebbe essere centrata circa 2 cm al di sopra della sinfisi pubica e dovrebbe comprendere il sacro con le articolazioni sacroiliache e almeno 15-20 cm di diafisi femorale.

La posizione del paziente dovrebbe essere il più possibile corretta, con bacino non inclinato e anche in leggera intra-rotazione.

Nel caso in cui atteggiamenti viziosi dell'anca determinassero proiezioni poco attendibili o mal valutabili, si può migliorare la qualità delle immagini radiografiche per mezzo di opportuni artifizi, come per esempio variare l'incidenza del fascio di raggi o sollevare il paziente in modo che il fascio di raggi si disponga perpendicolarmente al femore [6].

Allo scopo di ottenere una pianificazione più accurata è utile disporre, quando possibile, anche di una radiografia del bacino eseguita nel cosiddetto *piano di elezione* di Lindgren [7], con anche in intra-rotazione di 20°: in questa posizione scompare l'immagine del piccolo trocantere e, per l'appianamento dell'angolo di antiversione cervicale, si apprezzano al meglio le reali caratteristiche morfologiche del collo (inclinazione e lunghezza).

Un problema importante, in grado di condizionare il risultato del planning pre-operatorio, è la variabilità della *magnificazione radiologica*, che dipende dalla distanza tra paziente e pellicola e dalla distanza tra paziente e sorgente dei raggi: per minimizzarne gli effetti sarebbe opportuno eseguire radiografie in condizioni standard di magnificazione, mantenendo fissa la distanza fuoco-obbiettivo (100-150 cm) per produrre ingrandimenti in percentuale nota (10 o 15%) [6, 8].

Allo scopo di valutare l'entità della magnificazione radiografica può anche essere utile incorporare nella radiografia un repere radio-opaco di dimensioni note (per esempio una moneta) [3, 6].

Il primo tempo di un planning radiografico consiste nell'osservazione scrupolosa delle radiografie pre-operatorie, in modo da esaminare sia il bacino nel suo insieme sia la morfologia specifica dell'anca da operare; lo scopo di questa *fase di osservazione* è di formulare una diagnosi, valutare la gravità delle alterazioni anatomo-patologiche e la qualità dell'osso, prepararsi ad affrontare difficoltà tecniche specifiche ed orientarsi sulla scelta del modello protesico e del tipo di fissazione più adatti.

La *valutazione morfologica di insieme* consente di identificare la causa della degenerazione articolare (artrosi, displasia, necrosi, esito di traumi, ecc.) e di paragonare le due anche alla ricerca di un'eventuale bilateralità; possono inoltre essere rilevati eventuali dismorfismi, vizi di atteggiamento, eterometrie o altro.

La *valutazione morfologica in dettaglio* dell'anca consente di visualizzare le alterazioni morfo-strutturali dei capi articolari (forma, dimensioni, qualità dell'osso) e le variazioni da esse indotte nella geometria dell'articolazione (orientamento articolare, posizione del centro di rotazione, grado di lateralizzazione femorale). Devono anche essere annotate tutte le possibili alterazioni strutturali circoscritte, come cavità geodiche o zone di osteosclerosi, in grado di determinare difficoltà intra-operatorie durante la preparazione degli alloggiamenti ossei.

La semplice osservazione permette inoltre di acquisire alcune informazioni "tecniche" molto importanti, per esempio riguardo allo stato delle pareti della cavità cotiloidea e alle loro capacità di contenere la componente protesica in maniera stabile, all'eventuale presenza di deviazioni assiali, distorsione o procurvazione femorali, di ossificazioni o di osteofiti marginali, che dovranno essere rimossi durante l'intervento per evitare fenomeni di impingement con il colletto protesico.

Anche se molte delle caratteristiche geometriche e strutturali dell'anca verranno valutate quantitativamente e con più precisione nella successiva fase di misurazione, la loro osservazione fornisce comunque un'idea di massima sul modello di protesi e sul tipo di fissazione su cui orientare la scelta .

A questo proposito è utile specificare che attualmente, soprattutto per quanto riguarda gli steli femorali non cementati, esiste una gamma molto vasta di modelli protesici, diversi per filosofia di fissazione, dimensioni, angolo CCD e off-set intrinseco, tale da soddisfare in pratica le esigenze ricostruttive di qualsiasi anca.

Quanto rilevato visivamente deve essere poi valutato in maniera quantitativa, attraverso misurazioni radiografiche, lineari e angolari, ottenute tracciando delle linee a partire da reperi anatomici del bacino e del femore e attraverso simulazioni di impianto ottenute appoggiando sulla radiografia i lucidi trasparenti relativi ai modelli protesici che si intende utilizzare (*fase di misurazione*).

Attraverso la fase di misurazione l'ipotesi di impianto protesico da realizzare assume i suoi connotati definitivi in termini di modello, taglia e posizione delle componenti, tipo di fissazione e strategie per la ricostruzione della geometria articolare.

Esistono diversi metodi di misurazione radiografica [2, 3, 6, 9], ciascuno dei quali ha come punto di partenza *la definizione* del *piano basale del bacino*, sulla scorta del quale, in funzione delle specifiche esigenze geometriche dell'anca e della correzione dell'eventuale dismetria, vengono determinati i seguenti parametri:

1. eventuale dismetria;
2. taglia e posizione dell'acetabolo;
3. disegno, taglia e posizione del componente femorale;
4. livello e orientamento dell'osteotomia femorale;
5. lunghezza e angolo di inclinazione ideale del collo protesico.

Secondo il metodo classico, più volte descritto da Müller e coll. [2, 6] il piano basale viene descritto dall'intersezione di una linea orizzontale passante per le estremità distali delle due immagini a goccia (linea basale) con la perpendicolare tracciata per il punto di mezzo della sinfisi pubica.

L'immagine della goccia, scelta in questo metodo, è stata identificata come il repere radiografico più attendibile in quanto non significativamente influenzato dalle variazioni di rotazione nei piani dello spazio [3].

In alternativa, secondo il metodo proposto dalla nostra Scuola [9], il piano basale può essere definito dall'intersezione della linea orizzontale tangente ad almeno una delle tuberosità ischiatiche (*linea basale bisischiatica)* con la perpendicolare condotta per le spinose del sacro e la sinfisi pubica.

La costruzione geometrica viene completata da un'altra linea orizzontale, parallela alla prima e passante per il punto più prominente o per l'apice del piccolo trocantere (*linea dei piccoli trocanteri*) e dalla *linea dell'equatore acetabolare*, che definisce l'inclinazione dell'acetabolo.

Quest'ultima linea viene disegnata dal margine superiore dell'acetabolo all'immagine della goccia; a livello della sua intersezione con la linea basale si misura *l'angolo di inclinazione acetabolare* (Fig. 1).

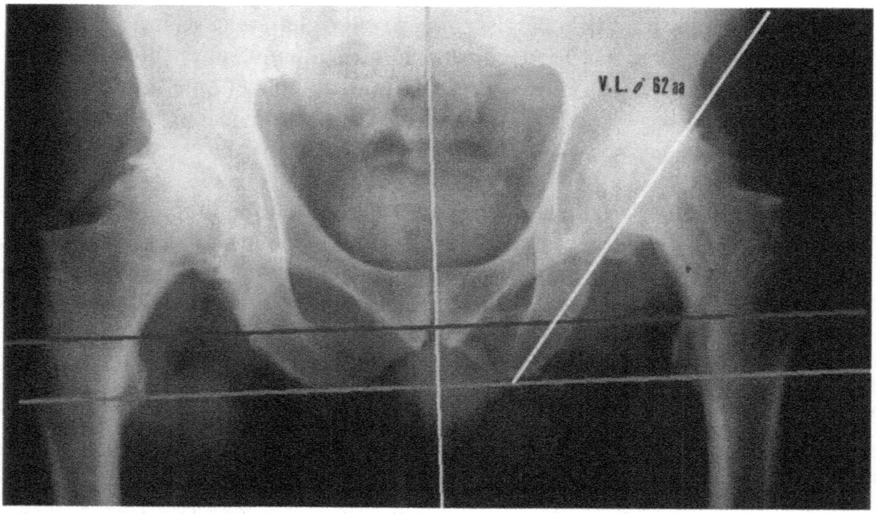

Fig. 1. Costruzione del piano basale definito dall'intersezione della linea orizzontale tangente ad almeno una delle tuberosità ischiatiche (linea basale bisischiatica) con la perpendicolare condotta per le spinose del sacro e la sinfisi pubica. Sono state tracciate anche la linea dei piccoli trocanteri e la linea dell'equatore acetabolare

Esecuzione pratica

Scelta del tipo di fissazione dell'impianto

Il primo parametro che deve essere determinato in un planning radiografico è il *tipo di fissazione dell'impianto* (con cemento, senza cemento, ibrido): la scelta si basa sulla misura del *cortical index* (spessore delle corticali in rapporto alle dimensioni del canale midollare) [10], il cui valore normale è compreso tra 0.42 e 0.58; valori di *cortical index* entro 0.50 indicheranno un impianto non cementato, mentre valori inferiori orienteranno verso un impianto cementato o ibrido.

Determinazione della lunghezza degli arti

L'eventuale *dismetria radiografica* può essere espressa, in comparazione nei due lati, come differenza tra la distanza centro di rotazione/linea dei piccoli trocanteri e la distanza centro di rotazione/linea basale della goccia (metodo di Müller); in alternativa, come comparazione nei due lati della distanza tra linea basale e linea dei piccoli trocanteri (metodo personale e metodo AAOS) [3, 9] (Fig. 2).

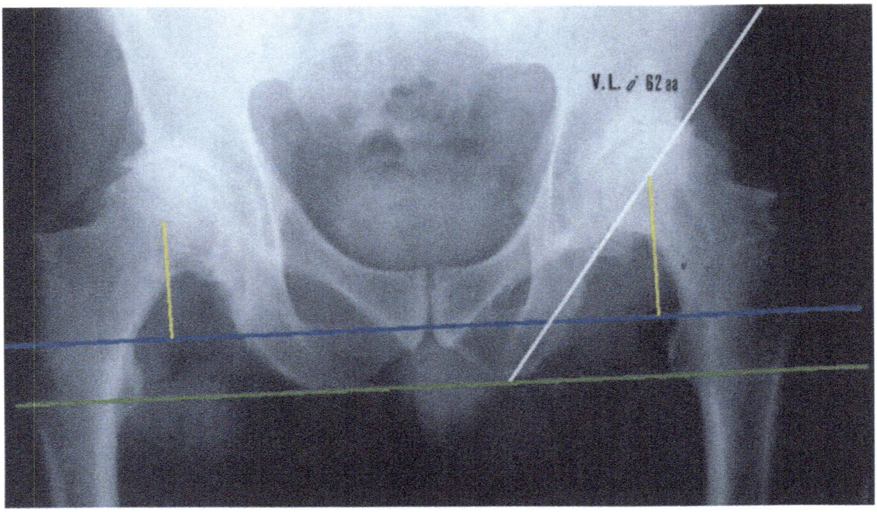

Fig. 2. Misura della differenza di lunghezza degli arti espressa come differenza della distanza da ciascun lato tra centro di rotazione e linea dei piccoli trocanteri

Scelta della taglia e della posizione dell'acetabolo

Per la determinazione della taglia e della posizione dell'acetabolo il lucido della coppa del modello prescelto sulla base dell'osservazione radiografica viene sovrapposto alla radiografia del bacino in modo che l'equatore della coppa coincida con la linea dell'equatore acetabolare.

Se l'acetabolo è normale, le *dimensioni* sono giuste quando l'immagine della coppa corrisponde perfettamente ai confini dell'acetabolo osseo e il suo profilo coincide con il limite della spongiosa subcondrale: coppe di diametro troppo grande, infatti, richiedono operazioni di fresatura che indeboliscono la resistenza delle pareti ossee, e possono risultare in fenomeni di impingement con il componente femorale.

È opinione della nostra Scuola che, in ossequio alla filosofia della massima conservazione del capitale osseo, il fondo della coppa non debba sconfinare oltre la lamina quadrilatera del bacino ed il suo confine infero-mediale oltre il punto di intersezione tra estremo laterale del margine inferiore della branca ileo-pubica ed estremo laterale del margine esterno della branca ischio-pubica.

La *posizione* corretta della coppa dipende dalla posizione e dall'inclinazione dell'acetabolo anatomico ma, in linea generale, deve garantire un'adeguata copertura della testina protesica.

Se l'acetabolo è normale, la coppa può esservi facilmente posizionata secondo l'inclinazione naturale, di circa 45° sulla linea basale per i modelli con inserto di disegno standard e di circa 55° per i modelli con intercotile a dissociazione bi-equatoriale [11] (Fig. 3).

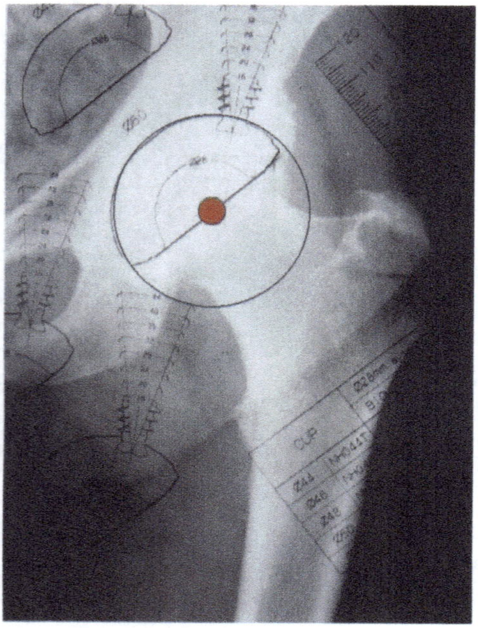

Fig. 3. Definizione della taglia e della posizione della coppa in un acetabolo normale

Se l'acetabolo è displasico, può essere difficile stabilire la sede più adeguata della protesi in funzione della risalita del centro di rotazione, dell'aumento degli angoli di inclinazione ed antiversione acetabolari e dell'insufficienza delle pareti: spesso la posizione ideale risulta in un compromesso tra le diverse necessità biomeccaniche della ricostruzione (abbassare il centro di rotazione, allungare l'arto, coprire a sufficienza la testina protesica, assicurare un contenimento stabile della protesi).

In questi casi il planning pre-operatorio può risultare poco attendibile, perché l'immagine radiografica è difficile da correlare con il reale scenario intraoperatorio: esso rimane comunque un valido strumento per "prepararsi" all'intervento, prevedendo per esempio la necessità di un innesto osseo o l'utilizzo di anelli o gabbie metalliche di rinforzo.

Stabilita la posizione, si segna il *centro di rotazione* della coppa, che corrisponderà al centro di rotazione della nuova articolazione protesica.

Scelta del disegno, della taglia e della posizione dello stelo femorale

A livello femorale, oltre alla taglia e alla posizione dello stelo, occorre scegliere anche il *disegno* morfologicamente più adatto: ciò risulta facile nell'anca normale, più difficile in caso di femore displasico o sede di precedenti interventi. In tali casi può essere necessario disporre di una buona scelta di modelli e indirizzarsi verso steli di disegno speciale, le cui caratteristiche (piccole dimensioni, off-set variabile) li rendano adatti per esempio ai femori poco lateralizzati e con canale ristretto.

La determinazione della taglia e della posizione dello stelo femorale si attua sovrapponendo i lucidi corrispondenti allo stelo scelto sull'immagine del femore prossimale, in modo che il lato mediale del lucido coincida con la superficie mediale del canale midollare.

La *taglia* corretta deve garantire in ogni caso un buon riempimento del canale femorale.

Se lo stelo scelto è di tipo cementato, occorre considerare anche lo spessore del manto di cemento; se lo stelo verrà impiantato senza cemento, la scelta dimensionale diventa più critica, per il ruolo determinante della stabilità meccanica immediata nel divenire di una favorevole interazione osso/protesi [12].

La taglia ideale di uno stelo non cementato è quella che garantisce un contatto ottimale osso/protesi in rapporto al disegno protesico: alcune protesi, infatti, "devono" riempire perfettamente il terzo prossimale del femore (press-fit) e, quindi, devono essere scelte tendenzialmente sovradimensionate; altre, al contrario, si ancorano nella spongiosa metafisaria e devono semplicemente coincidere con le pareti corticali adattandosi ad esse senza incastro (fit and fill), lasciando anzi una sottile intercapedine (1 mm) con l'osso.

Altrettanto importante è stabilire la *posizione* corretta dello stelo nel canale femorale, dalla quale dipendono le scelte del livello e dell'orientamento dell'osteotomia cervicale e della testina protesica in funzione della lunghezza del collo: tutti questi fattori si sono dimostrati critici per la ricostruzione della

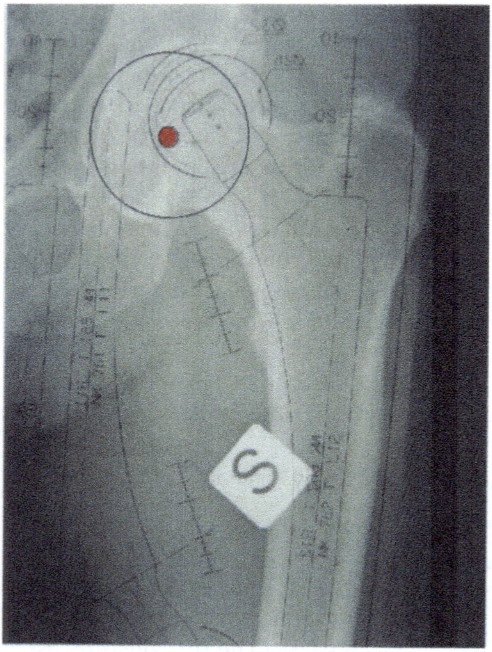

Fig. 4. Definizione della taglia e della posizione dello stelo protesico (modello Antega non cementato ad ancoraggio metafisario prossimale); scelta della lunghezza del collo e controllo della ricostruzione geometrica dell'anca

geometria articolare, presupposto per il riequilibrio biomeccanico e per la correzione di un eventuale accorciamento.

Nella sua posizione ideale, lo stelo femorale giace perfettamente al centro del canale midollare, con il centro di rotazione della testina a livello dell'apice del gran trocantere [1].

Da questa posizione "standard" è possibile stabilire il *livello* e l'*orientamento dell'osteotomia*, che vengono segnati sulla radiografia, e decidere la *lunghezza del collo protesico*, in funzione della necessità o meno di correggere una differenza di lunghezza precedentemente misurata sulla costruzione del piano basale (Fig. 4).

Scelta della lunghezza del collo protesico: ricostruzione della geometria articolare

Le posizioni dei centri di rotazione della testina protesica e della coppa vengono segnate sulla radiografia e paragonate: se i due centri di rotazione si trovano allo stesso livello, l'impianto così realizzato non modificherà la lunghezza pre-operatoria dell'arto; se, al contrario, bisogna correggere una dismetria, sarà necessario variare la lunghezza del collo protesico per ottenere una variazione proporzionale della lunghezza dell'arto.

A questo punto occorre però verificare se la posizione dello stelo e la lunghezza di collo selezionate determinano una soddisfacente geometria articolare, in particolare se si ottengono lunghezze sufficienti di *off-set femorale* (distanza perpendicolare tra asse dello stelo e centro di rotazione) e di *braccio di leva degli abduttori* (distanza perpendicolare tra centro di rotazione e tangente al gran trocantere) e non si verificano fenomeni di impingement tra le componenti dell'impianto.

Nel caso in cui la misura dell'off-set e del lever arm non raggiungesse valori affidabili per assicurare il riequilibrio muscolo-legamentoso, biomeccanicamente necessario per la stabilità articolare statica e dinamica, il contenimento dei carichi applicati e una cinematica fisiologica, alcuni punti del planning devono essere rivisti: per esempio si può determinare un leggero spostamento mediale del centro di rotazione articolare, affondando maggiormente la coppa, si può valutare la possibilità di una osteotomia con trasposizione del gran trocantere oppure sfruttare la modularità di molti modelli protesici utilizzando un angolo CCD più varo [13].

Correzione della dismetria

Un'eventuale dismetria, valutata radiograficamente sulla costruzione del piano basale, si corregge in genere modulando la lunghezza del collo protesico.

Talvolta, specialmente in caso di displasie molto gravi con lussazione inveterata dell'anca, l'accorciamento può essere notevole e le possibilità di allungamento consentite dalla modularità del collo protesico non sufficienti alla sua correzione. Anche se, in tali casi, esistono comunque dei limiti di allungamento dovuti alla relativa inestensibilità delle parti molli peri-articolari, si possono pianificare alcuni accorgimenti utili, come variare leggermente l'affondamento dello stelo o il livello dell'osteotomia femorale precedentemente determinati o preventivare l'esecuzione di tenotomie.

Riproducibilità e attendibilità

Nella nostra esperienza il planning radiografico così descritto si è rivelato un elemento indispensabile nell'esecuzione dell'intervento di artroprotesi d'anca.

Diversi Autori [4-6, 8], utilizzando il metodo della comparazione di radiografie pre- e post-operatorie, hanno tentato di valutarne quantitativamente il grado di attendibilità, riproducibilità e precisione.

Oltre a stabilire l'effettiva utilità del planning per l'anticipazione delle difficoltà intra-operatorie, ottenibile nell'80% dei casi [6], tali studi hanno evidenziato che le maggiori percentuali di corrispondenza pianificazione/impianto realizzato si ottengono nelle protesi cementate (78% vs 42% [4, 8] e riguardano la determinazione della taglia e della posizione delle componenti, con maggiore attendibilità per la coppa (92-62%) piuttosto che per lo stelo (90-78%) [4, 6].

La principale fonte di errore si è confermata essere un'erronea valutazione della magnificazione radiologica, che ha inficiato soprattutto la selezione della taglia protesica in una percentuale del 17% [4].

Più controversa appare l'attendibilità riguardo alla correzione della dismetria e dei parametri geometrici: infatti, mentre Eggli e Müller [6] riferiscono buona corrispondenza nella quasi totalità dei casi (con un range di precisione di ± 5 mm), Knight e Atwater [4] riportano percentuali di correzione ottenuta nel 70% dei casi; percentuali ancora più basse, pari al 22.5%, sono riportate da De Thomasson e coll. [5], limitatamente però ai valori dell'off-set femorale.

Nella nostra esperienza abbiamo valutato l'attendibilità e la precisione del planning pre-operatorio eseguendo semplicemente, su un campione di 100 protesi d'anca non cementata, un controllo crociato tra le dimensioni pianificate delle componenti e le dimensioni delle componenti realmente impiantate, rilevando una perfetta corrispondenza nel 94.5% dei casi.

Non abbiamo volutamente eseguito un confronto tra la posizione pianificata delle componenti e la posizione realizzata, né una valutazione effettiva della correzione della geometria articolare per l'oggettiva difficoltà di ottenere radiografie pre- e post-operatorie realmente sovrapponibili e comparabili, senza anche lievi cambiamenti rotazionali in grado di influenzare le misurazioni.

Il planning pre-operatorio assistito da computer

Lo sviluppo delle nuove tecnologie informatiche ha portato all'introduzione di tecniche di pianificazione computerizzata (*computer-aided surgical planners and simulators*), in grado di elaborare pianificazioni ottimizzate e specifiche per il paziente e di esaminare cause ed effetti di ogni azione chirurgica.

I *pianificatori (e simulatori) chirurgici* appartengono alla classe CAS (*computer aided surgery*) dei sistemi passivi, capaci cioè di svolgere esclusivamente compiti chirurgici ausiliari in maniera non autonoma; in pratica essi forniscono una serie di informazioni "aggiuntive" che rendono la procedura chirurgica più precisa e riproducibile [14].

Un pianificatore chirurgico consiste praticamente in una *stazione di programmazione*, rappresentata da un PC, e in un *software specifico* in grado di elaborare le immagini di una TC tridimensionale in precedenza eseguita dal paziente ed inserita nel computer, ed interpolarle con le immagini virtuali di una protesi, pre-impostata nel software, in modo da eseguire, passo dopo passo, una vera e propria a simulazione dell'intervento chirurgico.

Sviluppati sulla base dei programmi CAD/CAM utilizzati per la progettazione di modelli protesici, i pianificatori/simulatori chirurgici furono introdotti inizialmente come strumenti indipendenti; oggi, di fatto fanno parte dell'equipaggiamento di sistemi più complessi, quali molti dei sistemi di navigazione image-based e tutti i sistemi di assistenza robotica.

Gli attuali sistemi di pianificazione pre-operatoria utilizzano immagini TC-tridimensionali che consentono in primo luogo una valutazione molto dettagliata dell'anatomia articolare, che può essere "navigata" nei tre piani dello spazio; in molti casi è anche possibile un calcolo preciso delle misure dei diversi parametri articolari (angoli cervicali, angolo di inclinazione acetabolare, dismetria). Sulle immagini anatomiche avviene la sovra-imposizione dinamica dell'immagine virtuale delle componenti protesiche (scelte tra la disponibilità offerta dal software), che viene anch'essa navigata nei tre piani dello spazio con possibilità di modificarla sino ad ottenere l'impianto ottimale per la specifica anatomia dell'anca da operare (Fig. 5a).

Nella maggior parte dei casi, le informazioni registrate dal pianificatore vengono trasferite ad un sistema di navigazione o ad un sistema di assistenza robotica (Fig. 5b), in modo da essere riprodotte chirurgicamente in modo preciso ed accurato per garantire il risultato clinico migliore.

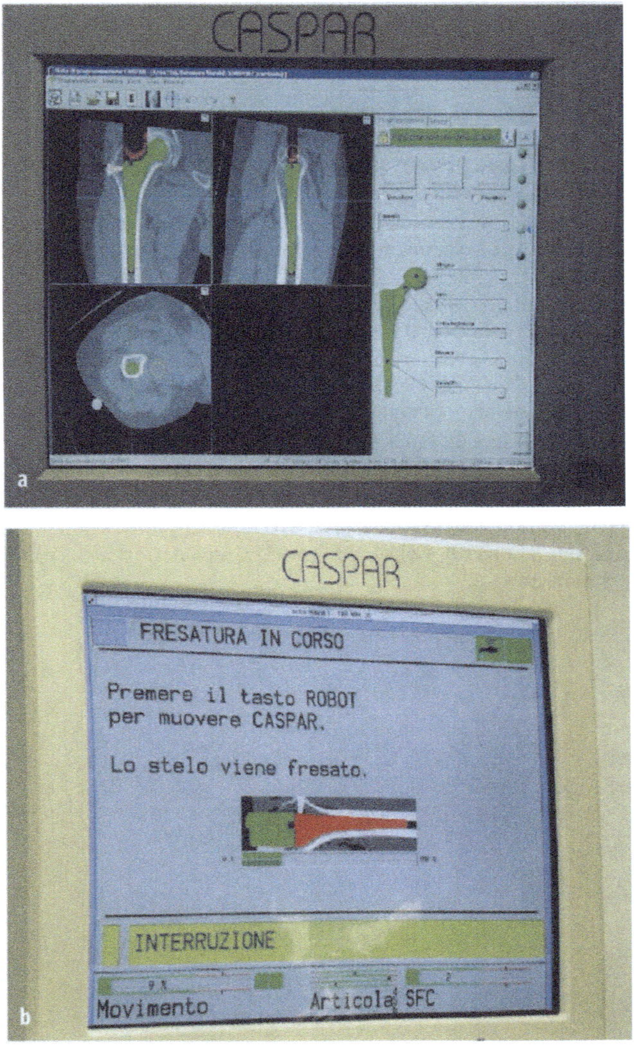

Fig. 5. a Planning computerizzato TC-based per protesi d'anca robot-assistita. **b** L'impianto programmato viene realizzato dalla macchina

Bibliografia

1. Müller ME (1970) Total hip prosthesis. Clin Orthop 72:46-68
2. Müller ME (1975) Total hip replacement: planning, technique and complications. In: Cruess RL, Mitchell NS (eds) Surgical management of degenerative arthritis of the lower limb. Lea & Febiger, Philadelphia, pp 90-113
3. Capello WN (1986) Pre-operative planning of total hip arthroplasty. Instr Course Lect 35:249-257
4. Knight JL, Atwater RD (1992) Pre-operative planning for total hip arthroplasty: quantitating its utility and precision. J Arthroplasty 7:121-127
5. De Thomasson E, Mazel C, Guingand O, Terracher R (2002) Value of pre-operative planning in total hip arthroplasty. Rev Chir Orthop Reparatrice Appar Mot 88(3):229-235
6. Eggli S, Pisan M, Müller ME (1998) The value of pre-operative planning for total hip arthroplasty. J Bone Joint Surg Br 80:382-390
7. Lindgren JU, Rysavy J (1992) Restoration of femoral off-set during hip replacement. Acta Orthop Scand 63:407-410
8. Linclau L, Dokter G, Peene P (1993) Radiological aspects in pre-operative planning and post-operative assessment of cementless total hip arthroplsty. Acta Orthop Belg 59:163-167
9. Pipino F, Molfetta L (1988) La protesi Biodinamica totale d'anca: studio pre-operatorio radiografico. Min Ortop Traum 9(11):809-812
10. Noble PC, Alexander JW, Lindhal LJ et al (1988) The anatomic basis of femural component design. Clin Orthop 235:148
11. Pipino F, Calderale PM (1979) Una coppa acetabolare biequatoriale per la protesi d'anca. Min Ortop Traum 30:819
12. Pipino F (2000) The bone-prosthesis interaction. J Orthop Traum 1:5-10
13. Franchin F, Sanguineti F, Pipino F (2000) Influenza della forma dello stelo femorale sull'off-set e sulla geometria dell'anca. GIOT 26[Suppl]:1-6
14. DiGioia AM, Jaramaz B, Colgan BD (1998) Computer assisted orthopaedic surgery. Clin Orthop 354:45-53

Le vie d'accesso chirurgiche

F. Biggi, C. D'Antimo, F. Dalla Vestra, T. Pagliara, S. Trevisani

Introduzione

Nel pianificare un intervento chirurgico ortopedico è di fondamentale importanza la scelta della via d'accesso più idonea all'esposizione del distretto scheletrico, ovvero articolare, da raggiungere; tale scelta, condizionata da diversi fattori, rappresenta, quasi sempre, la chiave di volta per una agevole e corretta esecuzione dell'intervento.

La chirurgia protesica di primo impianto ha raggiunto un'enorme diffusione nel mondo, con centinaia di migliaia di interventi eseguiti ogni anno, e risultati a distanza di almeno 12-15 anni assolutamente soddisfacenti, con percentuali di sopravvivenza dell'impianto vicine all'80-90% dei casi.

La scelta più appropriata di una via d'accesso chirurgica all'anca deve esser basata sulla maggiore o minore necessità di esporre la parte femorale, acetabolare ed iliaca, aspetto questo strutturalmente dipendente dalla patologia, come si verifica nella coxopatia displasia; deve sicuramente tener conto della presenza di precedenti incisioni e della loro estensione; è condizionata dalla taglia del paziente, con relative masse muscolari ed accumuli di grasso sottocutaneo; può risentire della maggiore o minore tensione ed integrità dei principali gruppi muscolari e della conseguente escursione articolare; deve consentire estensioni che possono rendersi necessarie durante l'intervento; può esser dipendente dalla posizione (decubito supino ovvero laterale), ma deve garantire un'esatta valutazione dei più importanti parametri (articolarità, stabilità, simmetria degli arti). Peraltro è molto spesso la "formazione scolastica" del chirurgo e la sua familiarità con questa o quella via a guidare la scelta anche se, tendenzialmente, un chirurgo dell'anca dovrebbe indifferentemente eseguire più vie d'ac-

UOA di Ortopedia e Traumatologia, Ospedale San Martino, Belluno cesso. Indipendentemente da quella stabilita, è di fondamentale importanza che la pelvi sia quanto più possibile rigidamente fissata al tavolo operatorio, mentre l'intero arto inferiore deve esser completamente libero nei movimenti: questo consente una visualizzazione ottimale della cavità acetabolare, della regione epifiso-metafisaria femorale, del canale femorale, delle inserzioni muscolari periarticolari; un corretto posizionamento delle componenti protesiche; la valutazione, dopo riduzione, della escursione articolare e relativa stabilità degli elementi protesici nonché una valutazione di eventuali eterometrie [1].

Un elemento molto importante, per una via d'accesso chirurgico, è l'individuare e sfruttare i cosiddetti "piani internervosi", evidenziati attraverso gruppi muscolari differentemente innervati e quindi in grado di assicurare maggiore anatomicità e successivamente migliore funzionalità.

L'incisione (preferibilmente diritta o lievemente curvilinea) deve tener conto delle salienze anatomiche naturali e delle cosiddette "linee di Langer", quelle pieghe naturali presenti a ridosso di articolazioni ed adiacenti gruppi muscolari nonché, ma in misura nettamente inferiore, di eventuali esigenze estetiche specie nella donna: nella attuale tendenza ad una chirurgia "mini-invasiva" anche le dimensioni del taglio tendono a ridursi sempre più.

Classicamente le vie d'accesso all'anca si distinguono in: mediale, anteriore, antero-laterale, laterale diretta, postero-laterale e posteriore.

Via mediale (Ludloff)

Ormai quasi del tutto abbandonata, veniva utilizzata per il trattamento della lussazione congenita dell'anca, in particolare quando il tendine dell'ileo-psoas impediva la riduzione della testa femorale. L'incisione tende a sfruttare l'intervallo tra gracile e adduttore lungo, a ridosso del quale si trova la branca del nervo otturatorio, quindi il piano tra adduttore breve e grande adduttore, con attenzione alla branca posteriore del nervo otturatorio ed infine il piccolo trocantere ed adiacente piano capsulare [2].

Via anteriore (Smith-Pethersen)

Consente l'esposizione dell'articolazione coxo-femorale, con possibilità di estensione all'intero osso iliaco, e può esser molto utile in presenza di coxopatia displasica e nelle riprotesizzazioni. Peraltro viene utilizzata anche per tettoplastiche, osteotomie periacetabolari ed artrodesi d'anca nonché in chirurgia oncologica. Viene eseguita a paziente supino e l'incisione segue la metà anteriore della cresta iliaca fino alla SIAS, curvando poi in basso sulla faccia anteriore della coscia: incisa la fascia propria, si identifica l'interstizio tra sartorio (nervo femorale) e tensore della fascia lata (nervo gluteo superiore), avendo cura di rispettare il nervo cutaneo laterale che scorre sulla fascia avendo perforato superiormente la guaina del sartorio. Divaricati i due muscoli si coagula oppure si lega il peduncolo vascolare formato da una o due venule con la branca ascendente dell'arteria circonflessa laterale. A questo punto è già possibile esporre l'osso iliaco distaccando per via sub-periostea il ventaglio gluteo ed il tensore della fascia lata. Si identifica quindi un nuovo intervallo tra retto femorale (nervo femorale) e medio gluteo (nervo gluteo superiore), con esposizione del piano capsulare, dell'ileo psoas all'interno e del vasto laterale all'esterno [3].

Via antero-laterale (Watson–Jones)

Probabilmente è la via maggiormente utilizzata al mondo per la chirurgia protesica di primo impianto. Si esegue a paziente supino, con lato da operare posto sul bordo del tavolo per consentire una agevole lussazione della testa femorale. L'incisione, centrata sul gran trocantere, si prolunga verso l'ileo curvando in direzione della SIAS e distalmente verso la diafisi femorale. Incisa la fascia lata si identifica l'intervallo tra tensore e medio gluteo (entrambi nervo gluteo superiore): per ottenere una buona esposizione del piano capsulare è possibile distaccare parte del medio gluteo e l'intero piccolo gluteo oppure osteotomizzare il gran trocantere che andrà poi reinserito. Questi passaggi sono indispensabili per extrarotare l'arto e dislocare la testa femorale [4].

Via laterale diretta (Harding)

Consente un'ottima esposizione dell'acetabolo e del femore prossimale, differendo dalla antero-laterale per un maggiore rispetto del medio gluteo, eliminando l'eventuale osteotomia del gran trocantere. Si esegue a paziente supino centrando l'incisione sul gran trocantere, quindi si incide la fascia lata per esporre il medio gluteo superiormente ed il vasto laterale inferiormente. Si incidono le rispettive aponeurosi e si dissociano le fibre longitudinalmente, fino a sollevare una bratta ossea trocanterica utile per la reinserzione finale: i glutei vengono così risparmiati e si accede al piano capsulare senza necessità di sviluppare un piano nervoso intermuscolare, potendo altresì dislocare facilmente l'articolazione ed orientare correttamente le componenti protesiche. La posizione supina facilita la valutazione di eventuali dismetrie agli arti inferiori [5].

Via postero-laterale (Moore)

Consente una buona esposizione delle componenti articolari e tende a preservare le inserzioni di piccolo e medio gluteo. Si esegue a paziente in decubito laterale, con un'incisione a ridosso del margine posteriore del gran trocantere: sezionata la fascia lata, si espongono le fibre muscolari del grande gluteo che vengono dissociate e separate longitudinalmente fino ad esporre gli extrarotatori, nell'ordine piriforme, otturatore interno, gemelli, otturatore esterno e quadrato. Infissi i punti di sutura nei corpi tendinei, si sezionano a tutto spessore gli extrarotatori, preservando intatto, se possibile, il quadrato, avendo così accesso al piano capsulare, che viene staccato circonferenzialmente dall'acetabolo per essere poi reinserito. È opportuno ricordare che il tronco comune del nervo sciatico si trova a ridosso degli extrarotatori, al di sotto del piriforme, ed è possibile comprimerlo con i detrattori, e che l'arteria glutea inferiore manda collaterali al grande gluteo, con necessità talora di legatura [6].

Via posteriore (Osborne)

Simile alla precedente, viene effettuata con una incisione più posteriore rispetto al gran trocantere, iniziando distalmente e lateralmente rispetto alla SIPS. Al distacco di piriforme e gemelli segue poi la capsulotomia: anche per questa via chirurgica, come per la precedente, è fondamentale la reinserzione capsulare e degli extrarotatori al fine di ridurre al minimo il rischio di lussazione dell'artroprotesi [7].

Discussione e conclusioni

La diffusione e la consolidazione della chirurgia protesica di primo impianto dell'anca è, sicuramente, uno dei principali passi in avanti compiuti dalla moderna ortopedia: la necessità di rendere quanto più possibile riproducibili gli interventi, specie se di elezione, impone una standardizzazione delle tecniche, a cominciare dalla scelta della via d'accesso chirurgica: il vecchio assunto anglosassone "Get to the bone and stay there" ("arriva all'osso e lavoraci attorno"), deve necessariamente tener conto della necessità di eseguire un impianto tecnicamente corretto e soprattutto di rispettare le strutture anatomiche dal cui buon funzionamento dipenderà la longevità dell'artroprotesi. La riproducibilità, anche a fini didattici per i chirurghi più giovani, di un intervento chirurgico, è strettamente dipendente dalla via chirurgica: la sua costante ripetizione consente di acquisire la necessaria manualità, insieme alla capacità di adattare, nel modo migliore, le componenti protesiche al distretto osteo-articolare. Caratteristiche fondamentali di una via d'accesso chirurgica sono: 1) permettere un facile accesso al distretto interessato; 2) rispettare le strutture anatomiche dal cui buon funzionamento dipenderà il successo dell'impianto; 3) offrire la migliore visuale possibile; 4) consentire gesti accessori quali ampliamenti, osteotomie ed oteosintesi; 5) essere esteticamente accettabili.

Ridurre la morbilità della moderna chirurgia protesica è sicuramente possibile: si sta sempre più diffondendo il concetto di *chirurgia mini-invasiva*, che tenta di coniugare una serie di aspetti connessi all'intervento, tra i quali poter utilizzare incisioni e vie d'accesso sempre più ridotte: in questo senso, sia la realizzazione di strumentari ancillari dedicati, che la navigazione assistita dal computer giocheranno, nel prossimo futuro, un ruolo determinante.

Bibliografia

1. Edmonson AS, Crenshaw AH (1980) Campbell's Operative Orthopaedics, 6th Edition. Mosby, St. Louis
2. Ludloff K (1908) Zur blutingen Einrenkung der angerborenen Hüftluxation. Orthop Chir 22:272-274
3. Smith-Petersen MN (1949) Approach to and exposure of the hip joint for mold arthroplasty. J Bone Joint Surg Am 31:40-45
4. Watson-Jones R (1936) Fractures of the neck of the femur. J Bone Joint Surg Br 23:787-808
5. Hoppenfield S, De Boer P (1984) Surgical exposures in orthopaedics. Williams & Wilkins Lippincott, Philadelphia
6. Moore AT (1959) The Moore self locking vitallium prosthesis in fresh femoral neck fractures: a new low posterior approach (the southern exposure). In AAOS: Institutional course lectures, Vol.16. Mosby, St. Louis
7. Osborne RP (1930) The approach to the hip joint: a critical review and a suggested new route. J Bone Joint Surg Br 18:49-53

Le complicanze

Le complicazioni precoci, generali e locali

A. Impagliazzo

Le complicazioni della chirurgia protesica dell'anca non sono statisticamente frequenti, tuttavia quando si verificano possono determinare invalidità importanti o possono mettere in pericolo la vita stessa del paziente.

Per questo motivo è particolarmente utile conoscerle per prevenirle oppure per attuare il trattamento più opportuno nel minor tempo possibile, nel malaugurato caso si presentassero.

Le complicazioni possono essere immediate quando si verificano nel corso dell'intervento o nelle settimane immediatamente successive. Possono invece essere tardive quando si manifestano a distanza maggiore di quattro settimane.

Si distinguono infine in generali e locali. Le prime interessano apparati o funzioni non contigui alla regione operata; le seconde, invece, riguardano organi o apparati che hanno una contiguità anatomica con l'anca.

Complicazioni neurologiche

Le complicazioni neurologiche dell'intervento di protesizzazione dell'anca interessano il sistema nervoso centrale e quello periferico.

Complicazioni al sistema nervoso centrale

Il sistema nervoso centrale (SNC) viene coinvolto attraverso meccanismi patogenetici legati a una prolungata ipossia, ad accidenti cerebrovascolari o ad embolia adiposa.

Tali complicazioni devono essere oggetto di particolare attenzione da parte degli anestesisti il cui compito è quello di mantenere l'ossigenazione cerebrale e la pressione arteriosa all'interno di valori tollerati dal soggetto.

IV Unità Operativa Complessa, Centro Traumatologico Ortopedico, Roma

Alcune procedure chirurgiche nel corso dell'intervento sono da ritenersi rischiose per l'apparato cardiocircolatorio. Nel corso della preparazione del canale femorale, ad esempio, si crea un aumento della pressione che può spingere nei sinusoidi, a ridosso della linea aspra, coaguli e materiale proveniente dal midollo osseo che embolizzano nel polmone e nel cervello [1].

Si determinano così quadri clinici conosciuti come la "sindrome acuta da cementazione" o la "sindrome da embolia adiposa". In realtà tali quadri clinici si possono realizzare non solo durante gli interventi di protesi, ma anche nel corso di altri interventi chirurgici che prevedano l'uso di chiodi, alesatori e altri strumenti che invadano il femore.

L'intervento di artroprotesi, nella fase di preparazione del cotile e del canale femorale, è particolarmente esposto a questo tipo di complicazione embolica.

L'esame ultrasonografico della vena cava inferiore, nel corso dell'intervento chirurgico nella fase di preparazione del canale, mostra chiaramente l'invasione nel circolo di emboli, numericamente e qualitativamente proporzionati all'entità della pressione ottenuta con alesatori, brocce o cemento [2–4]. Tale fenomeno diventa maggiormente presente nei pazienti molto anziani e debilitati e nei soggetti con cardiopatie strutturali. Questi emboli attraversano il cuore destro e vanno verso il polmone.

L'elettrocardiografia transesofagea permette di quantificare tale fenomeno, la durata, il numero e la dimensione degli emboli. Esso risulta maggiore nelle protesi cementate rispetto a quelle non cementate e minore negli interventi di riprotesizzazione, data la scarsità di midollo osseo in un canale femorale molto ampio per la presenza dell'impianto precedente.

L'entità del fenomeno embolico tuttavia non è proporzionale alla gravità del quadro clinico cardiorespiratorio. Il più delle volte si presenta di scarso rilievo limitandosi ad un aumento delle resistenze vascolari polmonari da ostruzione del microcircolo. La maggioranza dei soggetti operati sopporta bene questa fase di embolizzazione [5].

Raramente, invece, si determina il quadro clinico più grave caratterizzato da ipotensione intra-operatoria, ipossia, arresto cardiaco e morte specie nel corso della cementazione degli impianti [6–10].

Studi effettuati con l'elettrocardiografia intra-operatoria transesofagea hanno dimostrato il passaggio di grasso e di materiale midollare nel cuore destro e, nei casi di presenza di *shunt* a livello atriale, la diffusione nel circolo periferico attraverso il cuore sinistro [5]. È evidente che tale circostanza, avendo gli emboli superato il filtro polmonare, rende più probabile il determinarsi di danni in altri organi fra cui il cervello. Uno studio autoptico su 965 cuori normali ha dimostrato nel 25% dei casi la presenza di un forame fra cuore destro e sinistro [5, 11, 12].

Una massiva embolizzazione avviene con una frequenza stimabile nel 10% dei soggetti sottoposti a intervento di protesi d'anca. Quando tali materiali invadono il circolo del cuore sinistro e il cervello si possono determinare deficit neurologici, delirio peri-operatorio e morte.

Sono stati osservati infarti cerebrali attraverso immagini TC dopo embolizzazioni massive. Lesioni centrali importanti e morte a seguito di embolia sono considerate rare, mentre molto più frequenti appaiono, dopo interventi di protesi, condizioni di confusione, da considerare manifestazioni meno impegnative dello stesso problema.

Non è possibile prevenire del tutto l'embolia nel corso dell'intervento di artroprotesi. Per limitare al massimo tale fenomeno sono tuttavia raccomandate alcune manovre.

Il lavaggio pulsato del canale ad esempio, prima della cementazione, rimuove tutto il materiale adeso alla spongiosa lasciandola ben pulita. Tale accorgimento non solo facilita la penetrazione del cemento favorendo l'interdigitazione con la spongiosa, ma elimina tutto il materiale midollare presente in superficie che, se compresso dal cemento, potrebbe determinare l'embolia attraverso i plessi venosi della linea aspra [13, 14].

Qualche chirurgo usa effettuare dei fori nel femore prima di impiantare la protesi in modo da determinare la fuoriuscita di materiale e la diminuzione della pressione con conseguente riduzione dell'embolia [15].

Se nel corso dell'intervento si evidenziassero condizioni di instabilità specie in rapporto a quelle fasi chirurgiche più a rischio di emboli, come ad esempio l'alesaggio del canale, la cementazione della componente acetabolare o l'inserimento del tappo per il canale femorale, è consigliabile, secondo alcuni Autori, passare da una protesi cementata a una non cementata [5, 9]. Un calo pressorio improvviso di 20/30 mmHg, ad esempio, dovrebbe indicare un paziente con una instabilità circolatoria tale da sconsigliare l'uso di cemento.

È necessario infine sottoporre il candidato all'intervento a rigorosi controlli cardiologici e, nei casi più delicati, ricorrere all'ecocardiogramma per evitare sottovalutazioni pericolose di danni della struttura cardiaca.

Complicazioni al sistema nervoso periferico

L'intervento di protesi d'anca può avere complicazioni a carico del sistema nervoso periferico. Secondo Rossi e coll. [16] l'incidenza di tali lesioni oscilla fra lo 0 e il 3% durante un primo impianto. Il risultato è stato confermato in altri studi: Nercessian e coll. [17] hanno riscontrato su 7000 impianti un'incidenza di complicazioni neurologiche pari allo 0.15% e per altri Autori [18–22] il valore era compreso tra 0.6 e 1.3% per le protesi totali primarie.

Uno studio pubblicato nel 1991 da Schmalzried e coll. [23] indica come su 3126 artroplastiche di anca siano state diagnosticate neuropatie periferiche sullo stesso lato dell'intervento nell'1.3% di protesi primarie. La maggioranza dei casi era costituita da protesi su esiti di displasia d'anca. Le cause furono attribuite, per circa la metà dei soggetti, a neuropatia da allungamento; nei casi rimanenti la causa fu ritenuta sconosciuta o poco chiara. Controlli a distanza dimostrarono che su 53 pazienti 7 erano completamente guariti, 33 avevano dei deficit residui, 13 una paralisi completa. I pazienti completamente ristabiliti avevano raggiunto la guarigione dopo 21 mesi al massimo.

La percentuale è molto più alta se si prendono in considerazioni anche i casi di interessamento neurologico sub-clinico dimostrabili con l'elettromiografia o con studi sulla conducibilità nervosa.

In uno studio prospettico su 30 anche operate il danno è stato repertato nel 70% dei casi [23].

In due serie di 614 e di 7133 anche, più del 90% mostrò un interessamento del nervo sciatico con la metà interessanti unicamente il nervo peroneale [17, 18].

Il nervo femorale è il secondo come frequenza a essere interessato.

Quando viene leso di solito non determina gravi disfunzioni o disabilità [24].

Alcuni casi sono stati addebitati alla pressurizzazione del cemento nell'acetabolo (*acetabular cement pressurizer*). In questi casi si è resa necessaria una decompressione e una neurolisi del nervo femorale [25].

I sintomi clinici si manifestano subito dopo l'intervento con parestesie alla faccia anteromediale della coscia e debolezza del quadricipite. La radiografia può mostrare una invasione del cemento nella porzione anteriore dell'acetabolo, l'elettromiografia può confermare la diagnosi.

Il nervo otturatorio può essere interessato ancora più raramente degli altri due nervi dell'arto inferiore. Il suo interessamento è da riferire a un meccanismo connesso all'invasione del cemento nella pelvi.

Il dolore persistente alla coscia o all'inguine, con cemento intrapelvico visibile ai radiogrammi, e un indebolimento degli adduttori potrebbero far pensare a questo tipo di complicazione. L'elettromiografia potrebbe in qualche modo confermare la diagnosi. In questi casi è da prendere in considerazione l'asportazione del cemento che danneggia il nervo o la neurectomia [26].

Il nervo gluteo superiore potrebbe essere interessato specie nell'incisione diretta secondo Hardinge o nella transglutea. L'incisione del medio gluteo al di sopra dei 6 cm dall'apice del trocantere o a 4 cm dal tetto cotiloideo può mettere a rischio questo nervo con conseguenze a carico della forza abduttoria dell'arto e quindi sulla deambulazione [25, 27].

La lesione del nervo femoro-cutaneo infine può accadere raramente a causa di errori di posizionamento o per la pressione dei supporti del letto chirurgico. Le vie di accesso che mettono maggiormente a rischio questo nervo sono le vie anterolaterali. Il problema solitamente è transitorio e le cause non sempre sono chiare.

Dal punto di vista generale la causa della lesione di un nervo può essere individuata in: trauma diretto, tensione, ischemia, danno termico da polimerizzazione del cemento o da elettrobisturi, compressione da ematoma o lussazione della componente femorale.

Il 40% dei casi non trova spiegazione [16, 28].

La lesione può essere, dal punto di vista anatomopatologico, una neuroaprassia, una axonotmesi o una neurotmesi. È evidente che la prognosi è differente in base al danno anatomico.

Una neuroaprassia e una axonotmesi avranno maggiori possibilità di regressione; una neurotmesi invece fa perdere definitivamente la funzione del nervo a meno di suture chirurgiche. Dal punto di vista clinico inizialmente è difficile distinguere una aprassia da una neurotmesi.

Il sesso femminile è considerato fra i fattori di rischio per lesioni neurologiche [19, 20, 22].

Non è stato possibile dare una spiegazione della differenza riscontrata fra sessi; è stata tuttavia chiamata in causa la maggiore massa muscolare, le dimensioni e le probabili differenze dell'anatomia locale vascolare proprie del sesso maschile [20, 22].

Precedenti interventi chirurgici della regione possono essere considerati fattori di rischio. Essi possono provocare aderenze, che rendono il nervo più vulnerabile alle trazioni che si realizzano nel lussare l'anca o nel recuperare le lunghezza dell'arto, o possono provocare l'alterazione dei normali rapporti anatomici, che espongono i nervi a lesioni accidentali.

Relativamente alla capacità del nervo di resistere a traumi da elongazione non vi è una uniformità di giudizio. Alcuni studi dimostrano come i danni neurologici inizino a manifestarsi con allungamenti del nervo pari al 6% [19, 20]. Ciò spiegherebbe perché nei soggetti più bassi siano sufficienti elongazioni relativamente piccole per determinare danni. Un allungamento acuto dell'arto nel corso di un intervento di protesi d'anca maggiore di 2 e fino a 4 cm aumenta considerevolmente il rischio di danni neurologici [18, 19, 29].

I pazienti operati di protesi su esiti di displasia sono maggiormente esposti a lesione dei nervi quando si allunga l'arto. In uno studio su 100 pazienti operati di protesi su displasia d'anca 46 hanno avuto un allungamento dell'arto maggiore di 4 cm e la lesione del nervo è avvenuta in 13 pazienti (28%), nessuna paralisi si è realizzata nei rimanenti 54 che hanno avuto un allungamento dell'arto inferiore a 4 cm [19].

Il nervo sciatico possiede due punti fissi rappresentati dal forame ischiatico e dalla testa del perone. Questa fissità rappresenta l'elemento che rende vulnerabile il nervo nel corso dell'allungamento acuto.

La lussazione congenita dell'anca espone i nervi a rischi di lesione non solo per l'esigenza di allungare l'arto ma anche per gli alterati rapporti tra le strutture anatomiche locali. Ciò può spiegare la percentuale relativamente alta (dal 5 al 13%) di lesioni neurologiche riportate in serie di 100 e di 172 pazienti displasici trattati con artroprotesi [19, 23].

Tutte le alterazioni anatomiche della regione rappresentano quindi elementi di rischio [30]. Nei casi più complessi è stato utilizzato con efficacia il rilievo durante la procedura chirurgica dei potenziali somato-sensoriali [31, 32].

Nel corso di un intervento di protesi d'anca il danno può essere provocato oltre che per azione diretta, anche per via indiretta da posizionamento o da compressione dovuta, ad esempio, ad un voluminoso ematoma.

La formazione di ematomi può produrre lesioni dei nervi. Questa complicazione si può associare alla somministrazione eccessiva di farmaci per la prevenzione della trombosi venosa [33, 34].

Quando l'ematoma interessa la regione glutea si determina un rischio per il nervo sciatico; quando è coinvolto il muscolo iliaco, come può avvenire quando si supera la lamina quadrilatera, i rischi sono a carico del nervo femorale.

Un esame TC può aiutare nel formulare diagnosi di ematoma nei casi poco chiari di paralisi. Dal punto di vista clinico, si può trovare conferma nel dolore provocato dallo stiramento dei compartimenti gluteo e iliaco [35].

Il tipo di approccio chirurgico non sembra avere influenza sull'incidenza delle lesioni dei nervi [19, 36]. Molte delle lesioni dei nervi sono state causate da un danno diretto sul nervo determinato dagli strumenti chirurgici. Il nervo femorale risulta maggiormente a rischio con approcci anterolaterali, mentre le vie posteriori espongono più a rischio il nervo sciatico.

Le lesioni dei nervi possono essere determinate anche da eccessivi e prolungati sforzi di rotazione.

Cerchiaggi e suture possono intrappolare i nervi determinando paralisi; estrusioni di cemento possono causare danni a carico dei nervi sciatico, femorale o otturatorio. Tale complicazione riguarda naturalmente la fissazione di cotili cementati.

I cotili non cementati invece possono avere complicazioni vasculo-nervose quando si utilizzano le viti. Per questo motivo è necessario evitare viti che possano invadere il forame ischiatico [21, 37].

Altre cause di paralisi ritardate rispetto all'atto chirurgico sono da riferire a compressioni da lussazione o da posizionamento (testa del perone), ischemia ritardata, migrazione ritardata di oggetti metallici come fili di cerchiaggio. Anomale sporgenze dell'impianto, le sporgenze del cemento possono irritare i nervi a distanza o produrre paralisi.

I dolori causalgici o la algodistrofia riflessa possono complicare lesioni neurologiche a volte di minima entità. Possono diventare il segno clinico subiettivo di maggiore entità tanto da pregiudicare il risultato finale dell'intervento.

La prevenzione di tali complicazioni assume un valore fondamentale in quanto il trattamento delle lesioni già in atto offre risultati aleatori.

Bisogna essere molto attenti nella tecnica di sistemazione dei divaricatori e di utilizzo di strumenti aggressivi. L'allungamento dell'arto oltre i 4 cm o oltre il 6% rispetto alla lunghezza del nervo va considerato con particolare cautela.

Nelle situazioni ad alto rischio, come nelle alterazioni della anatomia, conviene isolare, proteggere e verificare costantemente la tensione del nervo sciatico. Mantenere il ginocchio flesso può costituire un espediente per detenere il nervo nei momenti di maggior rischio. È consigliabile evitare manovre forzate di riduzione della protesi; utilizzare una trazione pari a circa 15 kg; evitare di inserire viti nei quadranti maggiormente a rischio; preferire rigorosamente la via subperiostale nel caso si abbia bisogno di effettuare dei cerchiaggi del femore.

Negli interventi a rischio maggiore potrebbe essere utilizzata la monitorizzazione neurale continua anche se rimane controverso il reale valore nella prevenzione dei danni neurologici [35, 38, 39]

Il trattamento di una lesione già occorsa si basa innanzitutto nell'effettuazione di continue osservazioni per verificare l'evoluzione del danno. A tal fine si possono utilizzare esami sequenziali elettrofisiologici e dei potenziali evocati.

Sono indicati interventi chirurgici per svuotare ematomi, asportare cemento migrato o ridurre l'allungamento dell'arto, quando si dimostri che il danno è direttamente collegato alla causa che si va a rimuovere; oppure per asportare cerchiaggi o fili che possono aver provocato la lesione del nervo. Naturalmente bisogna essere sufficientemente sicuri della causa per giustificare un secondo intervento. Ciò in realtà non è sempre possibile considerando che oltre il 40% delle paralisi non trova una eziologia sicura.

L'esplorazione ritardata è indicata quando non vi siano segni di ripresa della funzione del nervo, tuttavia di solito la revisione è intrapresa raramente se non in presenza di un sospetto molto fondato di sezione del nervo.

La prognosi di solito viene messa in rapporto all'iniziale entità del danno.

In genere il nervo femorale ha una prognosi migliore rispetto al nervo sciatico; la paralisi dello sciatico popliteo ha una migliore prognosi rispetto a una paralisi totale dello sciatico [18]. Nella maggioranza dei pazienti si ottiene una guarigione più o meno completa. Buoni segni di prognosi sono il mantenimento della motricità a fronte di una alterazione della sensibilità oppure una ripresa più o meno evidente nei giorni successivi all'intervento.

Di norma il miglioramento si può realizzare nel corso dei 12 mesi successivi all'intervento, e dopo 18 mesi il quadro clinico va considerato praticamente definitivo.

Molti di questi danni sono correlati al posizionamento del paziente sul letto e si verificano soprattutto in soggetti con malattie reumatiche [17, 40].

In alcune circostanze i deficit neurologici si manifestano a carico dell'arto controlaterale. Questa complicazione si realizza in genere nella posizione laterale a carico dell'arto superiore che rimane compresso sotto il peso del corpo.

Questi casi sono dovuti a difetti di posizionamento e sono caratterizzati da ipoestesie transitorie e, meno frequentemente, da perdita della forza motoria [40].

Complicazioni vascolari

Le complicazioni vascolari nell'intervento di protesi d'anca sono eventi rari, ma tuttavia possibili data la contiguità dell'articolazione con grossi vasi arteriosi e venosi (Fig. 1).

Le complicazioni vascolari rientrano fondamentalmente in due quadri clinici principali: un quadro di emorragia per una lesione di un'arteria o di una vena e un quadro di occlusione delle vene periferiche dovuta a trombosi venosa profonda (TVP) con la possibile complicazione della embolia polmonare.

Altro quadro clinico meno frequente è la fistola arterovenosa o falso aneurisma [41, 42].

Le strutture a rischio sono: l'arteria e la vena femorale, l'arteria e la vena otturatoria, l'arteria iliaca esterna, la vena iliaca comune, l'arteria femorale profonda, la vena e l'arteria glutea superiore.

Il rischio complessivo di lesioni delle arterie nel corso dell'intervento di artroprotesi è relativamente basso (0.25%) [43].

Le arterie maggiormente interessate sono la iliaca esterna e l'arteria femorale. Due terzi delle lesioni hanno interessato il lato sinistro [44].

Le lesioni vascolari sono molto più frequenti nelle anche che già hanno ricevuto altri tipi di intervento o nelle riprotesizzazioni.

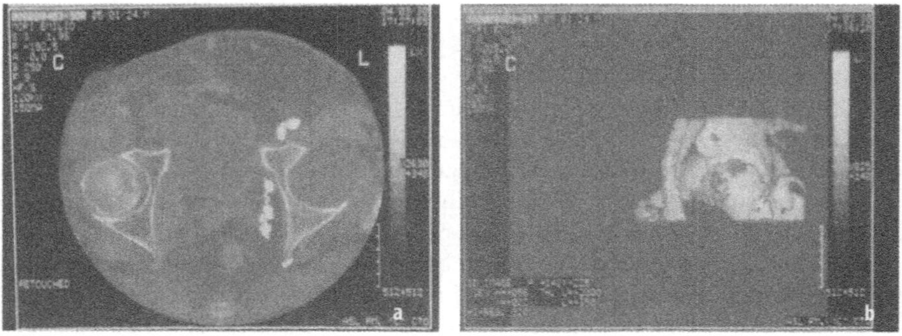

Fig. 1. *Esame TC dell'anca.* **a** Con mezzo di contrasto e sottrazione della testa femorale. **b** Ricostruzione tridimensionale della regione. Entrambe le immagini indicano come il fascio vascolare femorale sia molto vicino alla colonna anteriore. Il contrasto evidenzia la vicinanza della glutea superiore alla colonna posteriore e di plessi venosi alla lamina quadrilatera

Shoenfield e coll. [44] su 68 casi di artroprotesi complicate da lesioni arteriose con necessità di intervento chirurgico, hanno riscontrato una mortalità pari al 7% e la necessità di amputazione nel 15% dei pazienti.

Le lesioni vascolari possono essere determinate da compressione, trazione o lacerazione.

In genere la lesione avviene con un meccanismo diretto per azione di uno strumento come un osteotomo o uno scalpello, oppure per l'azione di strumenti penetranti come la punta di un divaricatore, di una fresa o di una vite [45].

È stato riportato un danno diretto della vena iliaca comune da un alesatore del cotile che aveva superato il limite della lamina quadrilatera [46].

Il divaricatore di Hohmann o altri similari possono provocare danni quando inseriti sul bordo anteriore dell'acetabolo e sul lato mediale del collo femorale: possono essere interessate l'arteria femorale o l'arteria circonflessa mediale e laterale con un quadro clinico caratterizzato da emorragia, ischemia da occlusione o da formazione di pseudoaneurisma [43, 47–49].

In alcune circostanze tale complicazione ha condotto ad amputazione dell'arto [43].

La letteratura riporta alcuni casi di lesione vascolare dovuta alle viti utilizzate per la fissazione del cotile. Tali lesioni hanno provocato serie emorragie e talvolta morte [50] (Fig. 2).

Studi anatomici condotti da Keating e coll. [50] e da Wasielewski e coll. [21] hanno dimostrato chiaramente come i vasi iliaci esterni, i nervi e i vasi otturatori e alcuni plessi venosi siano molto vicini all'acetabolo.

Wasielewski [21] ha diviso il cotile in quattro quadranti indicando i quadranti posterosuperiore e inferiore come quelli più sicuri al fine di evitare complicazioni vascolari.

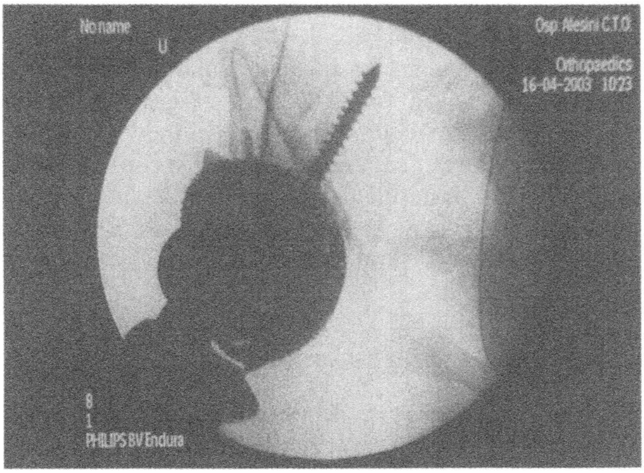

Fig. 2. Proiezione otturatoria di un'anca protesizzata con un cotile fissato con viti, una delle quali invade ampiamente lo scavo pelvico rischiando contatti pericolosi con i vasi

I pericoli tuttavia non si esauriscono con l'atto chirurgico in quanto è stato segnalato un caso di morte per emorragia da rottura dei vasi iliaci esterni lesi dall'azione traumatica di un cotile avvitato spinto nel bacino da un grave trauma fratturativo [51].

Una lesione vascolare può accadere a causa di una compressione di vasi arteriosclerotici con trombosi vasale o emboli verso l'arto [42, 52, 53]. È anche possibile che alcuni casi di ischemia post-operatoria, senza una franca occlusione o una diretta ingiuria dell'arteria, siano dovuti a occlusione del circolo collaterale determinata dalla dissezione o dall'allungamento dell'arto. L'occlusione di questi vasi di compenso può essere causata anche dall'estrusione di cemento [47, 54].

La prevenzione di questi accidenti vascolari si basa su una attenta tecnica operativa con l'utilizzazione di dissezioni delicate, evitando l'utilizzo di strumenti traumatizzanti nelle regioni a rischio.

Una valutazione pre-operatoria della situazione vascolare è consigliabile per pazienti con anamnesi positiva: in alcuni casi è consigliata l'arteriografia. Particolare attenzione va rivolta ai casi con anomalie congenite o post-traumatiche.

Il trattamento degli accidenti vascolari per la loro potenziale gravità si basa sulla pianificazione dell'emergenza. È importante riconoscere il vaso interessato ed è fondamentale il controllo dell'emorragia nel corso dell'intervento. Le consuete misure di emostasi con coagulazione o legatura del vaso interessato possono risolvere il problema. A volte è necessaria una temporanea compressione che in alcuni casi può essere risolutiva. Nei casi di lesioni dei vasi maggiori può essere necessario un atto operatorio aggiuntivo; il chirurgo ortopedico deve essere pronto, nel caso non si avesse a disposizione nell'ospedale un chirurgo vascolare, ad intervenire attraverso una via ileoinguinale o retroperitoneale, e ad effettuare un tamponamento che potrebbe salvare la vita al paziente.

Nei casi in cui il rischio sia riconosciuto prima dell'intervento è opportuno tenere in preallarme un chirurgo vascolare.

Una emorragia si può realizzare anche a distanza di tempo dall'intervento chirurgico. Questo può avvenire per l'azione traumatica cronica sul fascio vascolare di un cotile sporgente anteriormente, di una vite o di qualsiasi altro materiale capace di produrre danni con il contatto e con il movimento.

Da tenere presente la possibilità di lesione a valvola di grossi vasi. Tale lesione, per le sue caratteristiche, è capace di produrre un ematoma che tampona parzialmente la lesione vasale producendo una emorragia lenta con una forte anemizzazione.

Trombosi venosa profonda e embolia polmonare

Fra le complicazioni dell'intervento di protesi d'anca troviamo anche la trombosi venosa profonda (TVP) e l'embolia polmonare (EP).

Johnson e coll. [55, 56] in una serie di 7959 artroprotesi d'anca riportarono episodi di embolismo polmonare pari al 7.89%, con una mortalità pari all'1.04%.

Coventry e coll. [57] su 2012 artroprotesi d'anca riscontrarono episodi di embolia polmonare pari al 2.2%.

I motivi per cui la TVP e la EP sono particolarmente pericolose nella chirurgia ortopedica sono molteplici. Fra questi troviamo una intensa attivazione della cascata della coagulazione specialmente nel corso dell'intervento chirurgico di protesi d'anca e di ginocchio, che persiste oltre le ventiquattro ore [58].

Il tempo operatorio in cui si realizza tale attivazione è essenzialmente legato alla preparazione del canale femorale e del cotile [59].

Seguono i movimenti di torsione dell'arto e la pressione prolungata dei divaricatori che realizzano una pressione sui tessuti molli e quindi una stasi venosa.

La pressione sui vasi poi, se prolungata e se molto forte, può determinare un danno endoteliale della parete delle grosse vene rappresentando il punto di partenza per la formazione del trombo.

È evidente che il miglior modo per affrontare e ridurre notevolmente tale complicazione è attuare una efficace prevenzione.

In primo luogo è necessario il riconoscimento dei soggetti maggiormente a rischio. Fra i fattori che determinano un aumento del rischio troviamo: età avanzata, obesità, patologie oncologiche, pillola anticoncezionale, prolungata immobilità o ipomobilità cronica, varici agli arti inferiori, infarto e scompenso cardiaco, anamnesi familiare positiva per patologia trombotica, trombofilia accertata, anamnesi personale positiva per trombosi o embolia pregressa, affezioni ematologiche tipo emoglobinuria parossistica notturna, policitemia vera, mieloma. E ancora *Lupus eritematosus*, collagenopatie e malattie reumatiche, sindromi nefrosiche e tutte le malattie congenite caratterizzate dall'anomalia dei meccanismi dell'emostasi.

Nei confronti di questi soggetti a rischio vanno prese ancora maggiori precauzioni di quelle che si assumono per soggetti privi di comorbilità.

La profilassi può essere di tipo meccanico con elastocompressione da attuare nel periodo pre-operatorio, nel corso dell'intervento e nel post-operatorio con fasce elastiche o con calze elastiche che contrastano la tendenza alla stasi venosa.

Ancora una profilassi di tipo meccanico può essere quella attivata con le pompe che comprimono a intermittenza insufflando aria in manicotti posti intorno ai piedi o alle gambe. Tale pressione, in armonia con l'attività cardiaca, svuota le vene distali spingendo il sangue verso il cuore. Con questo tipo di profilassi meccanica l'embolia polmonare fatale è stata segnalata allo 0.5% su 1162 artroprotesi d'anca in Gran Bretagna [60, 61].

La profilassi farmacologica è quella che al momento trova maggiori crediti anche perché può essere utilizzata in associazione a quella meccanica.

Salvati e coll. [62] sostengono che, in Nord America, un' adeguata profilassi farmacologica con warfarin, con predepositi di sangue, con tecniche chirurgiche molto veloci e una precoce mobilizzazione del soggetto hanno condotto a un ulteriore abbassamento della percentuale di embolismi pari allo 0.18%.

Come si può notare in questi casi la prevenzione non è affidata unicamente al farmaco ma si realizza attraverso il concorso di più fattori.

Altri Autori indicano nell'eparina a basso peso molecolare il mezzo più efficace sia in termini di sicurezza per il paziente sia in termini di costi. La profilassi va iniziata la sera prima dell'intervento o secondo altri Autori la sera successiva all'operazione per evitare complicazioni emorragiche nel corso dell'anestesia periferica o dell'intervento. Al momento non esistono delle evidenze che avallino l'una o l'altra teoria. La profilassi va estesa alle quattro settimane dopo l'intervento, adeguando le dosi al paziente [63–65].

Da ricordare che tale tipo di profilassi ha delle controindicazioni assolute: ipersensibilità al farmaco, emorragia cerebrale recente, interventi neurochirurgici o oculari recenti, emofilia, porpora, trombocitopenia, endocardite batterica, aneurisma cerebrale, gravidanza.

La profilassi naturalmente investe la tecnica chirurgica che deve essere veloce e rispettosa dei tessuti evitando o riducendo al minimo i tempi di torsione dell'arto e pressione sul fascio vascolare. Il tipo di anestesia può avere importanza nel contribuire a determinare fenomeni di trombosi e di embolia. L'anestesia periferica insieme alla emodiluizione sembra diminuire fortemente l'incidenza della malattia tromboembolica [62].

La riabilitazione e la ripresa del movimento devono essere più precoci possibile.

Posizionamento del paziente

Sono state descritte complicazioni legate al posizionamento del paziente sul letto chirurgico. Esse possono coinvolgere vasi, nervi o cute.

Pazienti in decubito laterale possono accusare parestesie o paralisi transitorie dovute alla compressione sul plesso ascellare dell'arto controlaterale [40].

In altre circostanze e in pazienti particolarmente esposti, come persone obese o con pregressi danni circolatori o con persistente ipotensione intra-operatoria, si possono avere delle compressioni determinate dai supporti del bacino. Questi infatti possono essere posizionati male o si possono spostare nel corso dell'intervento determinando anomale compressioni all'inguine. Tale complicazione espone a parestesie transitorie, edema della coscia con danno dei tessuti molli e insufficienza del circolo arterioso a carico dell'arto. Compressioni anomale sulla loggia renale possono determinare danni a carico del rene.

Pazienti particolarmente magri possono essere esposti a danni cutanei da compressione sulle sporgenze ossee. I soggetti e le regioni più esposte devono essere protette con tamponi o tappeti al silicone.

Tecnica chirurgica

La tecnica con cui si esegue l'intervento può avere delle complicazioni specifiche.

Vie di accesso

È noto come le vie di accesso possano avere delle complicazioni legate alla differente aggressione delle strutture anatomiche. L'accesso posteriore ad esempio, espone maggiormente a rischi di lussazione che alcuni Autori cercano di evitare consigliando una sutura puntuale dei muscoli rotatori e della capsula posteriore [66]. L'accesso laterale, se esteso in alto, può recare danno al nervo gluteo superiore. L'accesso antero-laterale espone al rischio di lesione del nervo femoro-cutaneo [67].

L'utilizzazione incongrua di divaricatori a mano o autostatici può esporre a complicazioni a carico dei tessuti direttamente compressi. È consigliabile utilizzare una tensione dei divaricatori da modulare a seconda delle fasi dell'intervento in modo da permettere la ripresa del circolo nei tessuti compressi.

Altre complicazioni sono state descritte in rapporto alle tecniche mininvasive adoperate nella chirurgia protesica dell'anca. Esse hanno trovato molta diffusione in quanto offrono considerevoli vantaggi in termini di riduzione delle perdite ematiche, dei tempi di ricovero e di riabilitazione.

In una serie di 484 protesi cementate, ottenute con una incisione minima di circa 8.2 cm di media (6-10 cm), sono state descritte le seguenti complicazioni: 1 frattura di femore, 12 neuroaprassie, 2 ematomi in rapporto alla ferita chirurgica, 4 lussazioni [68].

Come si può vedere le complicazioni descritte non si differenziano sostanzialmente da quelle che ritroviamo nelle chirurgia tradizionale. Non possono quindi essere indicate come specifiche della chirurgia mini-invasiva.

Un uso incongruo o disattento del bisturi elettrico può provocare danni a carico della cute o necrosi estese dei tessuti molli.

Presenza di corpi estranei

Altra complicazione di un certo rilievo è quella legata alla persistenza nell'ambiente articolare di corpi estranei. L'esempio più ricorrente e più pericoloso per l'integrità della protesi è la persistenza di frammenti di cemento nell'articolazione. Se questi sono di piccole dimensioni possono arrecare danno alla superficie di scorrimento delle due componenti protesiche, se sono di dimensioni maggiori possono determinare instabilità dell'impianto e anomala usura delle superfici di scorrimento.

Batouk e coll. [69] hanno riportato una complicazione inusuale consistente nella caduta della testina protesica nell'articolazione e poi nella pelvi. L'intervento fu portato a termine normalmente lasciando la testina protesica nella pelvi in quanto la sua asportazione non fu ritenuta assolutamente necessaria.

Dismetria dell'arto operato

Una complicazione legata all'atto chirurgico può essere considerata la dismetria dell'arto operato. Tale complicazione si verifica per un difetto di pianificazione con la quale in genere si fissano i livelli di resezione, l'off-set, le leve adduttorie e abduttorie.

In altre circostanze l'eccesso di lunghezza non è dovuto a difetto dei tagli ma alla necessità di conferire ai tessuti molli periprotesici la giusta tensione a garanzia della stabilità dell'impianto. L'eccessiva medializzazione del centro di rotazione può portare ad accorciamento dell'arto.

Fratture

Nel corso dell'intervento di artroprotesi dell'anca possono verificarsi delle fratture a carico del femore e dell'acetabolo. La maggior parte di esse riguarda il segmento femorale.

Per le protesi cementate le fratture hanno una incidenza dallo 0.1 al 3.2%. Per le protesi non cementate l'incidenza delle fratture va dal 4.1 al 27%.

Tale varietà è da mettere in rapporto a differenti modelli di protesi. Molte fratture poi non vengono rilevate in quanto di entità minima difficilmente visibile ai radiogrammi standard. Schwartz e coll. [70] in uno studio su 1318 protesi d'anca consecutive, non cementate, hanno rilevato 39 fratture di femore delle quali solo la metà erano state diagnosticate nel corso dell'intervento.

I meccanismi che possono determinare una frattura del femore nel corso dell'intervento sono: le torsioni in extrarotazione per le vie di accesso anteriori o laterali; l'intrarotazione per la via di accesso posteriore. Tale meccanismo in genere produce una frattura in torsione al terzo medio inferiore del femore specie nelle ossa più fragili e nei soggetti nei quali la motilità articolare è limitata. In questi casi risulta delicata la fase di lussazione della testa femorale o la fase dei test di stabilità della protesi.

Si possono provocare fratture nella preparazione del canale con alesatori, raspe o brocce. Le raspe e i manici possono causare frattura del gran trocantere.

In alcuni casi il tappo del canale femorale e il suo manico possono provocare fratture.

Si possono verificare lesioni all'atto dell'introduzione dello stelo protesico quando il canale non sia stato adeguatamente preparato, oppure quando lo stelo venga introdotto nel canale con una rotazione differente rispetto alla preparazione.

Particolare attenzione dovrà essere rivolta ai femori che presentano una alterazione della elasticità dell'osso come avviene nelle sclerosi da esiti di frattura o nelle regioni precedentemente sottoposte a terapia radiante.

Un altro meccanismo può essere legato all'indebolimento del femore dovuto a un incongruo uso di sega o di osteotomi nella fase iniziale di resezione del collo.

Le fratture possono realizzarsi più raramente nel bacino, più frequentemente a carico del trocantere, del calcar, della regione metafisaria o diafisaria del femore.

Le fratture sono per lo più di entità minima o scarsamente scomposte, tali da non pregiudicare la stabilità della protesi.

Tutte le fratture metafisarie e del calcar sono potenzialmente lesioni che pregiudicano la stabilità dell'impianto per cui necessitano di atti aggiuntivi tipo un cerchiaggio metallico in modo da assicurare la necessaria stabilità primaria.

Se la frattura è estesa e la protesi non è stabile, conviene cambiare lo stelo protesico con un impianto più lungo che superi distalmente il punto di frattura (Fig. 3).

La frattura del trocantere, se limitata all'apice, può essere lasciata senza trattamento; se interessa il corpo e la base del trocantere va sintetizzata al fine di evitare di compromettere la validità abduttoria del medio e piccolo gluteo.

Quando nel corso della preparazione del femore si realizza una frattura metadiafisaria si può ancora scegliere se usare un impianto con cemento o meno. Se si è costretti a ricorrere ad un impianto cementato, si deve aver cura di effettuare una riduzione anatomica per limitare al minimo l'interposizione di cemento nel focolaio di frattura.

Una frattura incompleta del femore, interessante la porzione diafisaria in prossimità dell'estremità distale della protesi, scoperta nel post-operatorio, con corticale posteriore indenne, probabilmente non ha necessità di un trattamento chirurgico. Sarà necessario un periodo di astensione dal carico in modo da consentire la guarigione. Se la stabilità risulta compromessa è più opportuno non perdere tempo e affrontare la complicazione con una riduzione e sintesi a cielo aperto.

Alcune fratture possono verificarsi nella fase iniziale di riabilitazione o per manovre incongrue o per traumi accidentali a volte anche di lieve entità. In quest'ultimo caso la frattura probabilmente può avere avuto origine su una lesione prodotta nel corso dell'intervento.

Alcune revisioni confermano che a distanza non vi sono differenze nello score fra le protesi con complicazione fratturativa e le protesi senza tale complicazione [70].

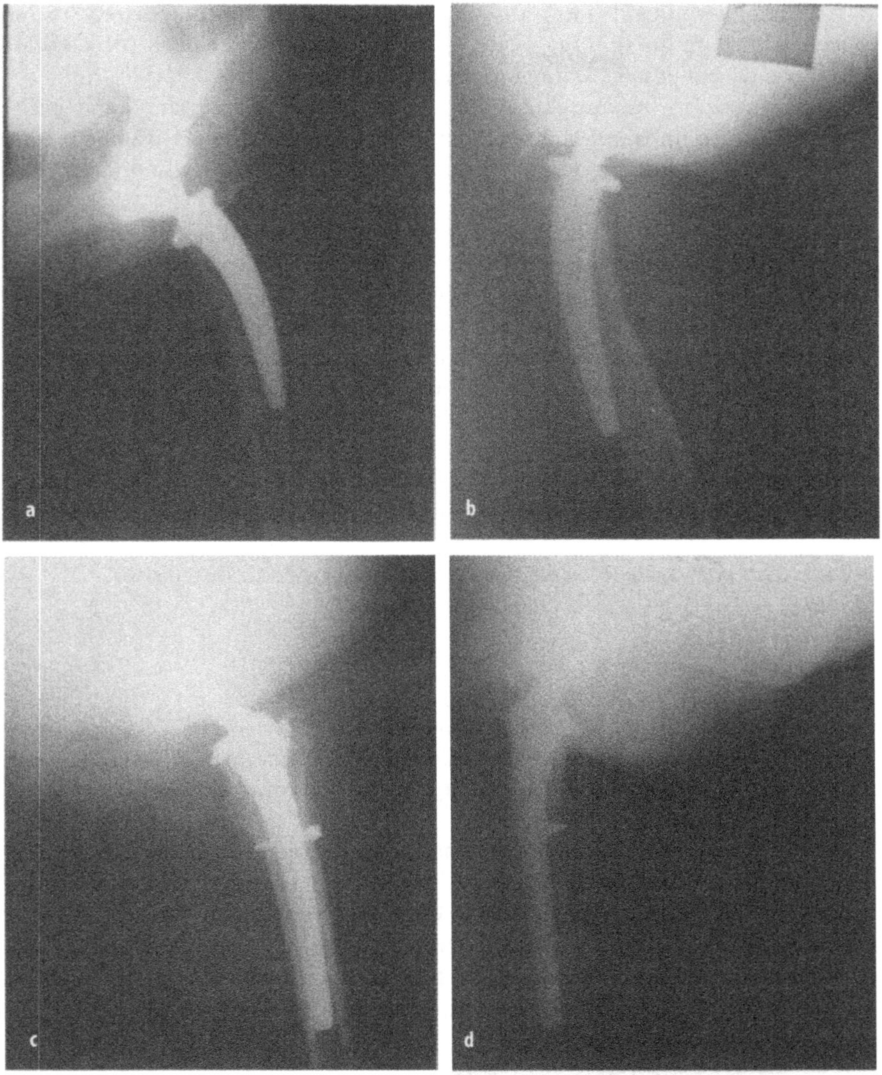

Fig. 3. a, b Radiografia anteroposteriore e laterale di una frattura del femore all'apice dello stelo, dovuto ad errore di pianificazione. **c, d** Radiografia anteroposteriore e laterale dello stesso caso risolto con un intervento di cerchiaggio della frattura e riprotesizzazione del femore con uno stelo anatomico, più lungo, senza cemento

Le fratture peri-operatorie dell'acetabolo sono rare quando il cotile è fissato con cemento; esse sono più frequenti per le protesi a fissazione biologica specie quando l'osso si presenta sclerotico. Quando è necessario usare coppe sovradimensionate, possono realizzarsi fratture della colonna anteriore o della colonna posteriore; in alcuni casi si sono realizzate fratture traverse.

Analoghi fenomeni fratturativi si possono verificare in rapporto all'uso di *stemmed cup*. In questo caso è interessata la branca ischiopubica come è stato descritto da Miller nel 1972 con protesi a stelo iliaco avvitato [71].

La prevenzione rappresenta il trattamento più efficace: evitare di indebolire l'acetabolo con un *reaming* molto spinto ed evitare cotili eccessivamente maggiorati rispetto al diametro dell'ultimo alesaggio, specie nelle donne con ossa osteoporotiche.

Se la frattura viene rilevata nel corso dell'intervento e appare stabile, può essere utilizzato un impianto primario con delle viti come ulteriore elemento di stabilità. Il carico verrà concesso con gradualità in modo da non sollecitare la frattura. Se la frattura appare instabile, essa va prima fissata con delle viti o delle placche. Solo successivamente si terminerà la preparazione con un alesaggio prudente e si fisserà il cotile protesico ulteriormente bloccato da viti. Anche in questo caso il carico verrà concesso con molta gradualità in modo da non disturbare la guarigione della frattura.

Se un paziente accusa dolore all'inguine nei primi giorni di deambulazione dopo l'intervento bisogna sospettare una frattura del fondo dell'acetabolo da ricercare con proiezioni radiografiche multiple. Il trattamento di tali fratture scoperte in ritardo deve essere proporzionato al grado di instabilità.

Lussazioni

Le lussazioni della protesi sono tra le complicazioni più comuni. La maggioranza di esse si realizza nei primi 2-3 mesi dopo l'intervento. Queste lussazioni immediate devono essere distinte dalle lussazioni tardive che possono avvenire anche dopo anni.

L'incidenza varia a seconda delle casistiche da meno dell'1% al 15% [72, 73].

Una diversa configurazione deve essere assegnata alle sublussazioni che vengono avvertite dal soggetto come degli scatti dovuti ai tentativi di uscire della testina e al suo rientrare nell'acetabolo. Tale quadro clinico non ha una valenza meno importante della lussazione in quanto è indice di una funzione anomala che prelude a usura, formazione di detriti e precoci scollamenti asettici delle componenti protesiche.

La lussazione, estrema manifestazione di instabilità di una protesi, può avvenire per un difetto di uno o più elementi che concorrono a determinare la stabilità dell'impianto. Gli elementi di stabilità sono molto numerosi e sono legati a caratteristiche del paziente, alla tecnica chirurgica e al posizionamento di ciascuna componente della protesi, al rigore con cui ci si attiene alle norme comportamentali del post-operatorio.

Alcuni Autori indicano il sesso femminile come quello più esposto alla lussazione [74]; altri ritengono invece che non esistano differenze sostanziali fra sessi [75, 76].

L'età avanzata rappresenta un elemento di rischio maggiore con un'incidenza pari all'11-15% nella popolazione superiore agli anni '80 [76]. Tale incidenza potrebbe essere legata ad una maggiore difficoltà a far rispettare le norme comportamentali nel post-operatorio [76].

L'altezza e specialmente il peso sembrerebbero elementi di rischio importanti, tuttavia non esistono evidenze comprovate [75].

Le protesi impiatate su frattura del collo del femore e su esiti di displasia congenita dell'anca, sono da considerarsi maggiormente a rischio.

Tra i fattori legati alla tecnica chirurgica troviamo la via d'accesso, la scelta delle componenti, il diametro della testina protesica.

La via d'accesso posteriore risulta essere più rischiosa per le lussazioni [75, 77], a meno che non si prendano precauzioni nella sutura del piano capsulare e muscolare posteriore [66].

Il design protesico e la posizione delle componenti sono importanti per mantenere la stabilità e per evitare episodi di lussazione dell'impianto. Le protesi maggiormente diffuse attualmente utilizzano una testina a diametro 28 con collo 12/14 in quanto rappresentano la mediazione apparentemente più efficace fra la necessità di limitare le superfici di attrito e quella di avere un accoppiamento stabile. Queste protesi però se posizionate in modo difettoso possono esporre, con movimenti della normale vita quotidiana, a contatti anomali fra le componenti, che possono condurre a limitazione del movimento, lussazioni o sublussazioni, usura e osteolisi.

Per evitare tali contatti alcuni Autori consigliano testine a diametro 22 e antiversione del cotile di 10 o 20° per una inclinazione inferiore a 55° [78]. Altri Autori preferiscono invece utilizzare testine a diametro 36 per poter garantire ampi movimenti riducendo i rischi di lussazione [75].

Molti Autori attribuiscono una importanza essenziale per la stabilità della protesi al posizionamento del cotile. Viene riconosciuta una "zona di sicurezza" costituita da 10-20° di antiversione e $40 \pm 10°$ di inclinazione. Il posizionamento del cotile all'interno di questa zona limiterebbe notevolmente il rischio di lussazione [72].

I fattori che più facilmente inducono all'errore nel posizionare il cotile sono: il cattivo orientamento del bacino del paziente sul letto operatorio, le alterazioni morfologiche del cotile, la presenza di osteofiti.

La lunghezza dell'arto e il valore dell'off-set dovrebbero indicare il tensionamento dei tessuti molli e di conseguenza la stabilità della protesi. La posizione in alto del cotile, o la risalita del trocantere determinano una perdita di tensione dei tessuti molli e quindi una maggiore incidenza della lussazione [75, 79].

Per migliorare la stabilità di un cotile metallico posizionato verticalmente sono stati introdotti inserti con un bordo superiore rilevato in modo da offrire maggiore copertura alla testina. Tali inserti con "spalletta antilussante" a volte risolvono situazioni di instabilità. Essi tuttavia ricevono numerose critiche in quanto essendo sporgenti determinano un contatto più facile con il collo protesico con maggiori rischi di instabilità [79, 80].

Un altro elemento di conflitto è rappresentato dalla presenza di osteofiti del tetto, coronali e del fondo. Questi dovranno essere rimossi preferibilmente prima di introdurre l'inserto in modo da garantire piena libertà di movimento, senza contatti fra collo della protesi e osteofiti.

Il comportamento del post-operatorio risulta fondamentale specie in quei soggetti a rischio per i quali la stabilità della protesi è legata a numerosi fattori.

La guarigione ideale è rappresentata dalla formazione intorno alla protesi di un tessuto cicatriziale capace di coniugare al meglio la doppia esigenza di elasticità per poter garantire un libero movimento articolare, e di tenuta per ottenere la stabilità dell'impianto.

Il posizionamento nel post-operatorio, i movimenti attivi e passivi e la rigorosa attenzione alle norme comportamentali costituiscono i pilastri per assicurare una protesi stabile e per prevenire la lussazione.

La presenza di malattie neuromuscolari, la confusione mentale, il consumo di alcool risultano condizioni nelle quali si verifica la maggior incidenza di lussazioni fino a giungere al 24% [76, 81].

La prevenzione risulta naturalmente il trattamento più efficace: accurata selezione dei candidati all'intervento, rigore nella scelta della protesi e del posizionamento delle componenti nella giusta tensione.

I test di stabilità a fine intervento daranno garanzie sulla tenuta dell'impianto avendo sempre la possibilità di apportare correzioni attraverso la modularità collo-testina. Meglio effettuare i test con le protesi di prova prima di installare la protesi definitiva.

La manovra di riduzione della protesi già offre al chirurgo esperto un importante elemento di valutazione. La forza impiegata per far entrare in sede la testa femorale deve essere giusta: né troppo leggera, né troppo energica. La necessità di dover esagerare nell'uno o nell'altro senso indica una protesi lassa o serrata.

Una volta ridotta, si adopera sull'arto una trazione di 15 kg che non dovrebbe distaccare la testa femorale dal fondo del cotile per più di qualche mm; la completa adduzione dell'arto e la flessione della coscia non devono far lussare la protesi né provocare contatti pericolosi fra i bordi. Completati i test si pratica l'ultima manovra che assicura definitivamente il chirurgo sulla stabilità della protesi: con l'ausilio di un uncino si provoca la lussazione della protesi di prova. La forza impiegata per produrre la lussazione offre un ulteriore e definitivo elemento di giudizio.

Quando, nonostante l'utilizzo della modularità della testina, una protesi non supera i test di stabilità, bisogna modificare l'orientamento dei componenti.

La lussazione può realizzarsi nel periodo successivo all'intervento. Essa può accadere a seguito di movimenti incongrui oppure per movimenti della normale vita quotidiana. Di norma la semplicità con cui si è realizzata la lussazione rappresenta un indice di impianto instabile; al contrario, una lussazione avvenuta a seguito di un movimento forzato e incongruo, sarà indice di una probabile protesi stabile.

In questi casi, un esame radiografico confermerà la diagnosi già facilmente posta dal semplice esame clinico.

L'esame radiografico indicherà la posizione delle componenti protesiche in modo da valutare come un cattivo posizionamente delle componenti può aver contribuito a generare l'episodio lussativo.

Le manovre di riduzione, in anestesia, daranno l'idea della facilità o meno di far tornare la testa in sede. Esse rappresentano un indice indiretto di tenuta o meno dei tessuti molli periprotesici. Ottenuta la riduzione si effettueranno test di stabilità per chiarire la tenuta dell'impianto. Tali test sono fondamentali per definire il trattamento da attuare successivamente.

Se la protesi risulta instabile si può ricorrere a periodi di immobilizzazione o all'uso di tutori. È preferibile tuttavia correggere immediatamente i difetti con un secondo intervento con l'intento di evitare lunghi periodi di immobilità, l'incertezza dei risultati e l'insicurezza del paziente nei confronti della sua nuova anca difficilmente eliminabile con trattamenti di attesa. L'intervento chirurgico aggiuntivo oltre a correggere i difetti potrebbe apportare un miglioramento della stabilità attraverso il ritensionamento dei tessuti molli periprotesici associati ad adeguati periodi di immobilità [82].

Se la protesi risulta stabile, il paziente verrà tenuto a letto con arto in abduzione. Appena sarà passata la fase algica inizierà gli esercizi di rinforzo muscolare. La deambulazione e gli esercizi andranno ripresi al più presto, indicando con maggior precisione i movimenti da evitare.

Se la protesi è stabile e priva di difetti di orientamento il recupero avverrà in breve tempo con la ripresa del tono muscolare e con l'osservazione rigorosa delle norme comportamentali in modo da prevenire altri episodi di lussazione.

Infezioni

L'infezione di una protesi rappresenta una complicazione molto grave.

Coventry [83] ha descritto i quadri clinici più comuni che si realizzano nel caso sia avvenuta una contaminazione nel corso dell'intervento chirurgico:

- Tipo I: l'infezione si manifesta nel periodo immediatamente successivo all'intervento chirurgico. Il quadro clinico si manifesta con febbre alta, brividi e sudori e con un quadro locale che fa pensare facilmente a una possibile infezione. Vi possono essere raccolte fluttuanti con presenza di ematoma corpuscolato.
- Tipo II: la contaminazione probabilmente è avvenuta nel corso dell'intervento, tuttavia per la bassa carica batterica e la bassa virulenza, l'infezione assume toni meno aggressivi e più ritardati. La sintomatologia appare graduale ed è caratterizzata da un dolore progressivo e dalla diminuzione della funzione che può realizzarsi da 6 a 24 mesi dopo l'intervento. Molte volte il quadro clinico si può confondere con quello determinato dallo scollamento asettico della protesi.
- Tipo III: è l'infezione meno comune causata da una contaminazione ematogena su una anca asintomatica. Tale complicazione si realizza con maggior facilità in soggetti predisposti come può esserlo un paziente immunodepresso. Sono state chiamate in causa patologie concomitanti come le dentali, l'assunzione di droghe, la presenza di cateteri urinari, malattie respiratorie, lesioni cutanee.

  L'infezione può realizzarsi due o più anni dopo il primo intervento.

Nel post-operatorio generalmente si fa riferimento alla proteina C reattiva per avere un indice probante dell'andamento clinico e dei rischi di infezione [84].

La conta dei globuli bianchi e la VES rappresentano indici meno costanti [85].

La proteina C reattiva rappresenta una proteina di reazione infiammatoria che si sintetizza nel fegato e in condizioni normali è presente nel sangue solo in tracce. Nel caso invece ci si trovi in presenza di condizioni patologiche come nelle malattie reumatiche, oncologiche o infiammatorie in genere questa proteina sale costituendo un indice infiammatorio aspecifico.

La proteina C reattiva aumenta poi in modo caratteristico con un picco in terza giornata dopo l'intervento chirurgico, per poi scendere gradualmente nelle giornate successive. Il ritorno alla normalità dovrebbe avvenire nelle tre settimane successive. Se l'andamento nel post-operatorio è diverso da quello descritto e la proteina C reattiva si mantiene alta nel corso dei dieci giorni dopo l'intervento bisogna prestare molta attenzione in quanto vi potrebbe essere una infezione della protesi.

Anche per l'infezione bisogna dare molta importanza alla prevenzione risulta, quindi, utile:

- selezionare accuratamente i candidati con esclusione dei soggetti con patologie infettive concomitanti;
- riequilibrare al massimo i soggetti che presentano affezioni dismetaboliche, ad esempio i soggetti diabetici devono sottoporsi a cure miranti a equilibrare la glicemia;
- adottare tutte le norme e i protocolli per far giungere in Camera Operatoria pazienti con la minore carica batterica possibile;
- curare tutti i dettagli della Camera Operatoria relativamente ai cambi d'aria, agli indumenti, al numero del personale presente che deve essere limitato al minimo e alle norme comportamentali;
- riservare attenzione alle tecniche chirurgiche che dovranno essere veloci e rispettose dei tessuti per evitare necrosi. I divaricatori non dovranno procurare traumi e dovranno periodicamente essere allentati per evitare ischemie prolungate;
- rivolgere particolare attenzione al cambio dei guanti dopo la preparazione del campo operatorio, alla maniglia sterile per la scialitica che è meglio non usare, ai bisturi per la pelle, alla cannula per aspirazione, al camice e agli aghi per sutura.

In uno studio di Davis e coll. è stato dimostrato che tutto il materiale citato in precedenza nel corso di interventi chirurgici di protesi d'anca è risultato contaminato in una percentuale molto alta [86].

Protocolli dovranno essere messi in atto per la profilassi antibiotica da effettuare con dosi piene di cefalosporine di prima generazione in quanto sono riconosciute come le più efficaci contro lo stafilococco aureo che rappresenta il germe di gran lunga più pericoloso per questo tipo di chirurgia [87]. L'antibiotico va somministrato dopo l'induzione del paziente in modo che possa avere il picco ematico nelle fasi centrali dell'intervento.

Altri elementi hanno mostrato avere una certa efficacia nella prevenzione delle infezioni; essi sono il lavaggio pulsato che riduce la carica batterica contaminante e l'uso nelle protesi cementate con cemento addizionato di antibiotico.

Nel caso si manifesti una infezione nei giorni successivi all'intervento, con un quadro clinico riferibile al Tipo I, è stato indicato come trattamento il debridement della ferita con notevoli possibilità di successo se ci si trovasse di fronte allo stafilococco aureo [88].

Lo stesso trattamento con irrigazione pulsata della ferita se attuato dopo due settimane sembra avere minore possibilità di successo (20% vs 60%) [89].

Il lavaggio artroscopico che pure ha trovato un suo spazio nel trattamento delle infezioni nel ginocchio, non sembra avere nell'anca lo stesso ruolo.

Ematomi

Le complicazioni più frequenti nell'immediato post-operatorio sono la formazione di ematomi più o meno estesi specie quando i drenaggi non hanno assolto il compito.

Normalmente un ematoma di piccole proporzioni è presente per circa quattro settimane intorno alla protesi e tende spontaneamente a regredire.

Raramente si ha necessità di svuotare l'ematoma secondariamente.

Linfedema

In rare occasioni e in soggetti predisposti si può realizzare un linfedema dell'arto operato come sintomo di una difficoltà del circolo refluo. Tale edema non va sottovalutato e va trattato come una iniziale flebotrombosi.

Infezioni del tratto urinario

Da tenere presenti possibili infezioni del tratto urinario legate alla cateterizzazione.

Lesioni della cute

Da tenere presente la possibilità di ulcere da decubito in soggetti debilitati, con scarso movimento autonomo, diabetici, con deficit periferico del circolo arterioso.

La formazione veloce di una ulcera da decubito in un soggetto apparentemente sano deve indirizzare a indagare sulle condizioni del circolo arterioso. In soggetti predisposti sono possibili infezioni cutanee (Fig. 4).

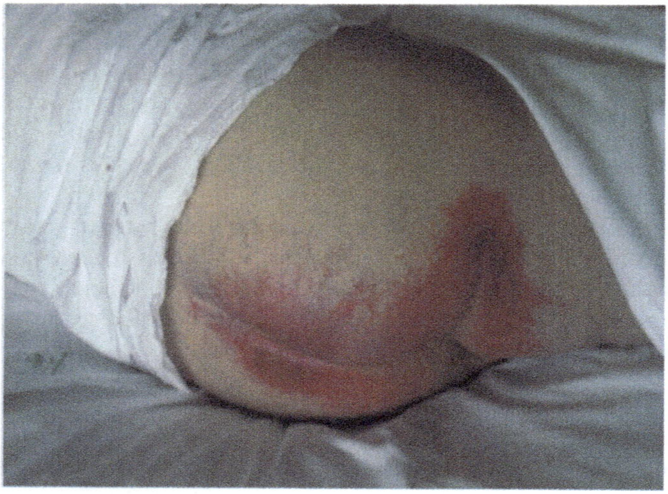

Fig. 4. Candidosi cutanea della regione glutea sviluppatasi nei giorni successivi all'intervento in un soggetto apparentemente sano

Pseudostruzione acuta del colon

Una complicazione relativamente rara è rappresentata dalla pseudostruzione acuta del colon (sindrome di Ogilvie). Tale complicazione non è specifica dell'intervento di protesi d'anca ma può realizzarsi nel corso di numerose affezioni mediche e chirurgiche. Essa è stata descritta dopo interventi ortopedici come l'artroplastica, la sintesi di fratture e la laminectomia. Alcuni Autori fissano l'incidenza di questa complicazione allo 0.29% [90].

Si tratta di una dilatazione massiva del colon che può condurre a una perforazione con pericolo di vita per il paziente. Generalmente tale sindrome interessa l'età avanzata e il sesso maschile ed è dovuta a uno squilibrio dell'innervazione parasimpatica sacrale del grosso intestino.

I sintomi più comuni sono rappresentati dalla distensione addominale che si realizza nei giorni successivi all'intervento (da 1 a 11 giorni) (Fig. 5).

Sintomi meno frequenti sono nausea, vomito e dolori addominali. Nella maggioranza dei casi più gravi descritti in letteratura si sono associati dei problemi collaterali di carattere medico come l'embolia, il sanguinamento gastrico e l'infezione della protesi. Tutte queste complicazioni si manifestano in genere dopo l'esordio della sindrome colica pseudostruttiva che risulta essere così una sindrome spia. È necessario inquadrare prima possibile tale complicazione in modo da attuare il trattamento medico: reidratazione, riequilibrio elettrolitico, sondino nasogastrico e sonda di Miller-Abbot. Se le condizioni del paziente peggiorano, bisogna essere pronti a passare alla soluzione chirurgica.

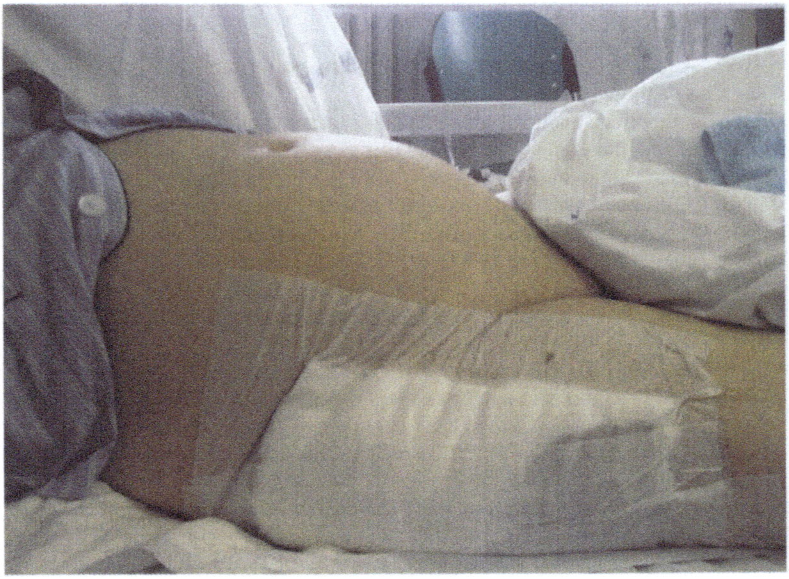

Fig. 5. Sindrome subocclusiva con addome gobboso in un sogetto maschio di anni 82, operato due giorni prima di protesi d'anca. La sindrome si è risolta con terapia medica

Morte

Infine quando si parla di complicazioni nella chirurgia protesica dell'anca purtroppo non si può fare a meno di citare la complicazione più drammatica che nessuno vorrebbe mai che si realizzasse. Si tratta infatti della morte del paziente.

Uno studio condotto da Javad Parvizi e coll. [91] ha esaminato le caratteristiche dei pazienti e i fattori di rischio associati intervenuti nel determinare la morte di pazienti avvenuta nei 30 giorni successivi all'intervento chirurgico di artroprotesi d'anca.

Su 30714 interventi si sono verificati 90 decessi nei 30 giorni successivi all'intervento.

La percentuale è risultata notevolmente più alta nei pazienti con malattie cardiovascolari, più alta nei maschi, e nei pazienti con più di 70 anni. È stata appena più alta nei soggetti con artrite reumatoide e nelle protesi cementate.

Nessuna differenza significativa fra le protesi di primo impianto e le revisioni.

A conclusione tali Autori indicano come fattori di rischio per la mortalità a seguito di intervento di artroprotesi, l'età avanzata, il sesso maschile, e l'anamnesi positiva per malattie cardiorespiratorie [9, 91].

Bibliografia

1. Barre J, Lepouse C, Segal PH (1997) Embolism and intramedullary femoral surgery. Rev Chir Orthop 83:9-21
2. Kallos T, Enis JE, Gollan F, Davis JH (1974) Intramedullary pressure and pulmonary embolism of femoral medullary contents in dogs during insertion of bone cement and a prosthesis. J Bone Joint Surg Am 56:1363-1367
3. Orsini EC, Byrick RJM, Kay JC, Waddell JP (1987) Cardiopulmonary function and pulmonary microemboli during arthroplasty using cemented or non-cemented components. J Bone Joint Surg Am 69:822-832
4. Tronzo RG, Kallos T, Wyche MQ (1974) Elevation of intramedullary pressure when methylmethacrylate is inserted in total hip arthroplasty. J Bone Joint Surg Am 56:714-718
5. Ereth MH, Weber JG, Abel MDF et al (1992) Cemented versus noncemented total hip arthroplasty – embolism, emodynamics, and intrapulmonary shunting. Mayo Clin Proc 67:1066-1074
6. Dandy DJ (1971) Fat embolism following prosthetic replacement of the femoral head. Injury 3:85-88
7. Duncan JA (1989) Intraoperative collapse or death related to the use of acrilic cement in hip surgery. Anesthesia 44:149-153
8. Kallos T (1975) Impaired arterial oxygenation associated with use of bone cement in the femoral schaft. Anesthesiology 42:210-215
9. Lewallen DG, Ereth MH (1996) Intraoperative mortality. In: Morrey BF (ed) Reconstructive surgery of the joints, 2nd edn, Vol. 1. Churchill Livingstone, New York, pp 197-205
10. Patterson BM, Healey JH, Cornell CN, Sharrock NE (1991) Cardiac arrest during hip arthroplasty with a cemented long-stem component. A report of seven cases. J Bone Joint Surg Am 73:271-277
11. Black S, Cucchiara RF, Nishimura RA, Michenfelder JD (1989) Parameters affecting occurrence of paradoxical air embolism. Anesthesiology 71:235-241
12. Hagen PT, Scholz DG, Edwards WD (1984) Incidence and size of patent foramen ovale during the first 10 decades of life: an autopsy study of 965 normal hearts. Mayo Clin Proc 59:17-20
13. Byrick RJ, Bell RS, Kay JC et al (1989) High-volume, high-pressure pulsatile lavage during cemented arthroplasty. J Bone Joint Surg Am 71:1331-1336
14. Sherman RMP, Byrick RJ, Kay JC et al (1983) The role of lavage in preventing hemodynamic and blood-gas changes during cemented arthroplasty. J Bone Joint Surg Am 65:500-506
15. Engesaeter LB, Strand T, Raugstad TS et al (1984) Effects of a distal venting hole in the femur during total hip replacement. Arch Orthop Trauma Surg 103:328-331
16. Rossi P, Salvi V, Sibelli P, Boux E (1996) Le complicanze neuro-vascolari. GIOT 22[Suppl 1]:1129-1135
17. Nercessian OA, Macaulay W, Stinchfied FE (1994) Peripheral neuropathies following total hip arthroplasty. J Arthroplasty 9:645-651
18. Edwards BN, Tullos HS, Noble PC (1987) Contributory factors and etiology of sciatic nerve palsy in total hip arthroplasty. Clin Orthop 218:136-141
19. Johanson NA, Pellicci PM, Tsairis P, Salvati EA (1983) Nerve injury in total hip arthroplasty. Clin Orthop 179:214-222
20. Solheim LF, Hagen R (1980) Femoral and sciatic neuropathies after total hip arthroplasty. Acta Orthop Scand 51:531-534

21. Wasielewski RC, Crossett LS, Rubash HE (1992) Neural and vascular injury in total hip arthroplasty. Orthop Clin North Am 23:219-235
22. Weber ER, Daube JR, Coventry MB (1976) Peripheral neuropathies associated with total hip arthroplasty. J Bone Joint Surg Am 58:66-69
23. Schmalzried TP, Amstulz HC, Dorey FJ (1991) Nerve palsy associated with total hip replacement. Risk factors and prognosis. J Bone Joint Surg Am 73:1074-1080
24. Simmons C Jr, Izant TH, Rothman RH et al (1991) Femoral neuropathy following total hip arthroplasty. Anatomic study, case reports, and literature review. J Arthroplasty 6[Suppl]:57-66
25. Pess GM, Lusskin R, Waugh TR, Battista AE (1987) Femoral neuropathy secondary to pressurized cement in total hip replacement: treatment by decompression and neurolysis. Report of a case. J Bone Joint Surg Am 69:623-625
26. Siliski JM, Scott RD (1985) Obturator-nerve palsy resulting from intrapelvic extrusion of cement during total hip replacement. Report of four cases. J Bone Joint Surg Am 67:1225-1228
27. Jacobs LGH, Buxton RA (1989) The course of superior gluteal nerve in lateral approch to the hip. J Bone Joint Surg Am 71:1239-1243
28. Sunderland S (1978) Nerves and nerve injuries. Churchill Livingstone, London, p 155
29. Shaughnessy WJ, Kavanagh B, Fitzgerald RH Jr (1989) Long-term results of total hip arthroplasty in patients with high congenital dislocation of the hip. Orthop Trans 13:510
30. Navarro RA, Schmalzried TP, Amstutz HC, Dorey FJ (1995) Surgical approach and nerve palsy in total hip arthroplasty. Arthroplasty 10:1-5
31. Black DL, Reckling FW, Potter SS (1991) Somatosensory-evoked potenzial monitored during total hip arthroplasty. Clin Orthop 262:170-177
32. Nercessian OC, Gonzalez EG, Stinchfied FE (1989) The use of somatosensory evoked potential during revision or reoperation for total hip arthroplasty. Clin Orthop 243:138-142
33. Fleming RE, Michelsen CB, Stinchfield FE (1979) Sciatic paralysis. A complication of bleeding following hip surgery. J Bone Joint Surg Am 61:37-39
34. Cohen B, Bhamra M, Ferris BD (1991) Delayed sciatic nerve palsy following total hip arthroplasty. Br J Clin Pract 45:292-293
35. Lack DL, Reckling FW, Porter SS (1991) Somatosensory evoked potential monitored during total hip arthroplasty. Clin Orthop 262:170-177
36. Wasielewski RC, Cooperstein LA, Kruger MP, Rubash HE (1990) Acetabular anatomy and the transacetabular fixation of screws in total hip arthroplasty. J Bone Joint Surg Am 72:501-508
37. Brantigan JW, Owens ML, Moody FG (1976) Femoral neuropathy complicating anticoagulant therapy. Am J Surg 132:108-109
38. Kennedy WF, Byrne TF, Majid HA, Pavlak LL (1991) Sciatic nerve monitoring during revision total hip arthroplasty. Clin Orthop 264:223-227
39. Potter SS, Black DL, Reckling FW, Mason J (1989) Intraoperative cortical somatosensory evoked potentials for detection of sciatic neuropathy during total hip arthroplasty. J Clin Anesth 1:170-176
40. Smith JW, Pellicci PM, Sharrock N et al (1989) Complications after total hip replacement. The contralateral limb. J Bone Joint Surg Am 71:528-535
41. Heyes FLP, Aukland A (1985) Occlusion of the common femoral artery complicating total hip arthroplasty. J Bone Joint Surg Br 67:533-535
42. Hopkins NFG, Vanhegan JAD, Jamienson CW (1983) Iliac aneurism after total hip arthroplasty. Surgical management. J Bone Joint Surg Br 65:359-361

43. Nachbur B, Meyer RP,Verkkala K, Zurcher R (1979) The mechanisms of severe arterial injury in surgery of the hip joint. Clin Orthop 141:122-133
44. Shoenfield NA, Stuchin SA, Pearl R, Haveson S (1990) The management of vascular injures associated with total hip arthroplasty. J Vasc Surg 11:549-555
45. Béguin L, Feugier P, Durand J-M et al (2000) Risque vasculaire et arthroplastie totale d'hanche. Rev Chir Orthop Reparatrice Appar Mot 87(5):489-498
46. Mallory TH (1972) Rupture of the common iliac vein from reaming the acetabulum during total hip replacement. J Bone Joint Surg Am 54:276-277
47. Aust JC, Bredemberg CN, Murray DG (1981) Mechanism of arterial injuries associated with total hip replacement. Arch Surg 116:345-349
48. Kroese A, Mollerud A (1975) Traumatic aneurysm of the common femoral artery after hip endoprosthesis. Acta Orthop Scadinavica 46:119-122
49. Salama R, Stavorovsky MM, Iellin A, Weissman SL (1972) Femoral artery injury complicating total hip replacement. Clin Orthop 89:143-144
50. Keating EM, Ritter MA, Faris PM (1990) Structures at risk from medially placed acetabular screws. J Bone Joint Surg Am 72:509-511
51. Peterson CA II, Lewallen DG (1996) Periprosthetic fracture of the acetabulum after total hip arthroplasty. J Bone Joint Surg Am 78:1206-1213
52. Parfenchuck TA, Young TR (1994) Intraoperative arterial occlusion in total joint arthroplasty. J Arthroplasty 9:217-220
53. Stubbs DH, Dorner DB, Johnston RC (1986) Thrombosis of the iliofemoral artery during revision of a total hip replacement. A case report. J Bone Joint Surg Am 68:454-455
54. Matos MH, Amstutz HC, Machleder HI (1979) Ischemia of lower extremity after total hip replacement. J Bone Joint Surg Am 61:24-27
55. Johnson R, Green JR, Cherley J (1991) Pulmonary embolism and its prophilaxys following the Charnley total hip replacement. Clin Orthop 127:123-132
56. Johnson R, Carmichael JHE, Almond HGA, Loynes RP (1978) Deep venous thrombosis following Charnley arthroplasty. Clin Orthop 132:24-30
57. Coventry MB, Nolan DR, Beckenbaugh RD (1973) "Delaied" profylactic anticoagulation: a study of result and complications in 2,012 total hip arthropasty. J Bone Joint Surg Am 55:1487-1492
58. Gitel SN, Salvati EA, Wessler S et al (1979) The effect of total hip replacement and general surgery on antithrombin III in relation to venous thrombosis. J Bone Joint Surg Am 61:653-656
59. Sharrock NE, Go G, Harpel PC et al (1995) Thrombogenesis during total hip arthroplasty. Clin Orthop 319:16-27
60. Warwick D, Martin AG, Glew D, Bannister GC (1994) Measurement of femoral vein blood flow during total hip replacement. Duplex ultrasound imaging with and without use of a foot pump. J Bone Joint Surg Br 77(6):918-921
61. Warwick D, Harrison J, Glew D et al (1998) Comparison of the use of a foot pump with use of low molecular-weight heparin for the prevention of deep vein thrombosis after total hip replacement. A prospective, randomized trial. J Bone Joint Surg Br 80:1158-1166
62. Salvati EA, Pellegrini VD, Sharrock NE et al (2000) Recent advances in venous thromboembolic prophylaxis during and after total hip replacement. J Bone Joint Surg Am 82:252-270
63. Botteman MF, Caprini J, Stephens JM et al (2002) Results of an economic model to assess the cost-effectiveness of enoxaparin, a low-molecular-weight heparin, versus warfarin for the prophylaxis of deep vein thrombosis and associated long-term complications in

total hip replacement surgery in the United States. Clin Ther 24(11):1960-1986
64. Friedman RJ (2003) Extended thromboprophylaxis after hip or knee replacement. Orthopedics 26(2):225-230
65. Samama CM, Vray M, Barre J et al (2002) Extended venous thromboembolism prophylaxis after total hip replacement: a comparison of low-molecular-weight heparin versus oral anticoagulant. Arch Intern Med 162(19):2191-2206
66. Van Stralen GM, Struben PJ, Van Loon CJ (2003) The incidence of dislocation after primary total hip arthroplasty using posterior approach with posterior soft-tissue repair. Arch Orthop Trauma Surg 123(5):219-222
67. Hardinge K (1982) The direct lateral approch to the hip. J Bone Joint Surg Br 64:17-19
68. Sculco TP (2003) Advances in minimally invasive surgery of the hip. Program and Abstract of AAOS 70h Annual Meeting, 5-9 Feb, New Orleans, p 116
69. Batouk O, Gilbart M, Jain R (2001) Intraoperative dislocation of the trial femoral head into the pelvis during total hip arthroplasty J Bone Joint Surg Am 83:1549-1551
70. Schwartz JT, Mayer JG, Engh CA (1989) Femoral fracture during non-cemented total hip arthroplasty. J Bone Joint Surg Am 71:1135-1142
71. Miller AJ (1972) Late fracture of the acetabulum after total hip replacement. J Bone Joint Surg Br 54:600-606
72. Lewinnek GE, Lewis JL, Tarr R, et al (1978) Dislocation after total hip replacement arthroplasties. J Bone Joint Surg Am 60:217-222
73. Ritter MA (1976) Dislocation and subluxation of the total hip replacement. Clin Orthop 121:92-97
74. Kristiansen B, Jogensen L, Holmich P (1985) Dislocation following total hip arthroplasty. Arch Orthop Trauma Surg 103:375-380
75. Woo RYG, Morrey BF (1982) Dislocation after total hip arthroplasty. J Bone Joint Surg Am 64:1295-13001
76. Woolson ST, Rahimtoola ZO (1999) Risk factors for dislocation during the first 3 months after primary total hip replacement. J Arthroplasty 14:662-668
77. Robert JM, Fu FH, McClain EJ, Fergusson AB (1987) A comparison of the dislocated and anterolateral approach to total hip arthroplasty. Clin Orthop 187:205-208
78. Barrack RL (2003) Dislocation after total hip arthroplasty: implant design and orientation. J Am Acad Orthop Surg 11(2):89-99
79. Murray DW (1992) Impingment and loosening of the long posterior wall acetabular implant. J Bone Joint Surg Br 74:377-382
80. Bosco JA, Benjamin JB (1993) Loosening of a femoral stem associated with the use of extended-lip acetabular cup liner: a case report. J Arthroplasty 8:91-98
81. Dorr LD, Wolf AW, Chandler RW, Coventry JP (1983) Classification and treatment of dislocation of total hip arthroplasty. Clin Orthop 173:151-160
82. D'Imporzano M, De Bellis U, Pozzolini M (1996) Lussazioni e fratture in protesi d'anca. GIOT 22[Suppl. 1]:1115-1127
83. Coventry MB (1975) Treatment of infections occurring in total hip surgery. Orthop Clin North Am 6:991-1003
84. Niskanen RO, Korkala O, Pammo H (1996) Serum C-reactive protein levels after total hip and knee replacement. J Bone Joint Surg Br 78(3):431-433
85. Shih LY, Wu JJ, Yang DJ (1987) Erythrocyte sedimentation rate and C-reactive protein values in patients with total hip arthroplasty. Clin Orthop 225:238-246
86. Davis N, Curry A, Gambhir AK et al (1999) Intraoperative bacterial contamination in operations for joint replacement. J Bone Joint Surg Br 81:886-889
87. Tessari L (1996) La profilassi antibiotica. GIOT 22[Suppl 1]:1009-1014

88. Brandt CM, Sistrunk WW, Duffy MC (1997) Staphylococcus aureus prosthetic joint infection with debridement and prosthesis retention. Clin Infect Dis 24(5):914-919
89. Teeny SM, Dorr L, Murata G, Conaty P (1990) Treatment of infected total knee arthroplasty. Irrigation and debridment versus two-stage reimplantation. J Arthroplasty 5:35-39
90. Clarke HD, Berry DJ, Larson DR (1997) Acute pseudo-obstruction of the colon as a postoperative complication of hip arthroplasty. J Bone Joint Surg Am 79:1642-1647
91. Parvizi J, Johnson BG, Rowland C et al (2001) Thirty-day mortality after elective total hip arthroplasty. J Bone Joint Surg Am 83:1524-1528

Le complicanze locali a distanza: meccaniche ed immunologiche

R. VIGANÒ[1], A. WOLF[1], V. RAGNI[2]

Introduzione

Nel corso dell'evoluzione dell'ortopedia, l'artroprotesi d'anca [1] ha rappresentato un momento di trasformazione epocale. In pratica con essa si è concretizzato il passaggio da interventi con finalità prevalentemente "correttive" ad interventi "sostitutivi". Da allora l'evoluzione delle tecniche e dei materiali impiegati ha subito una crescita così rapida da avere pochi riscontri simili nel campo delle scienze applicate. Ciò ha portato il chirurgo ortopedico ad acquisire esperienza e sicurezza, ad allargare l'indicazione a questo intervento, ad incrementarne la percentuale dei successi e a valutarne sempre più approfonditamente i limiti, esaminando i casi a distanza di tempo e studiando le cause di insuccesso [2]. La successiva fase di evoluzione ha quindi preso in considerazione gli insuccessi e quindi le complicanze, in relazione al momento di insorgenza, alle variabili eziopatogenetiche ed alle modalità del loro trattamento. Questa premessa di carattere storico è doverosa per affrontare l'argomento delle complicanze tardive dell'artroprotesi d'anca. Infatti non sono state ancora completamente chiarite le implicazioni meccaniche indotte dall'inserimento di un elemento estraneo che deve creare, con le strutture corporee in generale e quelle ossee in particolare, un insieme efficace ed efficiente dal punto di vista biomeccanico e, contemporaneamente, essere il più inerte possibile dal punto di vista biologico e immunologico.

Artroprotesi d'anca: le complicanze a distanza

L'approccio ad una complicanza che insorga a seguito di un atto chirurgico si basa sostanzialmente su alcune semplici, ma fondamentali domande che il chi-

[1] Centro di Chirurgia dell'Artrite Reumatoide, Istituto Ortopedico Gaetano Pini, Milano,
[2] II Scuola di Specializzazione di Ortopedia, Università degli Studi, Milano

rurgo deve porsi: qual è il problema, quando si è concretizzato, perché è avvenuto, in che modo si è sviluppato.

In tutti gli interventi, un essenziale parametro classificativo delle complicanze è la valutazione del tempo di insorgenza delle stesse in relazione all'atto chirurgico. Per le cosiddette complicanze "precoci" i meccanismi eziopatogenetici sono relativamente meglio definibili e definiti, in quanto più facilmente riconducibili all'atto chirurgico, all'immediato decorso post-operatorio ed alle prime fasi della riabilitazione, e pertanto può essere relativamente più semplice trovare una risposta adeguata al "dove", al "quando", al "come" ed al "perché" [3, 4]. Per le complicanze a distanza di tempo, o "tardive", non sempre è distinguibile la causa dall'effetto ed i fattori biomeccanici e biologici, caratteristici dello scenario della complicanza, sono a tal punto inter-dipendenti da impedire in molti casi l'esatto riconoscimento della noxa patogena primaria, pur in un quadro genericamente simile, caratterizzato dalla mobilizzazione dell'impianto e/o dall'usura delle sue componenti.

Questo argomento ha assunto una importanza sempre maggiore ed ha assorbito notevoli risorse sia nel campo della valutazione clinica [5], che ha espresso come, statisticamente, le mobilizzazioni asettiche rappresentino la causa principale di revisione delle artroprotesi d'anca, sia nella ricerca che si è sempre più indirizzata verso studi tribologici e di interazione biologica all'interfaccia osso/protesi] [2, 6-9].

Le pubblicazioni scientifiche in merito al tema delle complicanze tardive delle artroprotesi d'anca sono numerosissime; una rassegna bibliografica generale arriverebbe a comprendere alcune centinaia di titoli. Se è stato ampiamente trattato il tema della classificazione del danno osseo presente nei fallimenti, prendendo spunto dai lavori di Paproski [10, 11], non altrettanto è stato fatto per arrivare alla definizione di un sistema classificativo che sia in grado di comprendere tutte le possibili cause o, perlomeno, la maggior parte di esse. A complicare questo indirizzo speculativo vi è la continua evoluzione dei materiali, del design, dei concetti biologici, che ha comportato una sorta di "dispersione" delle ricerche basate sul follow-up.

Huiskes [12] si è espresso in relazione agli aspetti biomeccanici dei fallimenti delle artroprotesi, confrontando impianti cementati e non cementati, ed ha definito una serie di "scenari", riproposti successivamente da Benazzo [13], al fine di definire gli aspetti globali che, come già precedentemente detto, corrispondono il più delle volte ad una cascata di eventi i quali, interagendo tra loro, portano alla mobilizzazione.

Prendendo spunto da questa impostazione ci sembra quindi corretto considerare l'artroprotesi d'anca come un "sistema" suddivisibile in "sotto-sistemi" ognuno dei quali, da solo o in combinazione con altri, può essere interessato da "fattori di rischio". Con questa impostazione si cerca quindi di rendere più precisa l'identificazione del punto critico in grado di portare, nella maggior parte dei casi con un effetto a cascata, al fallimento dell'intero sistema-protesi.

Innanzitutto i sotto-sistemi possono essere distinti in meccanici e biologici (Tabella 1).

Secondo questo approccio metodologico le cause delle complicanze andranno ricercate in ognuno dei sotto-sistemi e quindi riferite a fattori di rischio "intrinseci" ed "estrinseci" (Tabella 2).

Tabella 1. Artroprotesi d'anca: sotto-sistemi meccanici e biologici

Sotto-sistemi meccanici	Fissi - stelo femorale - coppa acetabolare Di movimento - accoppiamento emi-sferico • concavo (coppa) • convesso (testina)
Sotto-sistemi biologici	Interfaccia osso/cemento Interfaccia osso/protesi

Tabella 2. Artroprotesi d'anca: fattori di rischio nelle complicanze tardive

	Fattori di rischio	
	Intrinseci	**Estrinseci**
Sotto-sistemi meccanici	- Materiale - Design	- Posizionamento - Morfotipo del paziente - Abitudini di vita
Sotto-sistemi biologici	- Stabilità primaria - Stabilità secondaria - Qualità dell'osso ospite	- Sensibilizzazione a metalli - Malattia da detriti

Si può notare che, come in tutte le proposte classificative, è difficile delineare rigide suddivisioni. Ad esempio il fattore di stabilità primaria e secondaria, considerato in ambito biologico privilegiando il versante osseo all'interfaccia osso-protesi, potrebbe comunque rientrare anche nei fattori meccanici. Infatti la stabilità non è soltanto dipendente dall'ancoraggio dell'osso sulla protesi ma anche da alcune specificità meccaniche dell'impianto e della sua superficie.

Comunque, al di là delle variabili considerate, si può osservare che ognuno di questi fattori può essere contemporaneamente causa ed effetto della complicanza. Un classico esempio può essere quello di un materiale con ridotte capacità meccaniche che andando incontro ad una rapida usura con produzione di detriti, provoca la mobilizzazione della componente protesica, anche dove non siano presenti altri fattori di rischio; oppure come solo un sovraccarico dato da attività lavorative pesanti possa indurre la medesima catena negativa anche in un impianto correttamente posizionato e costruito con materiali idonei.

È quindi lecito affermare che qualunque sia la causa iniziale il risultato a distanza, cioè la complicanza, sia frequentemente la stessa.

Le cause e le sedi iniziali del problema sono quindi molteplici, ma le conseguenze si riducono a:

- micro- e macrousura delle componenti protesiche (Fig. 1);
- rottura delle componenti protesiche;
- perdita dell'ancoraggio osso/protesi (Figg. 2, 3);
- lussazione articolare (come complicanza isolata a distanza è molto rara, solitamente post-traumatica oppure come epifenomeno di mobilizzazione delle componenti protesiche).

Bal e coll. [14] hanno valutato 83 impianti in 75 pazienti con un follow-up medio di circa 5 anni, nei quali erano stati utilizzati tre tipi di steli, differenti per metallo, superficie e tipo di testa, con il medesimo tipo di coppa acetabolare. Interessante è stato il riscontro di una maggiore usura del polietilene (0.22 mm/anno) negli impianti modulari (stelo in titanio con testa intercambiabile in Cr/Co) rispetto a quelli monoblocco in Cr/Co (0.07 mm/anno), così come nel primo tipo di protesi è stata riscontrata una osteolisi peri-protesica in percentuale maggiore. In conclusione gli Autori pongono in discussione che i proces-

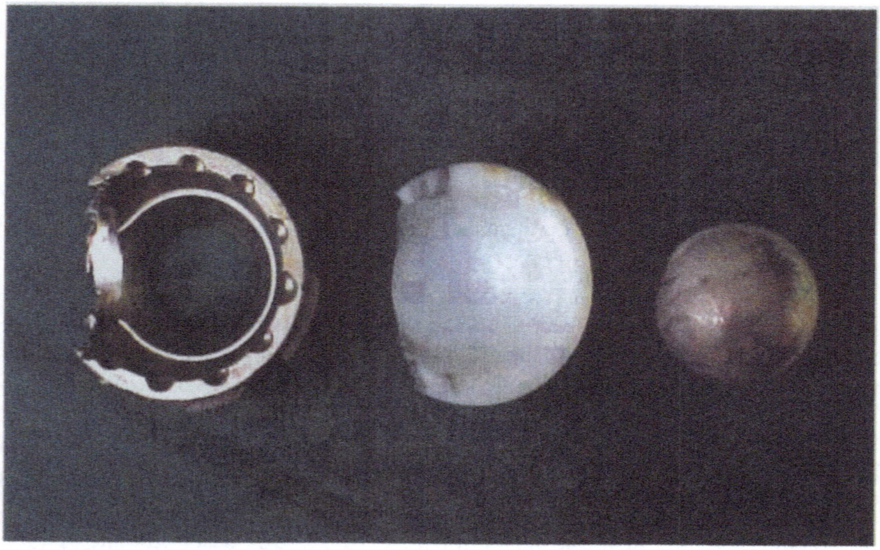

Fig. 1. Il ridotto spessore del polietilene, a causa dello sfavorevole rapporto tra diametro della coppa e diametro della testa (32 mm), ha causato una rapida usura dello stesso ed una massiva usura della coppa in titanio da parte della testa in ceramica

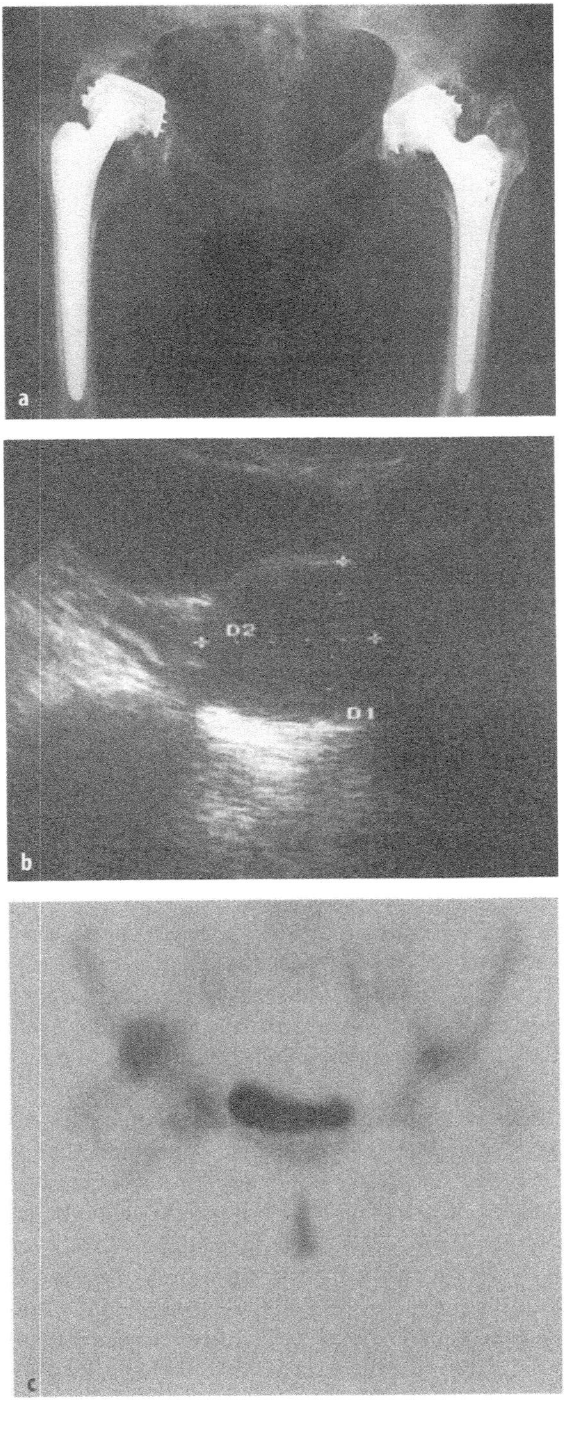

Fig. 2. Osteolisi peri-acetabolare bilaterale nettamente più grave a destra (**a**), con formazione di voluminoso granuloma intra-pelvico (**b**) e quadro scintigrafico (**c**)

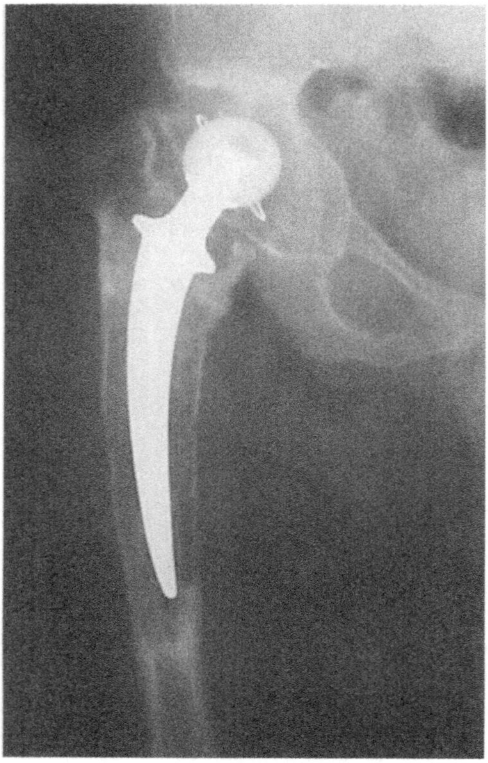

Fig. 3. Artroprotesi anca destra con componenti cementate in paziente affetto da artrite cronica giovanile operato all'età di 20 anni. Controllo dopo 18 anni con mobilizzazione della coppa acetabolare e mobilizzazione dello stelo femorale con affondamento dello stesso e massiva osteolisi peri-protesica

si di corrosione che si possono instaurare a livello dell'innesto della testa, siano responsabili in misura maggiore delle osteolisi peri-protesiche da detriti di UHMWPE.

Lee [15] ha studiato la correlazione tra diametro della testa e spessore del UHMWPE, esponendo dei risultati che confermano che con la testa di diametro maggiore (32 mm) e con spessore di UHMWPE ridotto vi è una correlazione diretta con la osteolisi rispetto alla testa di diametro minore (26 mm). Soprattutto si ha un andamento di tipo logaritmico della curva di usura dal 2° anno in poi.

Niggemeyer e coll. [16], dopo aver revisionato 6 impianti acetabolari per usura dell'inserto in polietilene in impianti non cementati, concludono che la mobilizzazione era stata indotta da un inefficace sistema di blocco tra coppa e inserto e sottolineano l'importanza di avere marker radio-opachi nel polietilene al fine di valutarne la posizione nel corso dei controlli post-operatori.

Clohisy e coll. [17] hanno valutato con un follow-up oltre i 10 anni, 45 pazienti con impianto acetabolare cementato e 45 pazienti con impianto acetabolare non cementato, evidenziando migliori risultati a distanza nel gruppo degli impianti non cementati.

La maggior parte degli Autori ha indirizzato la valutazione delle complicanze a distanza soprattutto su aspetti di tipo meccanico e biologico, mentre il campo immunologico, una volta accertata la generica bio-compatibilità dei materiali utilizzati, è stato relativamente poco approfondito. Recentemente, soprattutto perché indotti da casi con mobilizzazioni tardive scarsamente "spiegabili" dal punto di vista biomeccanico e biologico, si sta concentrando l'interesse dei ricercatori e dei clinici verso la cosiddetta "sensibilità" ai metalli che, attraverso una catena di reazioni immunitarie, può essere in grado di portare al fallimento di un impianto.

La prima correlazione tra reazione cutanea di tipo eczematoso ed impianto ortopedico fu pubblicata nel 1966 da Foussereau e Laugier [18]. In seguito fu riportato un sempre più crescente numero di reazioni di ipersensibilità a metalli non solo in campo ortopedico ma anche nell'implantologia dentale, nella chirurgia cardiovascolare e nella chirurgia plastica, con descrizione di casi risolti dopo la rimozione degli impianti metallici. Fino ad oggi questo particolare aspetto delle complicanze post-operatorie non è comunque del tutto chiarito [19].

Si calcola che il 15-20% della popolazione abbia ipersensibilità cutanea a metalli, ma che solo una percentuale inferiore all'1% possa andare incontro ad effetti di una certa gravità. È altresì noto che tutti i metalli posti all'interno di un sistema biologico subiscono fenomeni di corrosione, rilasciano ioni che inducono una reazione immunologica con la formazione di complessi metallo/proteici. Si formano prodotti di degradazione quali:

- detriti da usura;
- complessi colloidali organo-metallici;
- ioni metallici liberi;
- sali o ossidi metallici inorganici;
- precipitati organo-metallici.

L'aspetto comune di questi prodotti di degradazione è che si comportano da antigeni (allergeni), a differenza di quanto accade per i polimeri che non si degradano e non danno risposta immunitaria.

Di tutti i metalli il nickel è quello che induce una maggiore sensibilità, seguito da cobalto e da cromo. Molto comune è la reattività crociata nickel/cobalto. I meccanismi di sensibilizzazione ai metalli possono attivarsi immediatamente, cioè nel giro di pochi minuti (risposta *immediata*). Questo avviene per meccanismi umorali con la formazione di anticorpi e quindi di complessi antigene/anticorpo. Oppure può avvenire nel giro di alcune ore o addirittura di giorni (risposta *tardiva*) ed è mediata da processi a livello cellulare. Di solito negli impianti protesici ci si riferisce alla sensibilizzazione tardiva (*delayed-type hypersensitivity* - DTH).

Un aspetto significativo è quello relativo all'identificazione di soggetti "a rischio" per la sensibilizzazione ai metalli. Il più semplice, ma al contempo più soggettivo, riscontro è quello anamnestico: di routine si deve chiedere al paziente candidato ad un intervento di artroprotesi se ha avuto pregressi episodi di allergia da contatto (bracciali, anelli, ecc.). Nel caso di risposta affermativa occorre sottoporre il paziente ad un test. I più semplici sono i test cutanei (*patch test* e *intra-dermal*). Il patch test consiste nell'applicare sulla cute del paziente campioni dei metalli da valutare (alluminio, cromo, cobalto, molibdeno, nickel, vanadio e zirconio) ed eseguire una valutazione dell'eventuale reazione cutanea (scala da 1 a 4) a 48 e 96 ore di distanza. Questo test si basa sull'attivazione delle cellule di Langerhans. Ha notevoli limiti in quanto l'esposizione è breve, vi è la possibilità che venga indotta una soppressione della reazione o, al contrario, che vi sia una induzione di sensibilità. I test *in vitro* sono sicuramente più precisi. Ad esempio nel test di attivazione dei linfociti, questi sono posti per una settimana in coltura in presenza dei metalli e si misura la risposta proliferativa. Anche con questo test rimangono comunque irrisolti i termini della sensibilizzazione ed inoltre vi è la possibilità di avere sia falsi negativi sia falsi positivi.

Conclusioni

Il tema delle complicanze tardive nelle artroprotesi d'anca sarà sempre al centro dell'interesse del chirurgo ortopedico che, nell'eseguire l'intervento, persegue lo scopo di ripristinare la funzione articolare ed applica qualsiasi elemento tecnico e tecnologico che consenta di mantenere il più a lungo possibile questa funzione. La storia degli ultimi due decenni ci ha mostrato come questo scopo venga sempre più raggiunto; ci ha altresì dimostrato che possono subentrare variabili capaci di mettere in discussione concetti fino a quel momento espressi, approfonditi e ritenuti a volte indiscutibili. In passato si tendeva a considerare il cemento come elemento debole del sistema protesico, fino a giungere alla descrizione di una vera e propria "malattia da cemento", per poi identificare che il meccanismo iniziale scatenante la mobilizzazione degli impianti era soprattutto l'usura del polietilene e le reazioni ad essa conseguenti.

L'evoluzione ha portato verso gli impianti non cementati, e con essi alla soluzione di molti problemi ma al riconoscimento di altri. Abbiamo progressivamente preso coscienza di una serie di quadri clinici e radiografici, e di neologismi ad essi riferiti, che hanno definito delle vere e proprie patologie post-protesiche (dolore di coscia, *stress shielding*, *stress bypass*, ecc.). Attualmente con il miglioramento degli strumentari, del design degli impianti, dei materiali utilizzati e la maggiore esperienza dei chirurghi, la maggior parte delle protesi d'anca attualmente impiantate è destinata ad una lunga sopravvivenza. Le analisi prospettiche, la continua valutazione delle statistiche, soprattutto con l'ausilio dei cosiddetti "registri nazionali" o con studi policentrici, ci consentiranno un accurato follow-up ed un precoce riconoscimento delle complicanze. Si affronteranno aspetti nuovi: gli elementi positivi appena sopra elencati offrono maggiore sicurezza, anche se questo termine spesso è confuso con garanzia, e quindi si tenderà sempre di più da un lato ad abbassare l'età media dei pazienti che vengono sottoposti a questi interventi e dall'altro a concedere una maggiore libertà funzionale. Anche l'allungamento delle aspettative di vita porta ad una necessità di maggiore longevità degli impianti. Pertanto è da prevedere, almeno se le tendenze future seguiranno le attuali linee-guida basate soprattutto su protesi non cementate, che il problema sarà sempre più legato all'usura delle parti di movimento, con le conseguenti problematiche meccaniche, biologiche e immunologiche (come ad esempio la sensibilizzazione ai metalli), e alle capacità di continuo rimodellamento osseo nei confronti delle superfici protesiche. Una protesi a durata illimitata è nelle speranze dei ricercatori e dei clinici che indirizzeranno sempre più risorse in questa direzione ma, più realisticamente, l'impegno prevedibilmente maggiore sarà nel campo della chirurgia da revisione. Anche in questo caso il preciso riconoscimento del punto critico che ha indotto i processi di usura e di mobilizzazione, consentirà di mantenere risultati elevati nella riprotesizzazione. Quindi accanto alla scelta di protesi primarie di accertata compatibilità biomeccanica e biologica, sarà comunque solo il rigido follow-up dei casi operati a fornire i riscontri indispensabili alla definizione della durata delle protesi stesse.

Bibliografia

1. Charnley J (1961) Arthroplasty of the hip: a new operation. Lancet 1:1129-1132
2. Malchau H, Herberts P (1998), Prognosis of total hip replacement. Revision and re-revision rate in THR: a revision risk study of 148359 primary operations. Scientific exhibit 65th Annual Meeting AAOS, New Orleans
3. Sylvain MG, Kassab S, Coutts R et al (2001) Early failure of a roughened surface, precoated femoral component in total hip arthroplasty. J Artrhroplasty 16(2):141-148
4. Jolles BM, Zangger P, Leyvraz PF (2002) Factors predisposing to dislocation after primary total hip arthroplasty. J Arthroplasty 17(3):282-288
5. Harris WH (1992) The first 32 years of total hip arthroplasty: one surgeon perspective. Clin Orthop 274:6-11
6. Isaac G, Wrobolewski B, Atkinson J et al (1992) A tribological study of retrieved hip prosthesis. Clin Orthop 276:115
7. Spector M (1993) Prosthesis: Materials, fixation and design. OKU 4:245-258
8. Li S, Burstein AH (1994) Current concepts review: ultra-high molecular weight polyethylene: the material and its use in total joint arthroplasty. J Bone Joint Surg Am 76:1080-1090
9. Schmidt RH (1994) Osteolysis: new polymers and new solutions. Orthopedics 17:817
10. Paprosky WG (1991) Classification and treatment of the failed acetabulum: a systemic approach. Contem Orthop 22:121-131
11. Paprosky WG, Perona PG, Lawrence JM (1994) Acetabular defect classification and surgical reconstruction in revision arthroplasty. A six years follow-up evaluation. J Arthroplasty 9:33-44
12. Huiskes R (1993) Failed innovation in total hip replacement: diagnosis and proposals for a cure. Acta Orthop Scand 64:699-716
13. Benazzo F (1999) Mobilizzazione delle protesi d'anca. Patogenesi, diagnosi e trattamento. Ed. Kurtis, Milano
14. Bal BS, Vandelune D, Gurba DM et al (1998) Polyethylene wear in cases using femoral stems of similar geometry, but different metals, porous layer, and modularity. J Arthroplasty 13(5):492-499

15. Lee P (1999) Early polyethylene wear and osteolysis in cementless total hip arthroplasty. J Arthroplasty 14(8):976-981
16. Niggemeyer O, Fink B, Ruether W (2002) Dislocation of the polyethylene liner in hip arthroplasty. Acta Orthop Scand 73(4):403-406
17. Clohisy JC, Harris WH (2001) Matched-pair analysis of cemented and cementless acetabular reconstruction in primary total hip arthroplasty. J Arthroplasty 16(6):697-705
18. Foussereau J, Laugier P (1966) Allergic eczemas from metallic foreign bodies. Trans St.Johns Hosp Dermatol Soc 52:220-225
19. Hallab N, Merrit K, Jacobs JJ (2001) Metal sensitivity in patients with orthopaedic implants. J Bone Joint Surg Am 83:428-435

Le infezioni

M. Collodel[1], U. De Nicola[1], P.G. Scotton[2]

Epidemiologia e profilassi

Ancora intorno agli anni '60, l'artroprotesi d'anca era gravata da un tasso d'infezione del 9% e la sepsi rappresentava la principale causa di insuccesso [1].

Nel corso degli ultimi decenni si sono ottenuti notevoli progressi tanto nella prevenzione quanto nel trattamento delle infezioni protesiche che si verificano attualmente nello 0.5-1% degli impianti [2-4].

L'impegno è stato concentrato su tre fattori interdipendenti che intervengono nel determinismo delle infezioni operatorie: la contaminazione batterica, la recettività del tessuto ospite, la presenza di una ferita chirurgica. Su tali elementi tradizionali agisce, inducendo aspetti peculiari, la presenza del corpo estraneo: il materiale di impianto.

La protesi svolge un fattore favorente la sopravvivenza dei germi.

Aspetti quantitativi si innestano su quelli qualitativi. L'importanza della carica batterica, la virulenza, la gravità della depressione delle difese dell'ospite, l'entità della lesività chirurgica e la maggiore recettività di alcuni biomateriali alle infezioni, sono altrettanti variabili.

Nella pratica degli ultimi anni sono migliorate la sterilità del campo operatorio e la profilassi antibiotica; le moderne tecniche anestesiologiche ed il supporto medico hanno potenziato la reattività dei pazienti.

La tecnica chirurgica si è evoluta diventando meno traumatica, i materiali protesici sono sempre più sofisticati ed efficienti.

Nel complesso in tutte le fasi pre-, intra- e post-operatorie, la sorveglianza anti-infettiva ha prodotto risultati notevoli.

Nel periodo pre-operatorio gli sforzi si concentrano nell'identificazione ed eliminazione di sorgenti potenziali di sepsi dell'impianto.

[1]Dipartimento di Ortopedia e Traumatologia, [2]Divisione di Malattie Infettive, Ospedale Ca' Foncello, Treviso

Focolai sub-clinici quali infezioni genito-urinarie, del cavo orale, cutanee o del tubo digerente, possono essere causa di batteriemie transitorie pericolose per la protesi.

È dimostrato che la prolungata ospedalizzazione pre-operatoria è associata a maggiore incidenza di infezioni. Tuttavia non è stato chiarito [5] se ciò sia dovuto alla selezione di pazienti a più alto rischio operatorio (anche infettivo) per problemi medici correlati o alla contaminazione da batteri nosocomiali. Certo è che il rischio infettivo è risultato più elevato in pazienti con artrite reumatoide in misura tanto più grave quanto più è avanzato lo stadio della malattia [6], mentre emergono dati discordanti circa l'effettivo aumento del rischio infettivo nel diabete mellito [7] o in altre condizioni come l'obesità, l'età avanzata, la malnutrizione, la psoriasi [8].

Tuttavia la profilassi antibiotica sembra singolarmente il fattore principale della diminuzione di incidenza delle infezioni protesiche [9].

In genere giacché i patogeni prevalenti in tali tipi di infezioni sono gli stafilococchi o gli streptococchi (oltre l'80%), appare razionale l'impiego di cefalosporine di prima o di seconda generazione. Antibiotici come cefamandolo, cefuroxime e cefazolina rispondono bene ai criteri generali di scarsa tossicità, efficacia e costi contenuti; sono però inattivi su ceppi di stafilococchi meticillino-resistenti. Nei Centri con prevalenza di stafilococchi meticillino-resistenti superiore al 30-50% appare razionale, seppur più oneroso, l'impiego in profilassi di un glicopeptide (teicoplanina o vancomicina) [10].

La somministrazione dell'antibiotico in profilassi viene eseguita tra i 60 e i 30 min prima dell'incisione cutanea; quando la procedura chirurgica si prolunga oltre l'emivita del farmaco si esegue un'ulteriore somministrazione intra-operatoria di farmaco [11]. In tali condizioni si ottiene la concentrazione ottimale di antibiotico nei tessuti durante la potenziale contaminazione nel corso dell'intervento. L'utilizzo di cemento addizionato di antibiotico è da tempo preferito in alcuni Centri anche nelle prime protesizzazioni [2]; l'impiego routinario o solo nei pazienti ad alto rischio è comunque assai controverso [12]. L'impegno durante il periodo intra-operatorio è essenzialmente quello di limitare quanto più possibile la contaminazione diretta del campo.

Tendono a diffondersi i sistemi d'estrazione corporea (caschi degli operatori) e i flussi laminari, mentre il personale di sala viene contenuto nel numero e negli spostamenti [13].

Numerosi studi dimostrano, dopo la disinfezione del campo, la diminuita ricolonizzazione batterica utilizzando campi sterili monouso, plastiche iodate, guanti doppi e frequenti sostituzioni di cannule d'aspirazione [14].

Periodici lavaggi della ferita con disinfettanti (clorexidina) evidenziano la possibilità di ridurre drasticamente la contaminazione batterica e favorire l'asportazione meccanica di detriti che agiscono da corpo estraneo.

Altri fattori negativi sono i tempi chirurgici prolungati, estese dissezioni e scollamenti sottocutanei, suture necrotizzanti e su pregresse cicatrici, ematomi privi di drenaggio.

Nell'immediato post-operatorio la vigilanza per impedire infezioni interessa la prevenzione tanto delle infezioni superficiali della ferita quanto delle disseminazioni ematogene.

La formazione di ematomi deve essere risolta chirurgicamente in adeguate condizioni di asepsi (in sala operatoria) per evitare devitalizzazioni da compressione dei tessuti circostanti la protesi.

L'escissione di necrosi cutanee non deve essere dilazionata e anche il persistere di secrezioni della ferita o dai fori di drenaggio, può richiedere una pulizia chirurgica con lavaggio disinfettante.

L'utilizzo del catetere urinario previene ritenzione e sovradistensione della vescica, cause di infezione urinaria, ma andrebbe rapidamente rimosso nel post-operatorio come anche il catetere venoso ed i drenaggi chirurgici.

Controversa è l'effettiva utilità di ricorrere a profilassi antibiotica nelle manovre diagnostiche o chirurgiche (per es. trattamenti odontoiatrici, endoscopici, ecc) che il portatore di protesi articolare eseguirà nel corso della sua vita per evitare colonizzazioni ematogene della protesi [15].

Patogenesi

All'atto dell'impianto protesico sulla superficie del corpo estraneo aderiscono tanto le cellule dell'organismo ospite quanto eventuali microrganismi presenti.

Si realizza quindi una competizione tra cellule eucariote e procariote, lotta per la colonizzazione dell'impianto che produrrà l'integrazione nel tessuto ospite oppure getterà le basi per la formazione di santuari batterici punto di partenza per un progressivo e incontrovertibile scollamento settico [16].

In tal senso le misure di asepsi chirurgica e la presenza di antibiotico nei tessuti sono l'elemento che riducendo drasticamente la carica batterica *in loco* si oppone alla colonizzazione dell'impianto. Tuttavia i batteri hanno maggiore adattabilità e riescono ad aderire alle superfici protesiche meglio delle più sofisticate cellule eucariote.

L'adesione batterica è costituita nelle prime ore da legami deboli che però diventano rapidamente irreversibili con la formazione del biofilm. Molti batteri, infatti, in particolare quelli più frequentemente responsabili di infezioni periprotesiche, sono in grado di aderire con forza alla protesi e di produrre un glicocalice costituito da glicoproteine e polisaccaridi di membrana che interagiscono formando una barriera idrosolubile ed extracellulare.

Tale barriera si comporta come una resina a scambio ionico. Essa è resistente alla penetrazione di molecole antibiotiche, opsonine e cellule immunocompetenti, ma consente la penetrazione di metaboliti organici per il nutrimento dei batteri.

La matrice extracellulare è ulteriormente irrobustita dall'accumulo di detriti di origine batterica così come da sostanze proteiche dell'organismo ospite, fino a formare una matrice viscosa detta *slime* (limo).

La formazione del glicocalice è molto rapida sperimentalmente. Ceppi di *Staphylococcus epidermidis* producono un efficace glicocalice dopo 30 min dalla colonizzazione di una struttura metallica.

I batteri inclusi nel biofilm, pressoché inattaccabili sono in una fase di quiescenza caratterizzata da scarsa necessità di nutrimento e lenta replicazione.

I germi si trovano in equilibrio con i batteri non inclusi, nella cosiddetta *fase planctonica.*

L'equilibrio che si realizza è tale per cui alcuni batteri inclusi fuoriescono attivandosi ed altri vi aderiscono entrando in fase quiescente.

Pertanto la sintomatologia clinica dell'infezione è spesso modesta per molto tempo e sostanzialmente è causata dall'attività dei batteri in fase planctonica che peraltro sono suscettibili dell'aggressione tanto degli antibiotici quanto dei meccanismi di difesa del tessuto ospite.

Tale modello fornisce spiegazione anche dell'attività "soppressiva" delle manifestazioni cliniche garantita spesso dall'antibiotico-terapia prolungata.

La soppressione farmacologica non è di solito in grado di eradicare l'infezione che si slatentizza alla sospensione del trattamento per la perdurante presenza di germi inclusi nel biofilm. Esperienze recenti indicano come una terapia antibiotica mirata, di associazione con la rifampicina e prolungata per 6-9 mesi, possa eradicare in una discreta percentuale di casi (50-70%) l'infezione da stafilococchi coagulasi-negativi su materiale protesico.

Aspetti microbiologici

Gli stafilococchi sono i microrganismi responsabili della maggior parte delle infezioni su protesi d'anca e di ginocchio.

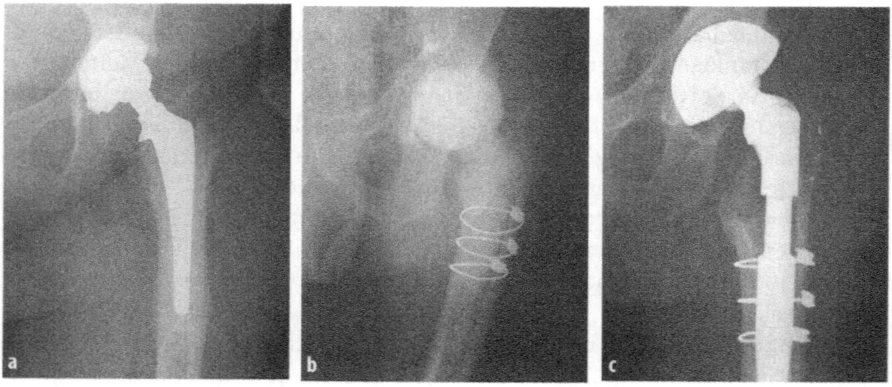

Fig. 1. a Infezione cronica su protesi d'anca. **b** Rimozione della protesi per via transfemorale e posizionamento di spaziatore di cemento-antibiotico. **c** Riprotesizzazione dopo 4 mesi di trattamento antibiotico

A seconda delle casistiche una percentuale di infezioni compresa tra il 40 e il 65% è causata da stafilococchi coagulasi-negativi (*Staphylococcus epidermidis* in particolare) e *Staphylococcus aureus*. Con minore frequenza sono presenti infezioni da Gram-negativi, da anaerobi o flora mista, raramente da miceti [4, 17].

È comunque evidente che l'analisi microbiologica rivela come la maggior parte delle infezioni sia causata da contaminazioni peri-operatorie anche nel caso delle infezioni tardive. Si tratta infatti di germi a bassa virulenza e lenta replicazione, spesso saprofiti cutanei, che danno evidenza di sé anche dopo molti anni dall'impianto, cioè che determinano infezioni croniche *ab initio*.

Germi ad alta virulenza sono invece in genere responsabili di infezioni precoci nel post-operatorio o di infezioni ematogene tardive con evoluzione acuta.

Tendiamo a sottolineare la differenza tra germi a bassa e alta virulenza per le implicazioni diagnostiche, ma soprattutto per quelle terapeutiche nella scelta dell'antibiotico e della strategia chirurgica di riprotesizzazione in 1 o 2 tempi [18].

Classificazione e diagnosi

Attualmente la classificazione delle infezioni protesiche più adottata [4] distingue quattro stadi di infezione:

- Stadio 0: coltura intra-operatoria positiva all'atto di una revisione protesica in presunta mobilizzazione asettica;
- Stadio 1: infezione post-operatoria precoce, evidente nel primo mese dall'impianto causata da germi ad alta virulenza;
- Stadio 2: infezione cronica tardiva, evidente ad oltre un mese dall'intervento causata da contaminazione intra-operatoria da germi a bassa virulenza;
- Stadio 3: infezione ematogena acuta, generatasi a distanza variabile dall'intervento in seguito a batteriemie da foci ectopici con colonizzazione secondaria della protesi.

Se consideriamo il primo gruppo risulta evidente che a volte l'infezione su protesi d'anca ha una sintomatologia insidiosa e grande può essere l'incertezza diagnostica.

Per tale motivo riteniamo importante eseguire degli accertamenti colturali ad ogni revisione chirurgica anche se considerata asettica, praticando più di un prelievo per esame colturale.

Nel post-operatorio non solo la febbre ma anche il dolore a riposo e alla mobilizzazione passiva devono allertare il chirurgo circa la possibilità di un processo infettivo in atto.

Il secondo sintomo più frequente è la persistenza di secrezione dalla ferita o dai fori di drenaggio oltre il consueto che può rappresentare la premessa alla formazione di una fistola.

Il persistere di elevati valori della velocità di eritrosedimentazione, leucocitosi ma soprattutto della proteina C reattiva è altamente predittivo [19].

Solo con il passare dei mesi il quadro si delinea con alterazioni radiografiche [20].

La fistolografia è inutile sotto il profilo diagnostico ed è potenzialmente fonte di ulteriore contaminazione.

L'ecografia, ma anche le metodiche di imaging (TAC e RMN) trovano un impiego selezionato e sono utilizzate per una accurata pianificazione operatoria più che per la diagnosi.

Di ausilio nelle forme tardive può essere il ricorso alla scintigrafia in particolare con leucociti marcati che, se negativa, ha un elevato valore predittivo per escludere l'infezione.

Se la clinica e la diagnostica suggeriscono la presenza di una infezione su protesi d'anca, l'identificazione diretta del germe responsabile diventa prioritaria.

La diagnosi microbiologica è premessa per un efficace approccio terapeutico.

Molti insuccessi nel trattamento delle infezioni protesiche sono legati ad una raccolta di dati insufficiente circa i germi responsabili. Il prelievo per esame colturale deve essere eseguito prima di iniziare la terapia antibiotica; è sicuramente più redditizio attendere, se le condizioni del paziente lo consentono, la raccolta ripetuta dei campioni piuttosto che iniziare una terapia antibiotica empirica.

Le modalità di isolamento sono essenzialmente quattro:

- intra-operatorie: di routine (nel caso di mobilizzazione ritenuta asettica) o mirate (nel caso di infezione sospetta o manifesta);
- da fistola (utile nel caso di isolamento di germi diversi dagli stafilococchi coagulasi-negativi);
- da aspirazione intrarticolare;
- da emocoltura (utile nel caso di isolamento di germi diversi dagli stafilococchi coagulasi-negativi).

In condizioni idonee il prelievo intra-operatorio e l'aspirazione intrarticolare forniscono dati microbiologici più attendibili rispetto ad altre forme di isolamento.

Non così per il prelievo su fistola giacché esposto a contaminazioni che possono non riprodurre le caratteristiche microbiologiche dell'infezione profonda.

Le emocolture sono rilevanti nelle forme acute, poco in quelle tardive e poco sintomatiche.

Trattamento

La strategia terapeutica dipende dal tipo di germe, dall'integrazione dell'impianto, dalle condizioni locali e generali del paziente.

A seconda di tali variabili il successo può essere ottenuto con la sola terapia antibiotica oppure con la terapia antibiotica associata alla pulizia chirurgica oppure ancora con la terapia antibiotica associata all'espianto-reimpianto della protesi articolare.

Terapia antibiotica

È indicata nello Stadio 0, quando nel corso di reimpianto per mobilizzazione considerata asettica, si ottiene positività all'esame colturale.

La somministrazione è in genere protratta per 6-12 settimane e consente la guarigione fino al 90% dei pazienti senza il ricorso a pulizia chirurgica [4].

In una certa percentuale di pazienti il trattamento si pone come obiettivo non di guarire l'infezione quanto di tenerla sotto controllo (terapia soppressiva). È il caso di pazienti molto anziani o che rifiutano la terapia chirurgica proposta, o che per problemi di carattere internistico o anestesiologico non sono adatti ad una chirurgia di revisione assai impegnativa.

La terapia soppressiva è caratterizzata dall'assunzione orale continuativa di antibiotici; la sua eventuale sospensione è accompagnata dalla riacutizzazione della sintomatologia.

Controversi sono i risultati a lungo termine; tuttavia la terapia è in grado di controllare la sintomatologia dolorosa e ridare una modesta autonomia funzionale al paziente [3].

Terapia antibiotica associata a pulizia chirurgica

In presenza di una infezione post-operatoria precoce o acuta ematogena appare indicato ricorrere alla pulizia e drenaggio dell'articolazione infetta quanto più rapidamente possibile.

A tale decompressione dell'ascesso profondo corrisponde la possibilità di isolare il germe e spesso di risolvere rapidamente lo stato settico.

Il salvataggio della protesi non è costante e le casistiche in letteratura sono molto discordanti [4, 13, 21].

Il lavaggio-drenaggio è sempre accompagnato dalla sostituzione delle componenti mobili della protesi (testina, inserto cotiloideo), alternativa più ragionevole alla più demolitiva e tecnicamente impegnativa sostituzione delle componenti fisse [22].

Terapia antibiotica associata ad espianto e riprotesizzazione

La procedura può essere effettuata in un unico tempo chirurgico o con intervallo variabile da 6 settimane ad alcuni mesi.

Nel primo caso in un'unica seduta chirurgica viene asportata la protesi con tutte le sue componenti ed il cemento e viene immediatamente posizionata la nuova protesi. Il post-operatorio è contrassegnato da una prolungata terapia antibiotica mirata (3-9 mesi).

Nel secondo caso, il primo tempo chirurgico si risolve con l'ablazione dell'impianto e il posizionamento di cemento spaziatore impregnato di antibiotico mirato all'agente etiologico sostenuto da un'impalcatura metallica per il periodo fino alla riprotesizzazione. Segue un intervallo variabile durante il quale si instaura l'antibiotico-terapia mirata.

Il secondo tempo chirurgico prevede l'ablazione dello spaziatore e l'apposizione della nuova protesi. La terapia antibiotica viene protratta anche nel secondo post-operatorio (3 mesi).

Pertanto l'espianto della protesi è la premessa alla guarigione in tutte le infezioni croniche o cronicizzate e negli insuccessi del trattamento antibiotico isolato o associato alla pulizia chirurgica [17].

Alla luce di tali osservazioni appare indispensabile selezionare i pazienti per i quali può essere indicato l'espianto-reimpianto in un unico tempo: tra questi quelli con infezioni causate da germi sensibili e poco virulenti (in particolare stafilococchi coagulasi-negativi) e pazienti senza fattori di rischio per le infezioni e con buone condizioni locali dei tessuti molli [3].

La procedura in un unico tempo sembra invece sfavorita nelle infezioni più impegnative e in ogni modo la letteratura è orientata ad attribuire maggiori percentuali di successo alla tecnica in due tempi [23].

Nel caso di riprotesizzazione in due tempi si ricorre dunque al cemento antibiotico spaziatore che presenta indubbi vantaggi, in particolare il rilascio *in loco* di antibiotico; pertanto si tende ad impiegare antibiotici mirati sui germi responsabili o perlomeno sui patogeni prevalenti.

Vengono così sempre più utilizzate la vancomicina, la tobramicina, la clindamicina, mentre studi sperimentali si allargano ad altri antibiotici con risultati incoraggianti.

Inoltre lo spaziatore migliora la qualità di vita del paziente che presenta una maggiore funzionalità articolare fino alla possibilità di carico parziale nell'intervallo dei due tempi chirurgici; si mantiene l'allungamento dell'arto e quindi l'attività degli stabilizzatori dell'anca riducendo pertanto le difficoltà tecniche presenti al reimpianto legate alla risalita del moncone femorale.

Discussa è l'ottimizzazione dell'intervallo tra la rimozione e il reimpianto protesico.

Si è assistito negli ultimi anni alla progressiva riduzione di tale attesa sulla scorta di dati clinici e valutazioni di ordine microbiologico.

Nel complesso molti ritengono la riprotesizzazione in due tempi con l'impiego di spaziatore di cemento antibiotico il trattamento di prima scelta nelle infezioni protesiche paragonato ad altri metodi [3, 10, 23, 24]. Nella nostra esperienza riteniamo inoltre fondamentale per il successo del trattamento la stretta collaborazione tra ortopedico ed infettivologo in tutte le fasi della strategia diagnostico-terapeutica dell'artroprotesi infetta.

Bibliografia

1. Charnley J (1972) Postoperative infection after total hip replacement with special reference to air contamination in the operating room. Clin Orthop 87:167-187
2. Buchholz DS, Elson RA, Englebrecht (1981) Management of deep infection of total hip replacement. J Bone Joint Surg Br 63:342-353
3. Garvin KL, Hanssen AD (1995) Current concepts review. Infection after total hip arthroplasty. J Bone Joint Surg Am 77:1576-1588

4. Tsukayama DT, Estrada R, Guistilo RB (1996) Infection after total hip arthroplasty. A study of the treatment of one hundred and six infection. J Bone Joint Surg Am 78:512-523
5. Cruse PJ, Ford R (1973) A five-year prospective study of 23649 surgical wounds. Arch Surg 107:206-210
6. Luessenhop CP, Higgins LD, Brause BD (1996) Multiple prosthetic infection after total joint arthroplasty. J Arthroplasty 862-868
7. Moeckel B, Huo MH, Salvati EA (1993) Total hip arthroplasty in patiens with diabetes mellitus. J Arthroplasty 8:279-284
8. Stern SH, Insall JN (1990) Total hip arthroplasty in obese patients. J Bone Joint Surg Am 72:1400-1404
9. Hanssen AD, Osman DR (1994) Prevention of deep wound infection after total hip arthroplasty: the role of prophylatic antibiotic and clean air technology. Sem Arthroplasty 5:114-121
10. Ghisellini F, Ceffa R (1997) Manuale-atlante di trattamento delle infezioni di protesi articolari. Mediprint, Roma
11. Classen DC, Evans RS, Pestotnik SL (1992) The timing of prophylatic administration of antibiotics and the risk of surgical-wound infection. New Eng J Med 326:281-286
12. Trippel SB (1986) Current concepts review. Antibiotic-impregnated cement in total joint arthroplasty. J Bone Joint Surg Am 68:1297-1302
13. Nelson CL (1987) Prevention of sepsis. Clin Orthop 222:66-72
14. Sanders R, Fortin P, Ross E (1990) Outergloves in orthopedic procedures. Cloth compared with latex. J Bone Joint Surg Am 72:914-917
15. Maniloff G, Greenwald R, Laskin R (1987) Delayed postbacteremic prothesic joint infection. Clin Orthop 223:194-197
16. Gristina AG (1994) Implant failure and the immuno-incompetent fibro-inflammatory zone. Clin Orthop 298:106-118
17. Lotart-Jacob A, Noumissal G, Cadu C (2001) Fémorotomie de nettoyage dans les prothèses infectées. A propos de 30 cas. Rev Chir Orthop 87:556-561
18. Salvati EA (1994) Diagnosis and management of the infected hip. Orthopedics 17(9):811-814
19. Shih LY, Wu JJ, Yang DJ (1987) Erytrocyte sedimentation rate and C-reactive protein value in patients with total hip arthroplasty. Clin Orthop 225:238-246
20. Fitzgerald RH Jr (1996) Infected total hip arthroplasty: diagnosis and treatment. J Am Acad Orthop Surg 3:249-262
21. Morscher E, Herzog R, Babst R, Zimmerli W (1995) Management of infected hip arthroplasty. Orthopedics 3(4):343-351
22. Holzer G, Windhager R, Kotz R (1997) One-stage revision surgery for infected megaprosthesis. J Bone Joint Surg Br 79:31-35
23. Pagnano MW, Trousdale RT, Hanssen AD (1997) Outcome after reinfection following reimplantation hip arthroplasty. Clin Orthop 338:192-204
24. Lieberman JR, Callaway GH, Salvati EA et al (1994) Treatment of the infected total hip arthroplasty with a two stage reimplantation protocol. Clin Orthop 301:205-212

La protesi d'anca cementata

Indicazioni e problemi generali nelle artroprotesi totali d'anca cementate

E. De Santis, G. Falcone, L. Proietti, V. De Santis

Il cemento acrilico osseo (polimetilmetacrilato, PMMA) è un polimero del vinile, in cui la struttura della catena principale è costituita da atomi di carbonio uniti da legami covalenti.

Da un punto di vista chimico il processo di indurimento è il risultato della polimerizzazione del monomero di metilmetacrilato (MMA), processo che nasce dalla decomposizione dell'iniziatore (benzoil perossido), attivato a temperatura ambiente dalla presenza di ammine terziarie.

L'impiego in chirurgia protesica del cemento acrilico è iniziato nei primi anni '60 diventando uno dei più diffusi metodi per l'ancoraggio degli impianti protesici.

Le tecniche di cementazione della componente femorale prevedono il posizionamento e l'ancoraggio dello stelo protesico all'interno del canale diafisario del femore interponendovi uno strato di polimetilmetacrilato. Lo stesso avviene per la componente acetabolare. Tale metodica permette un eccellente ancoraggio primario dell'impianto grazie al riempimento completo dello spazio all'interfaccia tra la componente metallica e l'osso precedentemente preparato.

Funzione fondamentale del cemento è di trasferire e distribuire le sollecitazioni meccaniche tra la protesi e l'osso [1]. Alcuni Autori hanno valutato sperimentalmente le proprietà meccaniche del polimetilmetacrilato in condizioni statiche (resistenza alla compressione e alla torsione) e dinamiche (resistenza al carico ciclico e alla fatica) [2].

Nonostante l'elevata biocompatibilità del cemento acrilico esiste comunque una tossicità intrinseca legata alla sua formulazione chimica [3]. Monomeri, inibitori della polimerizzazione, ammine aromatiche, perossidi e radicali liberi creati durante la polimerizzazione (idrochinone) sono tutti fattori tossici per il corpo umano. In particolare il monomero può causare allergie ed avere effetti citotossici sia locali che sistemici.

Istituto di Clinica Ortopedica, Università Cattolica, Roma

Un altro evento legato alla cementazione consiste nell'abbassamento della pressione arteriosa che consegue alla cementazione.

La reazione esotermica causata dalla polimerizzazione del cemento acrilico produce un rialzo termico determinando la necrosi ossea all'interfaccia osso-protesi [4]. Molteplici sono stati gli studi su questo aspetto con conclusioni spesso divergenti. Ovviamente diversi sono i fattori che condizionano la reazione esotermica e quindi la temperatura raggiunta all'interfaccia: questi sono rappresentati dalla vascolarizzazione, che nell'osso spugnoso è maggiormente rappresentata rispetto all'osso compatto, dallo spessore del manto di cemento (maggiore è lo spessore maggiore è la temperatura raggiunta) e dal materiale a contatto con il cemento (i materiali plastici producono più calore di quelli metallici). Un altro fattore condizionante il livello di temperatura raggiungibile è correlato alla tecnica di cementazione impiegata.

La resistenza e la distribuzione dei carichi nel contesto del manto di cemento dipendono da svariati fattori tra i quali sono da menzionare sia le caratteristiche della protesi (design, materiale e conformazione di superficie), sia le proprietà strutturali e meccaniche del cemento stesso.

Fattori che influenzano le caratteristiche meccaniche del manto di cemento sono naturalmente il tipo di cemento impiegato (con o senza marcatore radiopaco o antibiotico), ma anche ambiente e tecnica di preparazione, tecnica di introduzione del cemento, forma della cavità preparata e dello stelo utilizzato.

Riguardo il tipo di cemento vari studi [5] hanno dimostrato come l'aggiunta di 5 g di $BaSO_4$ (dose abitualmente impiegata nei prodotti commercializzati) riduca di circa il 5% la resistenza alle forze in compressione. I cristalli di solfato di bario possono anche causare erosioni nel contesto del manto di PMMA. Anche l'aggiunta di antibiotico con percentuali di circa 1/40 rispetto al polimero, causa una riduzione della resistenza alla compressione di circa il 4%.

La temperatura dell'ambiente in cui avviene la preparazione influisce sulle proprietà meccaniche del polimero; la temperatura di 23 °C è l'ideale per il mantenimento e la preparazione del cemento acrilico. È stato dimostrato come resistenza alla compressione e modulo di elasticità diminuiscano contestualmente all'innalzamento della temperatura dai 20 ai 37 °C [6]. Un aumento della temperatura influenza anche il tempo di mescola andando a ridurre la "finestra di lavorazione".

Tecnica di mescola e pressurizzazione sono le due variabili che più di ogni altra, vista la standardizzazione delle preparazioni commerciali, vanno ad influenzare le capacità meccaniche del polimetilmetacrilato.

La differenza tra le varie tecniche di mescola oggi utilizzate (a mano, con centrifuga, sotto vuoto) è nel numero e nella dimensione dei pori che vengono prodotti durante la mescolatura nel contesto del cemento.

L'optimum per una buona preparazione è ottenere un preparato omogeneo senza o con un numero ridotto di porosità causate dall'inclusione di aria al momento della mescolatura e dall'evaporazione del monomero all'atto della polimerizzazione.

La tecnica manuale comporta rispetto alle altre una maggiore immissione di aria nel contesto del preparato riducendone la resistenza alle forze in compressione ed in flessione [7].

Con la tecnica a centrifugazione si ottiene una riduzione della porosità con conseguente aumento della resistenza alla trazione del 25% rispetto alla tecnica manuale.

La preparazione sotto vuoto garantisce rispetto alla tecnica manuale una riduzione dell'aria e quindi della porosità del 90% con conseguente aumento della resistenza alla trazione del 30% [8].

L'associazione tra la tecnica a centrifugazione e la preparazione sotto vuoto è da considerarsi il *gold standard* nella pratica clinica.

L'evaporazione del monomero durante la reazione esotermica è funzione della temperatura raggiunta, legata a sua volta allo spessore del cemento, alla dispersione del calore ad opera della protesi, dell'osso femorale e della pressione a cui è sottoposto il cemento durante la polimerizzazione.

La distribuzione del manto di cemento è un altro aspetto fondamentale: oltre alla compattezza ed alla omogeneità è infatti da ricercarsi una completa assenza di soluzioni di continuo ed uno spessore ideale di circa 2.5-3 mm che si estenda 10 mm al di sotto dell'apice dello stelo.

La tecnica di introduzione del cemento deve quindi garantire una interdigitazione dello stesso nel contesto della struttura trabecolare dell'osso ospite. Dall'applicazione manuale del cemento (I generazione) si è passati all'introduzione retrograda con pistola utilizzando un tappo endomidollare distale dopo la preparazione del letto osseo con lavaggio (II generazione), quindi alla preparazione del PMMA sotto vuoto e con centrifuga (III generazione), fino ad arrivare all'impiego del "centralizzatore" prossimale e distale per uniformare il più possibile il manto di cemento intorno all'impianto protesico (IV generazione). Pressurizzazione e lavaggio pulsante, quando associati, garantiscono un'eccel-

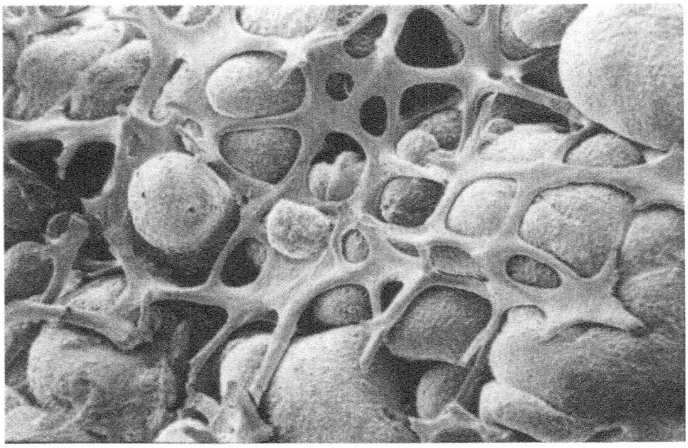

Fig. 1. L'analisi ultrastrutturale evidenzia l'interdigitazione del polimetilmetacrilato nel contesto dell'osso trabecolare

lente penetrazione del PMMA nelle trabecole dell'osso spongioso (Fig. 1), andando così ad incrementare le proprietà dinamiche e statiche del composto osso-cemento-protesi. Inoltre l'uso di tali metodiche permette di ridurre gli effetti della porosità legata alla penetrazione di bolle d'aria e della delaminazione che sono causa di formazione di fessure dopo stress ciclici e di fratture da durata precoci (Fig. 2).

Numerosi Autori ritengono che la pressione di immissione nel canale femorale del cemento debba essere compresa tra 0.35 e 0.5 MPa ottenibile grazie all'impiego della pistola ed alla realizzazione di una camera di pressurizzazione endomidollare sigillata sia prossimalmente dalla pistola stessa che distalmente da un tappo endomidollare [9].

L'uniformità del manto di cemento con uno spessore superiore a 2 mm è un requisito essenziale per la sopravvivenza a lungo termine dell'impianto, e l'inserimento dello stelo diventa quindi una fase critica. L'uso dei centralizzatori prossimali e distali rappresenta quindi un miglioramento della distribuzione circonferenziale del cemento attorno allo stelo.

Per quello che riguarda lo stelo femorale vi sono alcune caratteristiche tra cui il materiale, la geometria e la superficie che devono essere attentamente valutate se si intende cementare l'impianto. Esso dovrebbe essere costituito da una lega ad elevata resistenza ed elasticità. Il cromo cobalto si impiega più frequentemente del titanio grazie al suo maggiore modulo elastico che consente una riduzione degli stress all'interfaccia del manto di cemento prossimale.

Le sezioni dello stelo, dovrebbero avere un ampio bordo mediale ed un bordo laterale più vasto per ottenere una adeguata trasmissione delle sollecitazioni meccaniche in corrispondenza della metafisi femorale prossimale. La presenza di angoli vivi determina un incremento delle sollecitazioni meccaniche responsabili della formazione di linee di frattura nel contesto del manto di cemento. L'impiego di uno stelo con collare facilita il corretto affondamento

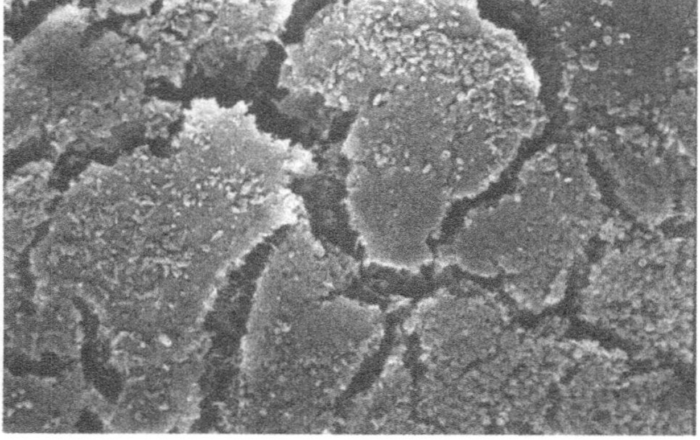

Fig. 2. Immagine al microscopio elettronico a scansione: linee di frattura all'interno del manto di cemento

dell'impianto e riduce i fenomeni di riassorbimento osseo a carico del calcar, evento di frequente riscontro nelle protesi cementate.

Numerosi Autori ritengono che il fallimento meccanico degli steli cementati inizi in corrispondenza dell'interfaccia impianto-cemento; tale legame è strettamente correlato al disegno superficiale della protesi. Sezioni non circolari e presenza di scanalature longitudinali contribuiscono al miglioramento della stabilità rotazionale dello stelo. Gli steli cementati sono disponibili in varie taglie per assicurare il riempimento di circa l'80% del diametro trasversale del canale femorale. Molti sistemi protesici sono dotati di centralizzatori prossimali e/o distali che permettono il corretto posizionamento dello stelo protesico all'interno del canale femorale evitando difetti in varo-valgo. La scelta della lunghezza dello stelo dipende dalla geometria e dalle dimensioni del canale femorale; l'impiego di uno stelo eccessivamente lungo determina un incremento della frequenza di errori di posizionamento in varo. Gli steli attuali presentano un lunghezza compresa tra i 130 e 170 mm.

Anche la componente acetabolare ha subito una progressiva evoluzione nel disegno e nella scelta dei materiali. Originariamente la componente acetabolare era costituita esclusivamente da polietilene con scanalature verticali e orizzontali, atte ad incrementare la stabilità meccanica, che veniva cementata direttamente nell'acetabolo (Fig. 3). L'aggiunta di un *metal back* all'inserto in PE determina una migliore aderenza del manto di cemento.

Numerosi Autori hanno analizzato la risposta biologica al cemento da parte dei tessuti periprotesici [10]. Effettivamente esiste una vera e propria reazione locale al PMMA caratterizzata nelle fasi iniziali dalla necrosi del tessuto osseo, dalla infiltrazione vascolare delle trabecole necrotiche e dalla costituzione di un tessuto di granulazione. Successivamente ha inizio il riassorbimento del tessuto necrotico che viene progressivamente sostituito da osso neoformato.

La presenza di una membrana a livello dell'interfaccia osso-cemento negli

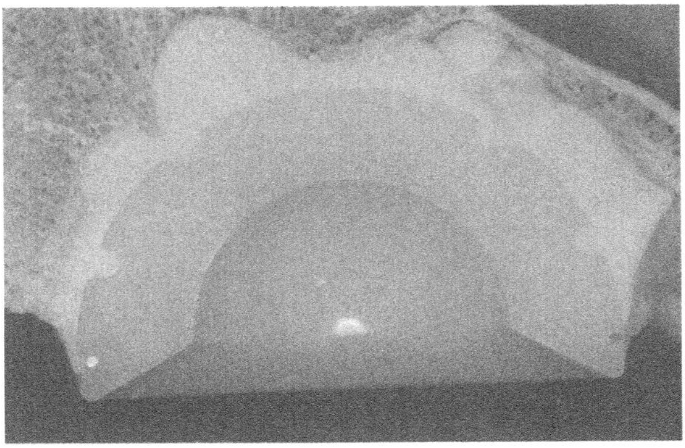

Fig. 3. Sezione anatomica che mostra un inserto di polietilene cementato

impianti protesici cementati è riconosciuta da tempo. Essa è costituita essenzialmente da un strato di tessuto fibroso dello spessore di 50-100 μm nel cui contesto la componente cellulare è rappresentata da fibroblasti, macrofagi e cellule giganti (Fig. 4). Studi immunoistochimici hanno dimostrato che le cellule macrofagiche sono metabolicamente attive ma contengono una piccola quantità di materiale fagocitario all'interno delle strutture lisosomiali.

Il cemento acrilico si interpone tra osso e impianto aumentando la superficie di contatto e permettendo una migliore distribuzione delle forze di carico. Inoltre il cemento penetra tra i pori delle trabecole ossee migliorando l'ancoraggio primario. La serie di modificazioni successive porta all'ancoraggio secondario. La qualità della stabilità primaria di un'artroprotesi cementata dipende da molteplici fattori tra cui il tipo di cemento utilizzato, la sua viscosità, la tecnica di miscelazione impiegata, la pulizia del tessuto osseo, il trofismo dell'osso ospite, la tecnica di pressurizzazione, la pressione sanguigna, il disegno dell'impianto e la tecnica di impianto. Riguardo al tipo di cemento che viene utilizzato, in letteratura si è concordi nel ritenere che non esistono differenze significative dal punto di vista meccanico tra i vari prodotti oggi disponibili. Sebbene il cemento a bassa viscosità penetri bene negli spazi intertrabecolari [11] non sono stati riscontrati vantaggi sostanziali nella scelta del PMMA ad alta viscosità rispetto a quello a bassa viscosità in termini di sopravvivenza dell'impianto protesico. L'uso del lavaggio pulsante per la detersione del canale femorale poco prima dell'impianto determina una adeguata profondità di penetrazione del cemento acrilico tra le trabecole ossee. La stabilità secondaria dell'impianto protesico è influenzata dall'iniziale danno chirurgico all'osso, dagli effetti del cemento acrilico (temperatura di polimerizzazione e citotossicità diretta del monomero), dal disegno e posizionamento della protesi, da fattori legati al paziente, da traumi, infezioni e osteoporosi.

Numerosi Autori riportano comunque che una percentuale non irrilevante

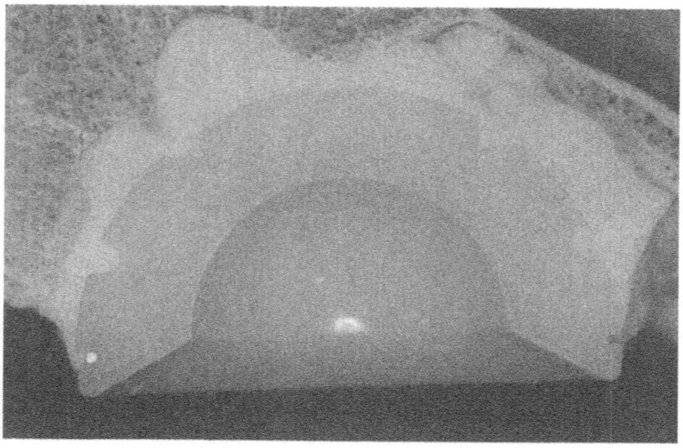

Fig. 4. L'analisi istologica della membrana presente all'interfaccia osso-cemento evidenzia un tessuto fibroso ricco in fibroblasti, macrofagi e cellule giganti (E-E)

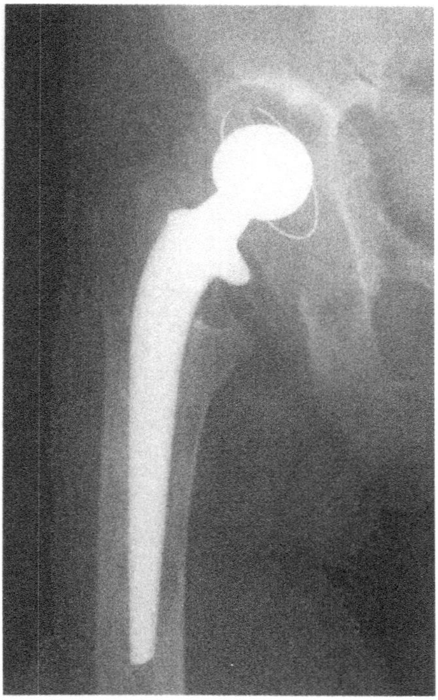

Fig. 5. Radiografia standard di mobilizzazione asettica in un cotile cementato

di cotili e steli cementati va incontro al fallimento meccanico per mobilizzazione asettica [12-14] (Fig. 5). Dal punto di vista meccanico il cemento, sottoposto a continui stress meccanici di ampiezza ed intensità variabili, va incontro a modificazioni strutturali riconosciute come fissurazioni, frammentazioni, fratture e delaminazioni. Le linee di frattura che originano da rotture nel contesto del PMMA presentano un andamento circonferenziale-radiale (Fig. 6) e determinano la produzione di detriti di forma e dimensioni differenti (Fig. 7). I fattori che predispongono al fallimento meccanico del manto di cemento, oltre a quelli già citati precedentemente, sono legati a difetti di fabbricazione, all'incompleta polimerizzazione, allo scollamento dell'interfaccia metallo-cemento ed all'entità dei micromovimenti. Esistono anche fattori legati al paziente stesso tra cui l'età, il peso, l'attività fisica e la risposta immunitaria.

Dal punto di vista biologico la membrana fibrosa (Fig. 8) che si reperta all'interfaccia osso-cemento in impianti mobilizzati è caratterizzata dalla presenza di macrofagi (60-80%), fibroblasti (15-30%) e linfociti T (5%). La membrana è composta da uno strato superficiale simil-sinoviale, da uno intermedio con elevata cellularità e da uno profondo dove è possibile apprezzare la presenza di cavità litiche e contestualmente la formazione di nuovo osso. L'analisi ultrastrutturale dell'interfaccia osso-cemento mostra un progressivo riassorbimento dell'osso trabecolare confinante con il cemento (Fig. 9).

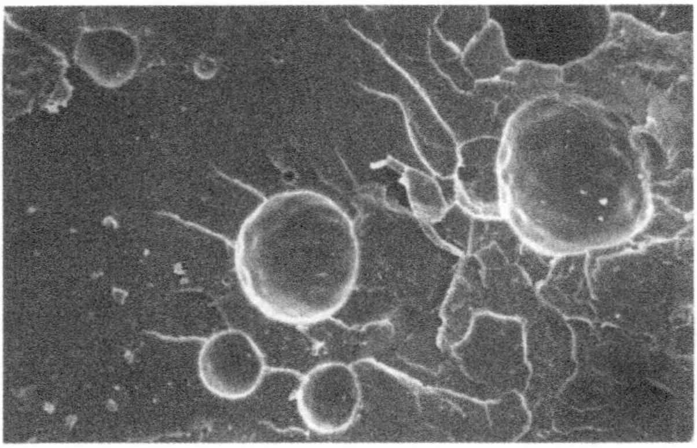

Fig. 6. Andamento circonferenziale delle linee di frattura al microscopio elettronico a scansione

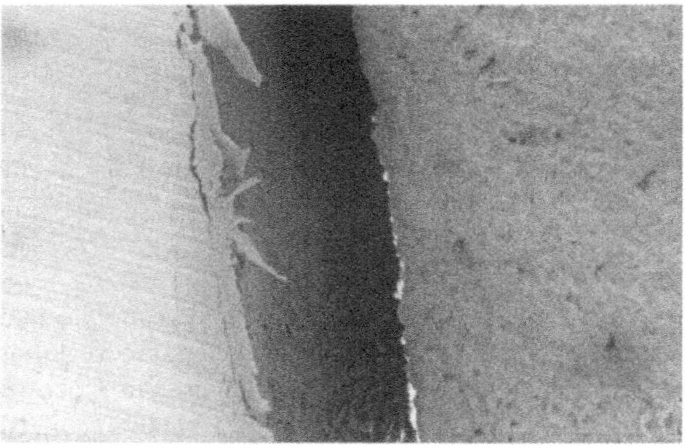

Fig. 7. La delaminazione del manto di cemento porta alla produzione di detriti di forma e dimensione differente

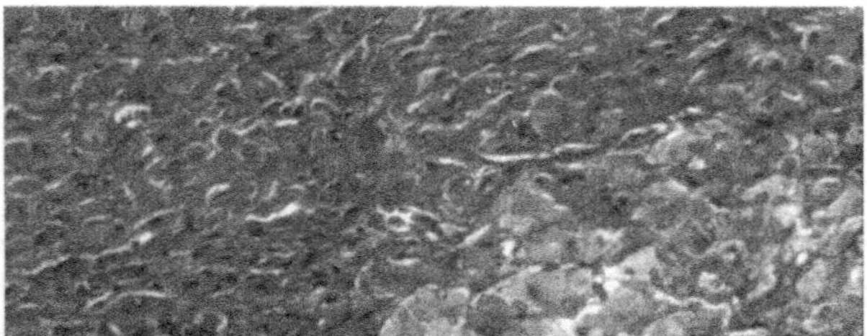

Fig. 8. Quadro istologico di una membrana periprotesica prelevata durante la revisione di un impianto cementato mobilizzato. La presenza di macrofagi e linfociti testimonia l'intensa reazione granulomatosa nei confronti dei detriti di cemento

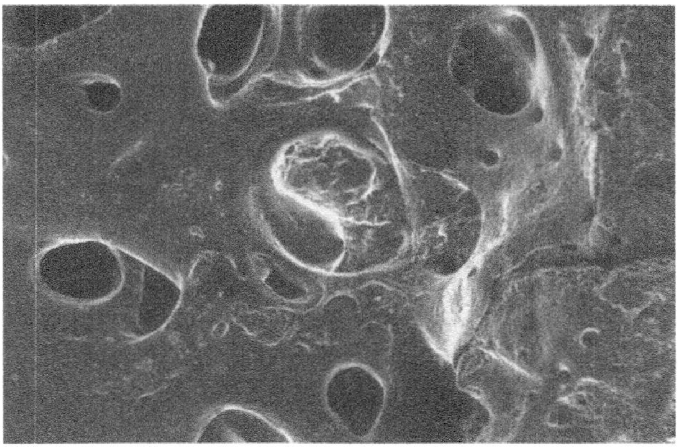

Fig. 9. Al microscopio elettronico a scansione, l'interfaccia osso-cemento mostra un progressivo riassorbimento dell'osso trabecolare confinante con il cemento

Il problema riguardo l'efficacia delle protesi cementate e il confronto con impianti non cementati rimane irrisolto. Chandler [15] riporta un'incidenza di revisione del 20% dei casi. Altri Autori riportano risultati incoraggianti con l'utilizzo della protesi di Charnley. Sebbene sia sempre più evidente che l'usura del polietilene è il fattore eziologico preponderante nella genesi della mobilizzazione asettica, l'usura da terzo corpo e la malattia da cemento rappresentano senz'altro una causa di fallimento dell'impianto. Sicuramente il miglioramento delle tecniche di cementazione della componente femorale ha ridotto il rischio di mobilizzazione asettica. Tuttavia nell'ancoraggio della componente acetabolare cementata la mobilizzazione asettica rimane ancora un problema importante [16]. In uno studio prospettico randomizzato [17] Rorabeck non ha osservato differenza tra protesi cementate e non cementate per quanto riguarda l'*Harris Hip Score* in un follow-up medio a 4 anni e nessuno degli impianti è stato revisionato nei due gruppi; tuttavia l'analisi radiografica ha dimostrato la presenza di linee di radiotrasparenza in 34 dei 76 cotili cementati impiantati con un'elevata incidenza di osteolisi sia nella componente acetabolare (14%) che femorale (20%) degli impianti cementati. Gli Autori concludono che sebbene i risultati dei due gruppi a medio termine siano paragonabili, a lungo termine, la serie di impianti cementati è caratterizzata da un elevato numero di revisioni. Una delle cause di fallimento delle componenti acetabolari cementate è legata all'impiego del *metal back* [18] che determina un aumento significativo dell'usura del polietilene. Sperimentalmente è stato dimostrato come l'introduzione del *metal back* potesse determinare una riduzione degli stress sul manto di cemento. In realtà questi vantaggi teorici non corrispondono a un reale vantaggio clinico; Ritter [19] ha infatti evidenziato un'elevata incidenza di fallimento della componente acetabolare con *metal back* rispetto alla componente interamente in polietilene. Su 238 impianti 8 con *metal back* e 2 senza hanno richiesto una revisione della componente acetabolare ad un follow-up medio di 5.2 anni. McCoy [20] in un'analisi di 100 protesi di Charnley con una sopravvivenza del 91% a 15 anni, riporta una percentuale di revisione della componente acetabolare doppia rispetto a quella femorale. Harris e Penenberg [21] riportano un'incidenza di fallimento del 41% per mobilizzazione asettica di impianti acetabolari con *metal back* con follow-up a 10 anni. Esistono comunque diversi modelli di osteolisi se confrontiamo i risultati di studi effettuati su cotili cementati e non cementati. Per quanto riguarda i cotili cementati, i detriti prodotti dalle superfici articolari determinano frequentemente la comparsa di osteolisi in corrispondenza della periferia dell'impianto.

Nei cotili non cementati la presenza di fori e la non-conformità dell'interfaccia metallo-polietilene alterano la distribuzione delle forze meccaniche causando una deformazione dell'inserto di polietilene e la migrazione dei detriti in sede retroacetabolare ; se infatti sono presenti fori per viti, questi rappresentano una via preferenziale di passaggio per i detriti dallo spazio articolare all'osso acetabolare. La presenza del cemento acrilico rappresenta invece una barriera al passaggio dei detriti centralmente, ma facilita lo sviluppo delle cavità osteolitiche alla periferia della regione acetabolare. È stato postulato che i differenti modelli di osteolisi che si osservano nelle componenti protesiche cementate e non cementate siano causati dall'azione sinergica di fattori meccanici e biologici in grado di generare detriti.

Per quanto riguarda la componente femorale la produzione di detriti attiva gli stessi processi biologici che osserviamo in corrispondenza della componente cotiloidea, ma tali eventi, grazie all'esistenza di caratteristiche anatomiche che diversificano il femore dall'acetabolo, interessano la porzione prossimale del femore. Il rapporto tra la circonferenza del canale femorale e la circonferenza acetabolare rispetto alla superficie totale dell'area di interfaccia osso-cemento intorno alle due componenti determina effetti drasticamente diversi sulla stabilità dell'impianto. Un riassorbimento osseo che si estende per 2 cm all'interfaccia cemento-osso in modo circonferenziale attorno alla componente acetabolare porta inevitabilmente ad una mobilizzazione del cotile, mentre non determinerebbe un effetto significativo sull'impianto femorale. In questa sede lo scollamento dell'interfaccia cemento-metallo è associato alla comparsa di fratture nel contesto del manto di cemento soprattutto in corrispondenza del versante prossimale ed attorno all'apice dello stelo femorale, zone in cui si concentrano maggiormente le sollecitazioni meccaniche. Lo scollamento conduce ad un incremento dei micromovimenti dell'impianto ed alla frammentazione del cemento che può stimolare la formazione di tessuto fibroso. Sul versante femorale sono presenti notevoli sollecitazioni meccaniche sul piano rotazionale che conducono allo scollamento dell'interfaccia metallo-cemento. Al contrario sul versante cotiloideo le forze meccaniche agiscono soprattutto in compressione. L'osso acetabolare è più spongioso ed appare più suscettibile al riassorbimento osseo causato dalla reazione biologica ai detriti di polietilene.

È stato dimostrato che il micromovimento più ampio nelle componenti femorali cementate avviene sul piano rotazionale [22]. Anche il rimodellamento osseo femorale gioca un ruolo critico nella stabilità dell'impianto a lungo termine. Poss [23] ha analizzato il rapporto che esiste tra stabilità meccanica dell'impianto protesico e allargamento del canale femorale che si verifica con l'invecchiamento.

Le linee di radiotrasparenza del versante acetabolare all'interfaccia osso-cemento sono correlate alla formazione di tessuto fibroso responsabile del riassorbimento osseo; al contrario le linee di radiotrasparenza presenti attorno alla componente femorale nella maggior parte dei casi sono spesso la conseguenza del rimodellamento endostale.

Per tali motivi riteniamo che le artroprotesi totali cementate di anca debbano essere impiegate in casi attentamente selezionati e, soprattutto, utilizzando tecniche di cementazione adeguate in grado di garantire la produzione di un preparato con una ridotta porosità ed elevata resistenza meccanica. La tecnica chirurgica deve essere scrupolosa al fine di ottenere una totale interdigitazione tra il PMMA e l'osso trabecolare.

È ormai stata dimostrata da molti Autori l'efficacia delle artroprotesi totali di anca cementate in pazienti anziani di oltre 80 anni [24, 25]. D'altra parte a causa della aumentata longevità e attività fisica dell'anziano negli ultimi anni si è assistito ad un incremento nell'impiego di protesi non cementate. L'elevata incidenza di embolie grassose nel paziente anziano protesizzato, con una ridotta attività fisica giustifica tale scelta [26]. Il tempo impiegato per la preparazione e l'immissione del cemento acrilico richiede circa 20 min ed una riduzione dei tempi chirurgici è, in alcuni casi, fondamentale al fine di prevenire complicanze intra- e post-operatorie. Numerosi Autori ritengono che i risultati funzionali ottenibili con l'impiego di protesi cementate e non, in pazienti di oltre 80 anni, sono praticamente sovrapponibili, mentre le complicanze peri-operatorie aumentano con l'uso del cemento.

Nella chirurgia protesica di anca di moderna concezione, essendo i risultati a distanza dei cotili cementati non soddisfacenti, l'impiego di protesi cementate viene riservato alla componente femorale con impianto di un cotile non cementato (protesi ibride). Le indicazioni principali per l'impiego di una protesi ibrida sono rappresentate dalla frattura del collo femorale in pazienti anziani con grave osteoporosi ed artrosi in pazienti con morfologia del canale femorale Tipo C di Dorr. L'età, quindi, non rappresenta l'unico fattore condizionante la scelta tra protesi cementate e non cementate, ma altrettanto importante è la qualità dell'osso. Un trofismo osseo non ottimale come nei pazienti con artrite reumatoide o una strutturazione cilindrica del canale femorale rappresentano una condizione in cui è preferibile l'impianto di una protesi cementata. Riteniamo comunque che, sebbene l'usura del polietilene rappresenti il fattore eziologico preponderante nella genesi della mobilizzazione asettica, l'usura da terzo corpo e la malattia da cemento costituiscono senz'altro una causa di fallimento dell'impianto e di depauperamento del bone stock. È quindi da preferire, là dove possibile, un'integrazione biologica osso-impianto, presupposto per una maggiore sopravvivenza a lungo termine.

Bibliografia

1. Jasty M, Maloney (1991) The initiation of failiure in cemented femoral components of hip arthroplasties. J Bone Joint Surg Br 73:551-558
2. Krause W, Mathis RS (1988) Fatigue properties of acrylic bone cement: review of the literature. J Biomed Mater Res 22[Suppl A1]:37-53
3. Linder L, Romanus M (1976) Acute local tissue effects of polymerizing acrylic bone cement. An intravital microscopic study in the hamster's check pouch on the chemically induced microvascular changes. Clin Orthop 115:303-312
4. Jefferiss CD, Lee AJC, Ling RSM (1975) Thermal aspects of self-curing PMMA. J Bone Joint Surg Br 57:511-518
5. Lee AJC (1984) The effect of mixing technique and surgical technique on the properties of bone cement. Bone Cement Symposium, March 23-25
6. Lautenschlager EP, Marshall GW (1976) Mechanical strength of acrylic bone cements impregnated with antibiotics. J Biomed Mater Res 10(6):837-845
7. Charnley J (1961) Arthroplasty of the hip: a new operation. Lancet 1:1129-1132
8. Barrack RL, Mulroy RD Jr, Harris WH (1992) Improved cementing techniques and femoral component loosening in young patients with hip arthroplasty. A 12-year radiographic review. J Bone Joint Surg Br 74(3):385-389
9. Huiskes R, Sloof TJ (1981) Thermal injury of cancellous bone following pressurization penetration of acrylic cement. Transactions of the 27th Orthopaedic Research Society Annual Meeting, 15-18 September, Montreal, pp 134-139
10. Goldring SR, Schiller AL, Roelke M et al (1983) The sinovial like membrane at the bone cement interface in loose total hip replacement and its proposed role in bone lysis. J Bone Join Surg Am 65:575-584
11. Noble PC, Swarts E (1983) Penetration of acrylic bone cements into cancellous bone. Acta Orthop Scand 54:566-573
12. Espehaug B, Fumes O, Havelin LI et al (2002) The type of cement and failure of total hip replacements. J Bone Joint Surg Br 84(6):832-838
13. Jergesen HE, Karlen JW (2002) Clinical outcome in total hip arthroplasty using a cemented titanium femoral prosthesis. J Arthroplasty 17(5):592-599
14. Sylvain GM, Kassab S, Coutts R, Santore R (2001) Early failure of a roughened surface, precoated femoral component in total hip arthroplasty. J Arthroplasty 16(2):141-148
15. Chandler HP, Reineck FT, Wixson RL, McCarthy JC (1981) Total hip replacement in patients younger than thirty years old. A five-year follow-up study. J Bone Joint Surg Am 63(9):1426-1434
16. Mulroy RD Jr, Harris WH (1990) The effect of improved cementing techniques on component loosening in total hip replacement. An 11-year radiographic review. J Bone Joint Surg Br 72(5):757-760
17. Rorabeck CH, Bourne RB, Mulliken BD et al (1996) The Nicolas Andry award: comparative results of cemented and cementless total hip arthroplasty. Clin Orthop (325):330-344
18. Cates HE, Faris PM, Keating EM, Ritter MA (1993) Polyethylene wear in cemented metal-backed acetabular cups. J Bone Joint Surg Br 75(2):249-253
19. Ritter MA, Keating EM, Faris PM, Brugo G (1990) Metal-backed acetabular cups in total hip arthroplasty. J Bone Joint Surg Am 72(5):672-677
20. McCoy TH, Salvati EA, Ranawat CS, Wilson PD Jr (1988) A fifteen-year follow-up study of one hundred Charnley low-friction arthroplasties. Orthop Clin North Am 19(3):467-476

21. Harris WH, Penenberg BL (1987) Further follow-up on socket fixation using a metal-backed acetabular component for total hip replacement. A minimum ten-year follow-up study. J Bone Joint Surg Am 69(8):1140-1143
22. Mjoberg B, Hansson LI, Selvik G (1984) Instability of total hip prosthesis at rotational stress. A roentgen stereophotogrammetric study. Acta Orthop Scand 55(5):504-506
23. Poss R, Staehlin P, Larson M (1987) Femoral expansion in total hip arthroplasty. J Arthroplasty 2(4):259-264
24. Boettcher WG (1992) Total hip arthroplasties in the elderly. Morbidity, mortality, and cost effectiveness. Clin Orthop 274:30-34
25. Brander VA, Malhotra S, Jet J et al (1997) Outcome of hip and knee arthroplasty in persons aged 80 years and older. Clin Orthop 345:67-78
26. Ries MD, Lynch F, Rauscher LA et al (1993) Pulmonary function during and after total hip replacement. Findings in patients who have insertion of a femoral component with and without cement. J Bone Joint Surg Am 75(4):581-587

Tecniche di cementazione

F. Falez, F. La Cava

Introduzione

Le attuali conoscenze sull'impiego del cemento per la fissazione delle componenti protesiche nell'anca sono frutto di quasi mezzo secolo di applicazioni. Infatti il cemento chirurgico, inizialmente usato in alcune procedure come le applicazioni dentali e la chiusura dei difetti cranici, è stato introdotto negli interventi di sostituzione protesica negli anni '50 [1, 2] per poi affermarsi definitivamente negli anni '60 grazie all'operato di Sir John Charnley [3]. Si devono a Charnley i primi studi approfonditi sulle tecniche di applicazione del polimetilmetacrilato (PMMA) e sulle possibili complicanze derivanti dal suo uso descritti accuratamente nel libro "Acrylic cement in orthopaedic surgery" del 1972 [4].

Come noto però, gli anni '70 sono stati caratterizzati dalla cosiddetta "malattia da cemento" come causa del fallimento degli impianti protesici cementati, tanto che negli anni '80 si è osservata la netta contrapposizione tra protesi cementate e protesi non cementate a "incorporazione biologica". Per i chirurghi si trattava di scegliere tra il vecchio ed il nuovo, tra protesi che avevano mostrato alcuni problemi ed altre che potevano rappresentare la soluzione a questi.

La sperimentazione e l'applicazione clinica di impianti non cementati, rivestiti o meno da elementi osteoconducenti, sembravano risolvere alcuni dei problemi incontrati con l'uso del cemento, determinandone tuttavia di nuovi quali il *tight pain*, lo *stress shielding*, e ribadendone altri già conosciuti quali cedimenti meccanici e biologici del sistema con mobilizzazioni asettiche. Inoltre grazie a Willert ed Harris si sono definite più accuratamente le cause più frequenti dei fallimenti protesici non più concentrate sul demonizzato cemento bensì sul polietilene [5-7].

Divisione di Ortopedia e Traumatologia, Ospedale S. Spirito, Roma

In alternativa a queste due filosofie contrapposte molti Autori, da una semplice analisi bibliografica dei risultati per ciascuna delle componenti, hanno iniziato ad impiantare una coppa acetabolare non cementata [8], associata ad uno stelo cementato applicato con tecniche di cementazione perfezionate. Infatti dalla letteratura emerge chiaramente come la componente acetabolare fallisca [9, 10] in genere per problemi di ordine biologico, quale reazione ai detriti di polietilene, mentre la componente femorale sia soggetta a diverse cause di fallimento sia di natura meccanica (rottura dello stelo, insufficiente cementazione con scarsa penetrazione del cemento nella trama trabecolare, scarsa stabilità meccanica iniziale con un precoce affondamento dello stelo) sia legate ad una insufficiente stabilizzazione biologica dello stelo per mancato *bone-ingrowth* sulla sua superficie.

Sebbene molto sia stato scritto sulla mobilizzazione asettica del cemento e sulle reazioni individuali atipiche al PMMA in grado di spiegare la rapida mobilizzazione verificatasi nonostante una buona tecnica di cementazione, l'assenza di processi infettivi, una non dimostrata intolleranza individuale alle componenti del cemento e l'anamnesi negativa per pregressi traumi, la maggior parte degli Autori concorda proprio sulla importanza che la tecnica della cementazione possa rivestire nel determinare tale problema. È per tale motivo che prevalentemente durante gli ultimi venti anni sono stati compiuti i massimi sforzi per ottenere un cemento di migliore qualità e per migliorare le tecniche di cementazione.

La tecnica di cementazione di prima generazione, che prevedeva l'inserimento manuale del cemento (*finger-packing technique*), è stata negli anni gradualmente abbandonata ed al suo posto sono state introdotte le tecniche di cementazione di seconda [11, 12] e terza [13, 14] generazione.

Poiché, osservando la letteratura relativa all'argomento, la sfumatura tra cementazione di seconda e terza generazione è talvolta confusa e considerato che ormai è stata introdotta la quarta generazione della tecnica, in questo lavoro si tratterà del suo stato dell'arte cercando di definire le attuali metodiche con le motivazioni che le hanno indotte, le relative eventuali complicanze e le precauzioni proposte per evitarle.

Fattori che influenzano la cementazione

Come Sir Charnley ha scritto nel 1979 [15], la mobilizzazione asettica del cemento acrilico è "l'effetto avverso più importante incontrato con il suo uso nell'impianto delle artroprotesi dell'anca".

Il principale limite della cementazione è la rottura del manto di cemento che determina la migrazione di detriti di PMMA e fluido ed infine l'affondamento dell'impianto.

La ridotta elasticità del cemento può permettere un affondamento dell'impianto per scivolamento (*creeping*) non superiore ai 50 μm (0.05 mm). A volte invece si assiste ad un affondamento dell'impianto fino a 10 mm già poco tempo dopo il suo inserimento: una migrazione di 1.2 mm per anno nei primi due anni

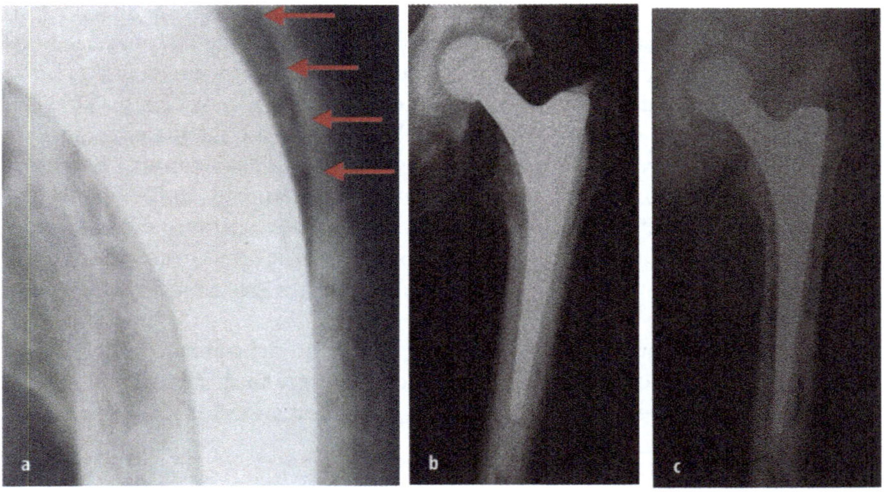

Fig. 1. a Particolare dell'affondamento dello stelo rispetto al cemento. **b** Artroprotesi cementata: controllo post-operatorio a 1 mese. **c** Controllo post-operatorio a 6 mesi con mobilizzazione asettica dell'impianto

depone per un impianto destinato al fallimento per mobilizzazione [16] (Fig. 1).

Essendo improbabile che un affondamento di tale entità possa aver luogo solo per *creeping* della protesi, questo deve essere attribuito a fratture del manto di cemento, determinate da sollecitazioni in tensione, a cui questo è poco resistente e che esitano nel tempo in una riduzione della stabilità dell'impianto [17].

Le rotture del manto di cemento sono state ritrovate in reperti autoptici ed in tutti erano iniziate a livello degli angoli dello stelo dove maggiori erano le forze di tensione [18].

Per ovviare a questo inconveniente è stato compreso da tempo quanto sia indispensabile migliorare l'interdigitazione del cemento con il sistema trabecolare dell'osso ospite con lo scopo di ottenere una interfaccia osso-cemento di buona qualità. Per raggiungere tale obiettivo sono stati studiati a fondo principalmente la porosità del cemento, lo spessore del manto e la tipologia dello stelo ritenendoli le chiavi per ottenere una buona cementazione.

Porosità

La porosità del cemento è stata ritenuta la principale causa della sua fragilità. Studi pubblicati hanno dimostrato che la tecnica di prima generazione causava una porosità del cemento compresa tra l'1 ed il 10%. Tale tecnica generava ampie inclusioni di aria a loro volta responsabili di grandi e frequenti pori all'interno del manto del cemento responsabili della rottura del cemento sotto sollecitazioni fisiologiche. La porosità del cemento può anche essere dovuta alla penetrazione dell'aria durante la fase di miscelazione, alla liberazione dell'aria inclusa durante la polimerizzazione, all'intrappolamento dell'aria durante l'introduzione del cemento nel canale femorale e, infine, alla evaporazione del monomero in presenza di uno spesso strato di cemento osseo [19-21]. Per ridurre la porosità del cemento ed incrementarne la resistenza è stato suggerito, inizialmente, di rallentare la velocità del mescolamento manuale, di usare un tappo endomidollare distale che consentisse l'uscita dell'aria durante la pressurizzazione e di ridurre lo spessore del manto del cemento. Noble e coll. [22] hanno dimostrato che la porosità è minima quando lo spessore del manto del cemento è inferiore a 2.5 mm e che il requisito essenziale per una buona sopravvivenza a lungo termine dell'impianto è uno spessore del manto sempre maggiore di 2 mm.

Per ottenere la riduzione della porosità del manto del cemento, la scienza ha suggerito poi l'uso della centrifugazione, che è in grado di ridurre del 45% la porosità lasciando pori piccoli ed uniformi e di rinforzare del 10-20% il cemento.

Spessore del manto di cemento

Come già introdotto, altro punto molto importante ai fini di una buona cementazione è lo spessore del manto del cemento. Harris [23] ha introdotto le linee guida per la quantificazione dell'aspetto radiografico del manto del cemento osseo intorno alla componente protesica femorale cementata. Tale sistema di gradazione ha un valore predittivo perché è in grado di indicare le componenti femorali tendenti alla mobilizzazione. Possono essere differenziati i Gradi A, B, C e D del manto del cemento.

Il manto del cemento è di Grado A quando sulle radiografie in proiezione AP e laterale si riesce ad osservare un manto completo di almeno 2 mm di spessore (Fig. 2). Non vi sono difetti, bolle o *gap* senza possibile distinzione del passaggio tra cemento e corticale ed il cemento si estende per 10 mm oltre l'apice

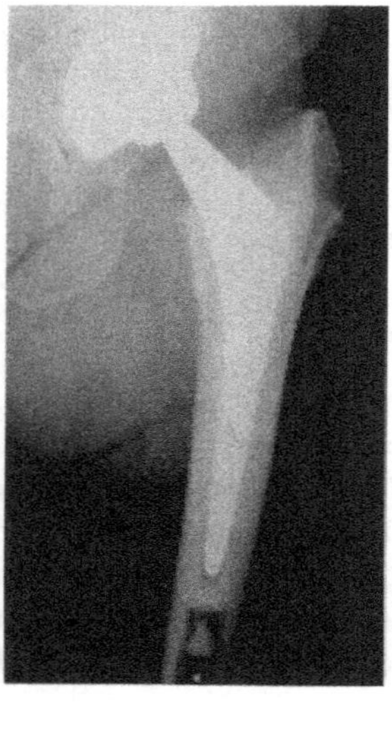

Fig. 2. Ottima distribuzione del manto di cemento su tutto il perimetro protesico con corretta interdigitazione nell'osso

dello stelo protesico. Nel Grado B vi sono le stesse condizioni del Grado A tranne per il fatto che, a livello della regione diafisaria, possono essere presenti aree in cui si riesce a differenziare la corticale dal manto del cemento. Il Grado C è diviso in C1 e C2. Nel C1 sono presenti bolle d'aria nel manto del cemento. In C2 sono presenti una o più aree di assottigliamento del cemento inferiori ad 1 mm associate o meno ad una completa assenza di cemento in una o più regioni. La presenza di una radiolucenza a livello dell'interfaccia osso-cemento porta anch'essa ad una gradazione C2 (Fig. 3). Il Grado D indica gravi deficit nella tecnica di cementazione, quali la mancata estensione del cemento oltre il *tip* della protesi, grossolane mancanze nel manto del cemento o più bolle d'aria diffuse, localizzate soprattutto prossimalmente o vicino all'apice dello stelo.

Come detto in precedenza, lo spessore ideale del manto del cemento deve essere di 2.5-3 mm. Star e coll. [24] hanno trovato che uno spessore del cemento minimo a livello delle Zone di Gruen 5 e 6 (diafisi mediale) è il fattore maggiormente predittivo del fallimento della componente femorale. La maggior parte degli strumentari delle artroprotesi d'anca fornisce un metodo per la centralizzazione della parte distale dello stelo femorale in grado di assicurare un adeguato spessore circonferenziale distale del manto del cemento. Tali centralizzatori dello stelo sono stati modificati nel tempo, ma devono ancora esserlo, visto che, come riportato da Noble e coll. [22], dietro i margini dei centralizzatori distali nel 42% dei pazienti erano presenti significative mancanze del cemento. Per valutare lo spessore del manto del cemento è importante studiare tutte le radiografie post-operatorie, che possono rivelare mancanze o difetti precedentemente non osservati.

È sempre opportuno rimarcare che lo spessore del manto di cemento è dipendente da una corretta tecnica di preparazione del femore e da posiziona-

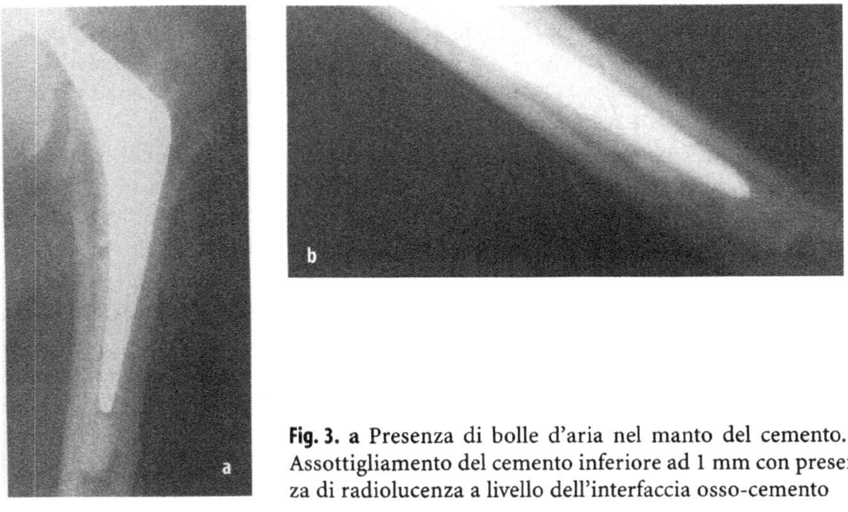

Fig. 3. **a** Presenza di bolle d'aria nel manto del cemento. **b** Assottigliamento del cemento inferiore ad 1 mm con presenza di radiolucenza a livello dell'interfaccia osso-cemento

mento, dimensionamento e tipologia dello stelo. Infatti, se la preparazione del canale femorale con frese e raspe per l'alloggio dello stelo è inadeguata, con difetti assiali in varo o valgo o sul piano laterale, inevitabilmente sarà scorretto il posizionamento dello stelo definitivo ovviamente nonostante l'impiego di centralizzatori. Per limitare questo inconveniente, oltre a raccomandare l'accuratezza della procedura, risulta di supporto l'uso di una radiografia intra-operatoria che permetta eventuali correzioni dei difetti assiali.

Tipologia dello stelo

La geometria dello stelo femorale rappresenta un elemento di notevole importanza nella distribuzione degli stress meccanici dall'impianto alle strutture circostanti durante le richieste funzionali [25].

Nell'impiego di componenti femorali cementate devono considerarsi due zone principali di concentrazione delle sollecitazioni: prossimalmente, a livello della linea di osteotomia femorale, in particolare a livello del calcar sulla corticale mediale del collo (Zona 7 di Gruen) [26]; distalmente, a livello del vertice inferiore dello stelo.

La distribuzione degli stress a questi due livelli viene influenzata, oltre che dalla corretta tecnica di cementazione, dalle dimensioni, dalla rigidità della componente e dal profilo della stessa che sarà responsabile del trasferimento delle forze al manto di cemento [27, 28].

In generale, uno stelo lungo, realizzato in metallo o leghe con più basso modulo di elasticità (quindi più flessibile), tenderà a flettersi lungo la sua struttura quando sottoposto a carico alla giunzione osso-cemento-protesi in particolare a livello prossimale. Sebbene questo pattern di distribuzione degli stress sia stato definito come più simile al fisiologico, se eccessivo aumenta il rischio di fallimento per le grossolane sollecitazioni sul manto di PMMA prossimale [29].

Per questo motivo si privilegia sempre di più l'utilizzo di steli meno lunghi, più rigidi e con maggior dimensione nella sezione trasversale, ovviando all'inevitabile trasferimento delle principali sollecitazioni a livello distale rastremando la protesi. Questo accorgimento permette di incrementare la superficie di distribuzione degli stress sul cemento e rende complessivamente meno critica la distribuzione delle sollecitazioni.

Dibattuto è il ruolo del "collare", posto medialmente a livello del collo dello stelo femorale di alcuni impianti. Essenzialmente vi sono due scuole di pensiero: sono a favore coloro che assegnano ad esso un sistema di trasferimento di una parte delle sollecitazioni di carico direttamente all'osso corticale mediale del calcar, riproducendo una situazione simile al fisiologico con benefici effetti attraverso la risposta strutturale dell'osso stesso o chi lo considera anche un elemento in grado di partecipare alla pressurizzazione del cemento durante l'inserzione dello stelo; sono contrari al colletto coloro che lo considerano interferire con la normale e prevedibile subsidenza dello stelo nel manto di cemento, fenomeno iniziale necessario ad un *interlock* saldo tra i due elementi, o chi lo vede come un fulcro capace di determinare micromovimenti angolari dello stelo all'interno del manto [30].

Sempre più diffuso appare inoltre l'utilizzo di superfici perfettamente lisce, "lucidate" allo scopo di limitare al minimo sollecitazioni anomale del manto di cemento e per garantire un perfetto *interlocking* meccanico tra manto e protesi.

La presenza infatti di una superficie rugosa si renderebbe responsabile dell'insorgenza di fenomeni di abrasione con produzione di detriti e sfaldamento del cemento conseguenti ai micromovimenti generati dalla normale attività della neo-articolazione [27, 31]. Race e coll. hanno impiantato 2 tipi di steli cementati su cadavere, uno satinato (Ra=0.75 μm) ed uno sabbiato (Ra=5.3 μm) molto più rugoso, e studiato sezioni trasversali di femore per valutare se, come teoricamente dovrebbe risultare, aumentando la superficie sullo stelo aumentano i legami con il cemento. I risultati dell'esperienza evidenziano invece che la percentuale di gap sul perimetro all'interfaccia tra stelo e cemento è maggiore nel gruppo con steli più rugosi (media 31.4%) rispetto a quelli satinati (media 7.7%) [32].

Modalità di cementazione

In base a quanto esposto per migliorare la performance degli impianti cementati le attuali tecniche di cementazione di quarta generazione prevedono una serie di passaggi ben codificati da eseguire accuratamente:

1. l'impiego di un tappo endomidollare;
2. la preparazione del cemento sotto vuoto e con centrifugazione;
3. l'uso del lavaggio pulsante;
4. il tamponamento e l'emostasi del canale;
5. l'introduzione retrograda del cemento;
6. la pressurizzazione;
7. l'uso di centralizzatori dello stelo.

Impiego di un tappo endomidollare

Dopo aver eseguito una corretta preparazione del canale femorale, l'applicazione di un restrittore o tappo endomidollare distale, previsto anche in materiale bioriassorbibile, limita la migrazione distale del cemento, permette un riempimento del canale in maniera retrograda e soprattutto è alla base di una buona pressurizzazione del cemento nel canale femorale. Nello svolgimento di questa procedura è importante definire bene il diametro del tappo evitandone un sottodimensionamento, che causerebbe la sua migrazione, o un sovradimensionamento che rischierebbe di non permettere il corretto approfondimento dell'impianto con possibili deviazioni assiali dello stesso o dismetrie.

La migrazione distale del tappo si può verificare quando si esercita la pressione con la "pistola" con cui si introduce il cemento. Ciò può causare la discesa del cemento lungo la diafisi femorale, molto più distalmente di quanto dovrebbe essere, precludendo la possibilità di ottenere una buona penetrazione del cemento all'interno del sistema trabecolare e dando origine ad ulteriori problematiche nel caso in cui si debba procedere ad un intervento di revisione (Fig. 4).

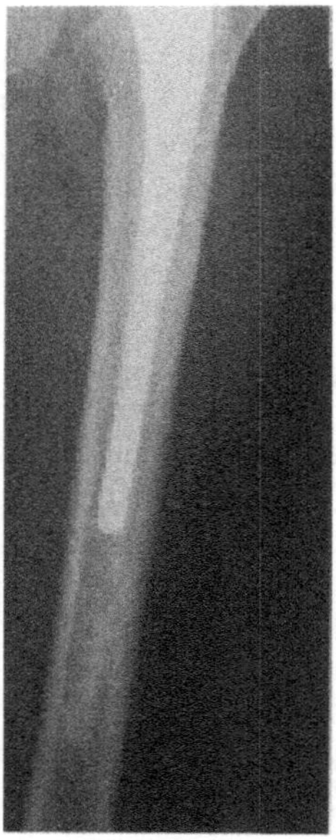

Fig. 4. Migrazione distale del tappo endomidollare con discesa del cemento lungo la diafisi femorale

Preparazione del cemento sotto vuoto e con centrifugazione

La procedura ha lo scopo di ridurre le porosità del composto e quindi, come discusso in un precedente paragrafo, di generare un cemento più resistente [33, 34]. L'obiettivo ricercato è quello di evitare la formazione dei cosiddetti macropori (diametro maggiore di 1 mm) e di limitare la miscela all'eventuale formazione esclusivamente di micropori (diametro compreso tra 0.1 e 1 mm) [35].

La miscelazione della polvere e della componente liquida è preferibilmente attuata direttamente all'interno del caricatore della "pistola" per cementazione, centrifugando mentre si applica una pressione negativa e mantenendo la temperatura della sala operatoria a circa 23 °C come suggerito dai produttori di PMMA (Fig. 5).

Questa metodica consente anche la riduzione drastica della liberazione di vapori durante la miscelazione risultando così una tossicità inferiore per gli addetti.

Uso del lavaggio pulsante

Mentre avviene la miscelazione del cemento è importante predisporre l'osso ospite ad accettare nelle migliori condizioni il PMMA. La preparazione accurata della spongiosa si realizza attraverso il lavaggio pulsante che ha lo scopo di rimuovere il grasso ed i detriti di osso. In questo modo si lasciano pervi gli spazi trabecolari e si allontana il sangue prevenendo l'effetto di laminazione del cemento, ma soprattutto si limitano le possibili complicanze legate ad eventuali eventi embolici.

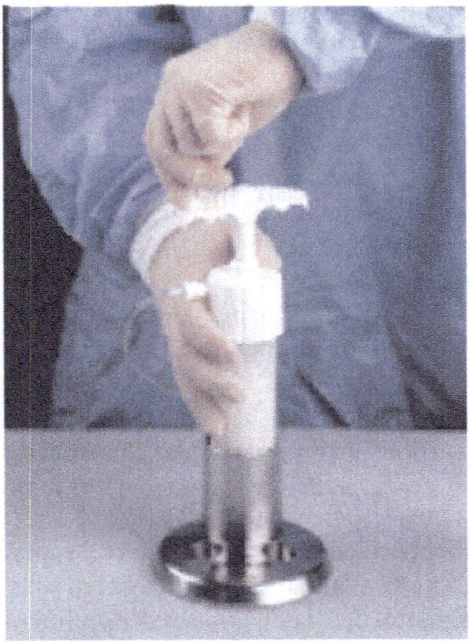

Fig. 5. Preparazione del cemento sotto vuoto con centrifugazione direttamente all'interno del caricatore della "pistola" per cementazione

Tamponamento ed emostasi del canale

Dopo il lavaggio sotto pressione si praticano il tamponamento e l'emostasi del canale eseguite prevalentemente con tamponi imbevuti di H_2O_2 o talvolta di adrenalina. In tal modo si arresta il sanguinamento, si rimuovono i coaguli e si ottiene una superficie ossea asciutta con spazi trabecolari beanti.

Introduzione retrograda del cemento

Quando la densità del cemento fluido è idonea, si rimuove l'ultimo tampone imbevuto di H_2O_2 e si esegue l'introduzione retrograda con pistola di un cemento a bassa viscosità associata alla contemporanea aspirazione dell'eventuale sangue proveniente dall'osso trabecolare. Rice e coll. [36] hanno dimostrato che con tale tecnica non esistono pori di diametro superiore ai 3 mm e che la porosità media dei manti di cemento preparati usando la tecnica di introduzione manuale era dell'8.3% mentre la porosità media ottenuta per il cemento preparato con la pistola era dell'1.7%, riducendo in modo significativo la porosità dei manti femorali del cemento (p=0.02).

Pressurizzazione

L'ultima fase dell'introduzione del cemento per via retrograda, prevede la pressurizzazione prossimale che permette di spingere con forza il cemento all'interno del sistema trabecolare cercando di ottenere una interdigitazione per uno spessore di circa 1 cm. Questa metodica contribuisce ad arrestare il sanguinamento dall'osso spingendolo nuovamente al di fuori del sistema trabecolare ed a ridurre la porosità del cemento. La pressurizzazione deve iniziare quando il cemento è ancora fluido e continuare fino a quando la resistenza del cemento da sola non è in grado di opporsi alla pressione di sanguinamento. Per ottenere la massima pressurizzazione il chirurgo deve praticarla in maniera costante e decisa utilizzando un cemento con una adeguata (bassa) viscosità. La procedura si giova della presenza di un sigillo malleabile alla base della canna della pistola, capace di adattarsi in maniera quasi ermetica al colletto del taglio osseo femorale. In tal modo il cemento già presente all'interno di tutto il canale femorale precedentemente preparato, a cui si aggiunge ulteriormente del polimero, non trova via di fuga se non verso l'osso trabecolare dando luogo ad una vera e propria cementazione pressurizzata.

Breusch e coll. [37] hanno sottolineato l'importanza del lavaggio pulsato associato alla tecnica ad elevata pressurizzazione ed hanno trovato che entrambe le metodiche migliorano significativamente la penetrazione del cemento osseo nell'osso spongioso (p=0.027 e p=0.003, rispettivamente).

Studi istologici riguardo gli effetti della pressurizzazione a livello trabecolare non sembrano mostrare preoccupanti effetti dannosi sul tessuto osseo [38], sebbene l'esame accurato del comportamento dell'interfaccia osso-polimero evidenzi come inizialmente si instauri una necrosi del tessuto osseo cui poi segue l'apposizione di nuovo osso lamellare o di aree di metaplasia osteoblastica, che in alcuni casi portano all'apposizione diretta di tessuto osseo corticale sul cemento [39, 40]. Il riassorbimento osseo e la modesta riduzione di neoformazione ossea che seguono alla pressurizzazione sono comunque ampiamente compensate dal miglioramento dei legami all'interfaccia osso-cemento [41]. A ulteriore suffragio è da osservare che secondo alcuni studi la pressione richiesta per una interdigitazione ottimale è compresa tra 0.35 e 0.5 MPa [42] sebbene Krause [43] con una forza di 5-10 MPa all'interfaccia abbia dimostrato che non si causano eccessivi danni termici all'osso.

La tecnica ad elevata pressurizzazione migliora, come detto, l'interdigitazione tra l'osso spongioso ed il cemento, ma deve essere praticata solo in combinazione con il lavaggio pulsato per ridurre il rischio delle complicanze tromboemboliche.

Uso di centralizzatori dello stelo

Terminata l'introduzione del cemento sotto pressione si procede all'applicazione dello stelo munito di "distanziatori" o "centralizzatori" che ne assicurano un corretto posizionamento all'interno della cavità femorale. Lo scopo dei centratori è di fornire un manto di cemento uniforme (2-5 mm) attorno alla protesi che permetta una distribuzione uniforme delle forze con incremento della resistenza meccanica. Goldberg ha definito l'uso di centratori disposti nella porzione prossimale dello stelo e distali sull'apice dello stelo come quarta generazione della cementazione [44].

La presenza del centralizzatore distale previene la cattiva distribuzione del manto di cemento soprattutto in zona 3, 5 e 12 di Gruen [26]. In relazione alla conformazione dei centralizzatori distali proposti è stato dimostrato che quelli triflangiati incrementano l'accumulo di bolle d'aria attorno alla porzione distale dello stelo [22], mentre sembrano ovviare a tali problemi quelli circolari smussi [45].

Mentre l'uso del centralizzatore distale è convenzionalmente adottato, alcune perplessità rimangono sull'impiego di quello prossimale principalmente per due ragioni: innanzitutto per l'anatomia prossimale del femore che risulta procurvato e ovale a livello dell'apice dello stelo con diametro maggiore anteroposteriore che spesso, specialmente con gli steli retti, costringe lo stelo a posizionarsi svantaggiosamente sul piano assiale [46] (Fig. 6); secondariamente per l'ostacolo che talvolta determina il centralizzatore prossimale con possibile asportazione di cemento appena pressurizzato. Per tale motivo taluni preferiscono affidarsi all'esperienza personale, anche perché il posizionamento prossimale comunque avviene sotto il diretto controllo visivo, con l'accortezza di effettuare soprattutto una corretta distribuzione del manto a livello della zona 7 (calcar) [47].

La presenza del centralizzatore, comunque, sul piano assiale mira a prevenire la cattiva distribuzione del manto di cemento soprattutto in zona 8 e 9 di Gruen [26].

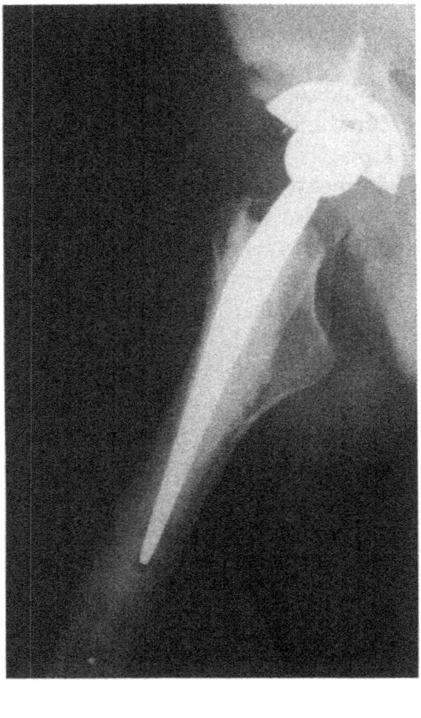

Fig. 6. Anatomia del femore prossimale che condiziona l'alloggiamento sul piano laterale con maggiore contatto in zona 8, 9 e 12 di Gruen

Complicanze della cementazione

La tecnica di cementazione delle artroprotesi d'anca è, come abbiamo visto, in continua evoluzione soprattutto per quanto concerne la riduzione delle complicazioni tecniche ed il miglioramento del successo a lungo termine delle procedure chirurgiche.

Purtroppo i miglioramenti ottenuti nel tempo per la tecnica di cementazione, nonostante i benefici dimostrati, hanno in qualche modo introdotto alcuni altri effetti avversi [48-50] che possono essere distinti in complicanze minori e maggiori.

Le prime sono relative alla già descritta migrazione del tappo endomidollare distale, ad una eccessiva fresatura del canale femorale con perforazione della corticale ed estrusione del cemento osseo oltre i confini del canale midollare, che a sua volta può essere causa di una successiva frattura femorale a livello della sede della perforazione, oppure all'eccessiva pressurizzazione del cemento, che può causare una estrusione distale posteriore del cemento stesso [51].

Nell'ambito delle complicanze minori in realtà sono comprese anche l'ipotensione e la trombosi venosa profonda (TVP), ma esse possono agire da precursori per le complicanze definite maggiori.

Durante la cementazione dello stelo femorale può avvenire il possibile cedimento cardiaco e respiratorio con ipotensione denominato *cement implantation syndrome.*

Charnley ha monitorato le modificazioni della pressione sanguigna durante l'introduzione del cemento ed ha rilevato che, nella maggior parte dei casi, i pazienti andavano incontro ad un crollo della pressione, mentre solo nel 10% dei casi si verificava una elevazione dei valori pressori [4].

Per ridurre il rischio del crollo pressorio durante la cementazione sono consigliate le tecniche anestesiologiche che influenzano le vie nervose vegetative e con le quali si possono somministrare farmaci simpaticomimetici prima di effettuare l'impianto dello stelo femorale in modo da ridurre la depressione cardiorespiratoria. Wheelwright [52] ha consigliato di mantenere la stabilità cardiovascolare e la gettata cardiaca ponendo attenzione al volume fluido intravascolare, prevenendo l'ipossiemia e trattando precocemente in modo aggressivo l'ipotensione con una catecolamina vasocostrittrice.

Laupacis e coll. [53] hanno concluso il proprio studio comparativo affermando che non vi sono differenze per quanto riguarda l'incidenza della trombosi venosa profonda tra i pazienti con protesi cementate e non cementate, ma la percentuale di complicanze della embolia polmonare varia dal 2.4% nel gruppo delle protesi cementate allo 0.8% del gruppo di pazienti con protesi non cementate.

I meccanismi con i quali si verificano le complicanze maggiori come l'embolia, l'arresto cardiaco, l'infarto del miocardio, la bradicardia, le aritmie cardiache non sono ancora chiari.

In generale, due teorie hanno cercato di spiegare l'effetto patogeno del cemento: la prima è basata sugli effetti fisiologici della composizione chimica del cemento e la seconda sugli effetti fisici della introduzione e della pressurizzazione del cemento acrilico nell'osso.

Nel primo caso, la principale causa del problema è il monomero MMA (metilmetacrilato), anche se la maggior parte degli Autori non lo considera responsabile delle complicanze cardiopolmonari, ma ritiene che abbia la capacità di promuovere l'agglutinazione dei lipidi, producendo reazioni anafilattiche ed attivando le tromboplastine tissutali, di aumentare la pressione arteriosa centrale e di ridurre la pressione sanguigna periferica [54, 55].

Nel secondo caso, la massa fisica del cemento genererebbe pressioni endomidollari elevate forzando il grasso, il midollo e l'aria a passare nel sistema circolatorio ed a causare complicanze emboliche.

Questo processo è stato valutato principalmente mediante l'ecocardiografia transesofagea che permette la visualizzazione in tempo reale delle quattro cavità cardiache e dei principali vasi sanguigni in modo da poter osservare la presenza e studiare il movimento dei materiali embolici. Christie e coll. [56] analizzando le docce emboliche verificatesi durante interventi di protesi d'anca hanno trovato docce emboliche di maggior durata e gravità nelle endoprotesi cementate rispetto alle endoprotesi non cementate, ma non sono stati in grado di escludere un possibile ruolo del MMA nella attivazione della ipercoagulazione.

Un altro possibile effetto fisico può dipendere dalla formazione di bolle d'aria che possono essere forzate nel sangue durante l'inserimento dell'impianto e causate dal calore generato dalla consolidazione del cemento. Evans e coll. hanno riscontrato una embolia gassosa dopo l'impianto di artroprotesi cementate [57].

Sono state proposte alcune originali metodiche per ovviare a questi drammatici eventi.

Accanto alla ben nota terapia medica profilattica, in un recente studio Smith [58] ha suggerito e dimostrato l'efficacia dell'uso delle raspe cannulate per la preparazione del canale femorale. Confrontando l'uso delle raspe cannulate e chiuse in due gruppi separati di pazienti, ha osservato 3 docce emboliche di gradi 1 e 2 e nessun macroembolo nel primo gruppo di pazienti, mentre nel secondo gruppo l'ecocardiogramma transesofageo ha dimostrato 3 macroemboli e 4 docce emboliche di grado 1 e 3.

Pitto e coll. [59, 60] sempre allo scopo di prevenire l'embolia grassosa nelle artroprotesi cementate dell'anca, hanno valutato l'uso e la rilevanza del posizionamento di un drenaggio lungo la linea aspra. Hanno impiantato protesi cementate in 65 pazienti con tecnica classica ed in un altro gruppo di 65 pazienti cementando in presenza di un drenaggio in aspirazione. La misurazione dell'incidenza intra-operatoria di embolia gassosa e grassosa con l'ecocardiografia transesofagea mostra che nel gruppo senza catetere vi sono prolungati e gravi eventi embolici rispetto all'altro ($p<0.05$), così come la presenza di emboli con un diametro minore o uguale a 5 mm nel 91% dei pazienti del gruppo con cementazione classica rispetto al 15% di quelli a cui sono stati impiantati steli cementati sotto vuoto. I controlli ecografici post-operatori evidenziano la presenza di TVP nel 18% dei pazienti del primo gruppo e nel 3% di quelli con tecnica sperimentale ($p<0.05$). Le conclusioni dello studio sono che la misura più semplice per evitare la penetrazione intravasale di midollo osseo, grasso e detriti dell'osso è la prevenzione di pressioni intraossee elevate, che può essere ottenuta con l'introduzione di un drenaggio del sistema venoso lungo la linea aspra.

Gillesberg ed Andersen [61] hanno sottolineato la necessità di ventilare con ossigeno al 100% il paziente alcuni minuti prima della cementazione in modo da limitare le complicanze dell'embolia gassosa.

Come metodica tradizionale viene comunque consigliata la completa ed attenta pulizia della superficie dell'osso prima della introduzione del cemento, visto che inoltre essa facilita l'interdigitazione e rende più valida la fissazione del cemento nell'osso. Riducendo il livello di tessuto adiposo e midollo interposto tra il cemento e l'osso, il carico embolico potenziale viene ridotto ed i problemi cardiaci e polmonari minimizzati. Nel 1995 Christie e coll. [56] hanno confrontato il lavaggio completo o minimo con soluzione salina del femore prima di una endoprotesi cementata. Mediante l'ecocardiografia transesofagea hanno mostrato una riduzione statisticamente significativa delle risposte tromboemboliche e cardiopolmonari e del numero di grossi emboli.

Conclusioni

Le attuali tecniche di cementazione prevedono in sintesi la seguente procedura:

1. l'uso di un tappo endomidollare distale che è alla base di una buona pressurizzazione del cemento nel canale femorale;
2. la preparazione del cemento sotto vuoto e con centrifugazione con lo scopo di ridurre le porosità del composto e quindi generare un cemento più resistente;
3. la preparazione accurata dell'osso ospite attraverso il lavaggio pulsante che mira a rimuovere il grasso ed i detriti di osso e quindi prevenire le complicanze maggiori;
4. il tamponamento e l'emostasi del canale per liberare gli spazi trabecolari e favorire la seguente interdigitazione del cemento;
5. l'introduzione retrograda con pistola di un cemento a bassa viscosità;
6. la pressurizzazione prossimale che permette di spingere con forza il cemento all'interno del sistema trabecolare consentendo la massima interdigitazione;
7. l'uso di "centralizzatori" che assicurano un corretto posizionamento dello stelo all'interno della cavità femorale per fornire un manto di cemento uniforme attorno alla protesi con incremento della resistenza meccanica e quindi della longevità dell'impianto.

L'avvento delle nuove tecniche di cementazione ha portato netti miglioramenti nella interdigitazione del cemento con l'osso ospite, nel posizionamento dello stelo e quindi nella durata dell'impianto tanto che negli ultimi 10 anni è stata incrementata l'applicazione di protesi cementate che apparivano in graduale declino.

In tal senso, sopravvive quindi il proggetto affascinante di Charnley, che permetteva di "personalizzare la protesi nel canale femorale" attraverso l'uso del cemento capace di comportarsi come uno stucco che riempie l'alloggiamento e mantiene la protesi *in situ* attraverso dei microlegami (*microinterlock*) con le trabecole ossee sviluppando una stabilità meccanica all'insieme e permettendo di trasmettere uniformemente le sollecitazioni all'osso ospite.

A nostro avviso per la riuscita di una valida tecnica di cementazione e per la sopravvivenza a lungo termine dell'impianto è utile l'impiego di uno stelo con particolari caratteristiche: uno stelo relativamente corto e rastremato che diminuisca la concentrazione distale dei carichi; lucidato "a specchio" e dal profilo assolutamente privo di spigoli vivi che permetta di sviluppare un coefficiente di frizione notevolmente basso; un design a doppio e triplice cuneo che provvede ad un incastro che produca forze in compressione radiali tali da ridurre la formazione di microfratture nel manto di cemento causate dallo sviluppo di forze tensili, a cui il cemento è notevolmente meno resistente.

Al cospetto di questi vantaggi apportati dall'evoluzione della tecnica sono però aumentati certi rischi potenziali.

L'impianto di un'artroprotesi dell'anca infatti è un intervento chirurgico significativo, con importanti possibili complicanze, alcune delle quali possono essere fatali ma in qualche modo modificabili con le nuove tecniche di cementazione basate sul lavaggio pulsato e sull'emostasi del canale femorale.

Per quanto concerne il meccanismo causale degli effetti avversi della cementazione, si ha certezza che l'incremento della pressione endomidollare, soprattutto durante l'introduzione della componente femorale, possa portare all'ingresso nel torrente sanguigno di grasso, midollo, gas ed altri detriti. Per tale motivo, i metodi più efficaci per ridurre questi rischi sono la pulizia dell'osso, il corretto posizionamento del tappo distale ed il supporto anestesiologico nel prevenire e nel trattare rapidamente i possibili disturbi cardiovascolari che possono svilupparsi durante la cementazione.

Bibliografia

1. Haboush EJ (1953) A new operation for arthroplasty of the hip based on biomechanics photoelasticity, fastsetting dental acrylic and other consideration. Bull Hosp Joint Dis Orthop Inst 14:242
2. Wiltse LL, Hall RH, Stenehjem JC (1957) Experimental studies regarding the possible use of self curing acrylic in orthopaedic surgery. J Bone Joint Surg Am 29:961-972
3. Charnley J (1961) Arthroplasty of the hip: a new operation. Lancet 1:1129-1132
4. Charnley J (1972) Acrylic cement in orthopaedic surgery. Churchill Livingstone, London
5. Willert HG, Semlitsch M (1977) Reactions of the articular capsule to wear products of artificial joint prosthesis. J Biomed Mater Res 11:157-164
6. Jasty M, Goetz DD, Bragdon CR et al (1997) Wear of polyethylene acetabular components in total hip arthroplasty. An analysis of one hundred and twenty-eight components retrieved at autopsy or revision operations. J Bone Joint Surg Am 79:349-358

7. Amstutz HC, Campbell P, Kossovsky N, Clarke IC (1992) Mechanism and clinical significance of wear debris-induced osteolysis. Clin Orthop 276:7-15
8. Morscher EW, Wirz D (2002) Current state of cement fixation in THR. Acta Orthop Belg 68(1):1-12
9. Templeton JE, Callaghan JJ, Goetz DD et al (2001) Revision of a cemented acetabular component to a cementless acetabular component. A ten to fourteen-year follow-up study. J Bone Joint Surg Am 83(11):1706-1711
10. Clohisy JC, Harris WH (2001) Matched-pair analysis of cemented and cementless acetabular reconstruction in primary total hip arthroplasty. J Arthroplasty 16(6):697-705
11. Mulroy WF, Estok D, Harris WH (1995) Total hip arthroplasty with use of so-called second-generation cementing techniques. A fifteen-year-average follow-up study. J Bone Joint Surg Am 77(12):1845-1852
12. Bourne RB, Rorabeck CH, Skutek M et al (1998) The Harris design-2 total hip replacement fixed with so-called second-generation cementing techniques: a ten to fifteen-year follow-up. J Bone Joint Surg Am 80(12):1775-1780
13. Ballard WT, Callaghan JJ, Sullivan PM, Johnston RC (1994) The result of improved cementing techniques for total hip arthroplasty in patient less than fifty years old. A ten year follow-up study. J Bone Joint Surg Am 76(7):959-964
14. Katz RP, Callaghan JJ, Sullivan PM, Johnston RC (1995) Results of cemented femoral revision total hip arthroplasty using improved cementing techniques. Clin Orthop 319:178-183
15. Charnley J (1979) Low fraction arthroplasty of the hip: theory and practice. Springer-Verlag Berlin Heidelberg New York
16. Verdonschot N, Huiskes R (1997) Acrylic cement creeps but does not allow much subsidence of femoral stems. J Bone Joint Surg Br 79(4):665-670
17. Freeman MA, Plante-Bordeneuve P (1994) Early migration and late aseptic failure of proximal femoral prosthesis. J Bone Joint Surg Br 76(3):432-438
18. Verdonschot N, Huiskes R (1996) Mechanical effects of stem cement interface characteristics in total hip replacement. Clin Orthop 329:326-336
19. Friis EA, Stromberg LJ et al (1993) Fracture toughness of vacuum mixed PMMA bone cement. 19th Annual Meeting Soc Biomater, Birmingham, p 301
20. Schreurs BW, Spierings PTJ, Huiskes R, Slooff TJ (1988) Effect of preparation techniques on the porosity of acrylic cements. Acta Orthop Scand 59:403-409
21. Wixson RL, Lautenschlager EP, Novak MA (1985) Vacuum mixing of methylmethacrylate bone cement. Prc 31st Ann ORS, Las Vegas, p 327
22. Noble PC, Collier MB, Maltry JA (1998) Pressurization and centralization enhance the quality and reproducibility of cement mantles. Clin Othop 355:77-89
23. Harris WH (1996) Hybrid total hip replacement. Clin Orthop 333: 155-164
24. Star MI, Colwell CW Jr, Kelman GJ et al (1994) Suboptimal (thin) distal cement mantle thickness as a contributory factor in total hip arthroplasty femoral component failure. A retrospective radiographic analysis favoring distal stem centralization. J Arthroplasty 9(2):134-139
25. Peters CL, Bachus KN, Craig MA, Higginbotham TO (2001) The effect of femoral prosthesis design on cement strain in cemented total hip arthroplasty. J Arthroplasty 16(2):216-224
26. Gruen TA, McNeice GM, Amstutz HC (1979) "Modes of failure" of cemented stem-type femoral components: a radiographic analysis of loosening. Clin Orthop 141:17-27
27. Ramaniraka NA, Rakotomanana LR, Leyvraz PF (2000) The fixation of the cemented femoral component. Effects of stem stiffness, cement thickness and roughness of the cement-bone surface. J Bone Joint Surg Br 82(2):297-303

28. Wan Z, Dorr LD, Woodsome T et al (1999) Effect of stem stiffness and bone stiffness on bone remodeling in cemented total hip replacement. J Arthroplasty 14(2):149-158
29. Ochsner PE, Schwarzer G, Schumache M (2001) Increased loosening of cemented straight stem prosthesis made from titanium alloys. An analysis and comparison with prosthesis made of cobalt-chromium-nickel alloy. Int Orthop 25(2):77-80
30. Barrack RL (2000) Early failure of modern cemented stems. J Arthroplasty 15(8):1036-1050
31. Verdonschot N, Huiskes R (1998) Surface roughness of debonded straight-tapered stems in cemented THA reduces subsidence but not cement damage. Biomaterials 19(19):1773-1779
32. Race A, Miller MA, Ayers DC et al (2002) The influence of surface roughness on stem-cement gaps. J Bone Joint Surg Br 84(8):1199-204
33. Davies JP, Jasty M, O'Connor DO et al (1989) The effect of centrifuging bone cement. J Bone Joint Surg Br 71:39-42
34. Norman TL, Kish V, Blaha JD et al (1995) Creep characteristics of hand- and vacuum-mixed acrylic bone cement at elevated stress level. J Biomed Mater Res 29:495-501
35. Debrunner HU (1976) Untersuchungen zur Porositaet von Knochenzementen. Arch Orthop Unfall-Chir 86:261-278
36. Rice J, Prenderville T, Murray P et al (1998) Femoral cementing techniques in total hip replacement. Int Orthop 22(5):308-311
37. Breusch SJ, Schneider U, Reitzel T et al (2001) Significance of jet lavage for in vitro cement penetration. Z Orthop Ihre Grenzgeb 139(1):52-63 (in German)
38. Huiskes R, Sloof TJ (1981) Thermal injury of cancellous bone following pressurization penetration of acrylic cement. Trans 27th Orthop Res Soc 6:134-139
39. Hory RY, Lewis JL (1982) Mechanical properties of the fibrous tissue found at the bone-cement interface following total joint replacement. J Biomed Mater Res 16:91
40. Huiskes R (1980) Some fundamental aspects of human joint replacement. Analyses of stresses and heat conduction in bone-prosthesis structures. Acta Orthop Scand 185[Suppl]:1
41. Borden LS, Gearen PF (1987) Infected total knee arthroplasty. J Arthroplasty 2:27-36
42. Rinonapoli E, Lazzeri S (2001) Cementing techniques: mixing – pressurization. In: Pipino F (ed) Bone cement and cemented fixation of implants. Zenit, Verona, pp 93-97
43. Krause WR, Krug W, Miller J (1978) Strenght of the cement bone interface. Clin Orthop 163:290-299
44. Goldberg BA, Al-Habbal G (1995) A "fourth generation" cemented femoral prosthesis: clinical and radiographic results. Orthop Trans 19:546
45. Berger RA, Steel MJ, Schleiden BS, Rubash HE (1993) Preventing distal voids during cementation of the femoral component in total hip arthroplasty. J Arthroplasty 8(3):323-329
46. Santori FS, Santori N, Fredella N, Pietropaolo M (2001) Optimimization techniques for proximal and distal positioning of the cemented shaft. In: Pipino F (ed) Bone cement and cemented fixation of implants. Zenit, Verona, pp 109-117
47. Thomas BJ (1995) Cemented total hip replacement design. In: Callaghan JJ (ed) Orthopaedic knowledge update: hip and knee reconstruction. AAOS 17:139-146
48. Della Valle CJ, Jazrawi LM, Di Cesare PE, Steiger DJ (1999) Paradoxical cerebral embolism complicating a major orthopaedic operation. A report of two cases. J Bone Joint Surg Am 81:108
49. Parvizi J, Holiday AD, Hereth MH, Lewallen DG (1999) The Frank Stinchfield Award. Sudden death during primary hip arthroplasty. Clin Orthop 369:39-48
50. Peter RK, Schopfer A, Le Coultre B, Hoffmeyer P (1997) Fat embolism and death

during prophylactic osteosynthesis of a metastatic femur using an unreamed femoral nail. Orth Traum 11:233-234

51. Knight JL, Coglon T, Hagen C, Clark J (1999) Posterior distal cement extrusion during primary total hip arthroplasty: a cause for concern? J Arthroplasty 14(7):832-839
52. Wheelwright EF, Byrick RJ, Wigglesworth DF et al (1993) Hypotension during cemented arthroplasty. Relationship to cardiac output and fat embolism. J Bone Joint Surg Br 75(5):715-723. Commento in (1994) J Bone Joint Surg Br 76(2):336-337
53. Laupacis A (1996) Effectiveness of perioperative epoetin alfa in patients scheduled for hip surgery. Semin Hematol 33[Suppl 2]:51-53
54. Homsy CA, Tullos HS, King JW (1969) Evaluation of rapid-cure acrylic compound for prosthesis stabilization. Clin Orthop 67:169-171
55. Linder L, Romanus M (1976) Acute local tissue effects of polymerizing acrylic bone cement. An intravital microscopic study in the hamster'check pouch on the chemically induced microvascular changes. Clin Orthop 115:303-312
56. Christie J, Robinson CM, Singer B, Ray DC (1995) Medullary lavage reduces embolic phenomena and cardiopulmonary changes during cemented hemiarthroplasty. J Bone Joint Surg 77(3):456-459
57. Evans RD, Palazzo MG, Ackers JW (1989) Air embolism during total hip replacement: comparison of two surgical techniques. Br J Anaesth 62(3):243-247
58. Smith SW, Estok DM, Harris WH (1998) Total hip arthroplasty with use of second generation cementing techniques. An eighteen-year-average follow-up study. J Bone Joint Surg Am 80(11):1632-1640
59. Pitto RP, Koessler M (1999) The risk of fat embolism during cemented total hip replacement in the elderly patient. Chir Organi Mov 84(2):119-128
60. Pitto RP, Hamer H, Fabiani R et al (2002) Prophylaxis against fat and bone-marrow embolism during total hip arthroplasty reduces the incidence of postoperative deep-vein thrombosis: a controlled, randomized clinical trial. J Bone Joint Surg Am 84(1):39-48
61. Gillesberg IE, Andersen KH (1992) Intraoperative complications during cementation of hip arthroplasty. Avoiding air embolization during cementation. Ugeskr Laeger 154(28):1954-1958

Casistiche di protesi cementate

G.V. Di Muria, M. Marcucci, D. Lazzara, E. Rodeghiero

Introduzione

Fin dalla fine degli anni '80 sono riportati in letteratura i risultati a 15 anni di alcune, validate protesi totali d'anca cementate. I dati riportati in questi studi hanno permesso di confermare definitivamente il successo clinico dell'intervento, di definire con buona approssimazione il rischio di alcune complicazioni come ad esempio quella infettiva, di enfatizzare l'importanza dello studio radiografico e di cadenzati controlli radiologici allo scopo di rilevare tempestivamente gli iniziali segni di fallimento. Sempre sulla base di questi studi si è potuto quindi puntare l'attenzione su nuove problematiche quali l'allentamento asettico della componente acetabolare, il consumo del polietilene e le osteolisi periprotesiche, evidenze queste del tutto assenti o scarsamente rappresentate nelle analisi con più breve controllo a distanza.

Nella Tabella 1 sono riportati i principali dati, ricavati dalla letteratura, relativi a protesi d'anca cementate con controllo a distanza compreso tra i 10 e i 20 anni [1-18].

Allo stato attuale per controllo a "lungo termine", riferito a protesi totali d'anca, si deve intendere un periodo di 20 anni ed oltre e ciò non solo perché in tal modo saranno forse più definite prevalenza ed evoluzione delle complicazioni emerse a medio termine, ma anche perché molto più che in passato l'intervento di protesi totale d'anca viene eseguito in pazienti giovani.

Nella Tabella 2 sono riassunti i risultati di alcuni lavori riguardanti protesi d'anca cementate con controllo a distanza di 20 anni ed oltre [19-25].

In questo lavoro riportiamo i risultati delle nostre protesi di Charnley con un controllo a distanza media di 19 anni, confrontandoli con quelli riportati in letteratura per casistiche di protesi cementate con controllo a distanza di 20 anni ed oltre.

I Clinica Ortopedica dell'Università di Firenze

Tabella 1. Protesi totali d'anca cementate con controllo a distanza compreso tra 10 e 20 anni: principali dati ricavati dalla letteratura

Autore	Anno	Tipo di protesi	N° iniziale casi	F.U. medio (anni)	N° casi al F.U.	% revisioni per allentamento asettico		% allentamento radiografico		% osteolisi	
						cotile	stelo	cotile	stelo	cotile	stelo
Wroblewski [1]	1986	Charnley	914	16.6 (15-21)	116	-	-	22.5	29	-	20.7
Salvati e coll. [2]	1989	Charnley	100	15.3 (14-16)	40	1	3	6	7	-	-
Karachalios e coll. [3]	1993	Charnley	164	13.5 (12-18)	95	-	-	27.4	15.8	-	-
Garellick e coll. [4]	1994	Charnley	95	14 (12-16)	54	-	-	4.7	7.1	-	-
Neumann e coll. [5]	1994	Charnley	241	17.6 (15-20.6)	103	2	2.9	5.1	30.6	-	-
Mulroy e Harris [6]	1995	CAD-Harris II	162	15	102	15	2	56	7	-	8.8
Stringa e coll. [7]	1996	Charnley	240	18 (16-26)	104	3.8	2.5	22	6	21	5
Neumann e coll. [8]	1996	Charnley	240	17.6 (15-20.6)	107	-	-	5	29	-	-
Kobayashi e coll. [9]	1997	Charnley	296	13	232	-	-	12.3	7.1	-	-
Mulroy e Harris [10]	1997	Harris	51	15.3 (14.1-16.5)	47	21.3	6.4	-	5	68	17
Madey e coll. [11]	1997	Charnley	356	15	116	10.4	2.2	10	3	9.6	45.2
Chen e coll. [12]	1998	Spectron	86	10.1 (7-12.8)	76	6.5	-	31.6	-	3.9	-
Bourne e coll. [13]	1998	Harris II	195	12.5 (10-15)	131	1.5	3.8	7.6	3.8	-	-
Ritter e coll. [14]	1999	Charnley	247	11.7	185	4.8	5.4	6.5	8.1	-	-
Urban e coll. [15]	2001	Charnley-Müller	61	19 (17-21)	22	4.9	6.5	0	1.6	0	0
Sanchez-Sotelo e coll. [16]	2002	Harris	256	15.4 (10-19.5)	125	9.3	7.4	6.6	2.3	4.6	7.4
Wroblewski e coll. [17]	2002	Charnley	1434	17	759	11.7	4.9	10.6	4.9	-	-
Stringa e coll. [18]	2002	Charnley	755	19 (16.31)	594	8.8	6.7	16.1	9.6	19.4	18.1

F.U. = follow-up

Tabella 2. Protesi totali d'anca cementate con controllo a distanza di 20 anni ed oltre: principali dati ricavati dalla letteratura

Autore	Anno	Tipo di protesi	N° iniziale casi	F.U. medio (anni)	N° casi al F.U.	% revisioni per allentamento asettico		% allentamento radiografico		% osteolisi	
						cotile	stelo	cotile	stelo	cotile	stelo
Wroblewski e Siney [19]	1993	Charnley	5873	20.75 (18-26)	193	7	6	-	-	-	-
Kavanagh e coll. [20]	1994	Charnley	333	20	112	-	-	17.4	36.23	-	-
Callaghan e coll. [21]	1998	Charnley	93	23 (20-25)	72	19	5	15	8	7	19
Wroblewski e coll. [22]	1999	Charnley	320	22 (20-30)	320	18.4	13.7	4.1	2.5	-	-
Callaghan e coll. [23]	2000	Charnley	330	22	62	15	7	24	8	8	60
Klapach e coll. [24]	2001	Charnley	357	20	353	5.4	1.8	7.4	3	6	40
Berry e coll. [25]	2002	Charnley	2000	25	1942	5	6	-	-	-	-

F.U. = follow-up

Materiale e metodi

Dal 1971 al 1986 abbiamo impiantato 755 protesi totali d'anca di Charnley in 694 pazienti. L'età media, al momento dell'operazione, era di 62 anni, da un minimo di 37 ad un massimo di 82 anni. La preparazione del cemento è stata di tipo tradizionale e la sua introduzione nel canale femorale è stata in tutti i casi manuale. Il tappo limitatore diafisario è stato impiegato solo a partire dal 1982.

Delle iniziali 755 protesi impiantate, 161 risultano perse al controllo a distanza. Le restanti 594 (79%) sono oggetto del nostro studio. In particolare per 289 casi (38%) siamo in possesso di storia clinica completa fino ad un eventuale intervento di rimozione o sostituzione della protesi o fino al decesso del paziente. Per altri 150 impianti presenti in pazienti viventi, abbiamo notizie telefoniche e per 155 protesi abbiamo un controllo sia clinico che radiografico. In Tabella 3 sono riassunti i dati relativi al materiale.

Tabella 3. Dati riassuntivi relativi al materiale

N° iniziale protesi impiantate	755
N° protesi perse al F.U. senza alcuna notizia	161
N° protesi con storia clinica completa al F.U.	289
N° protesi controllate al F.U.	305
- controllo telefonico	150
- controllo clinico e radiografico	155

F.U. = follow-up

Delle 594 protesi di cui abbiamo in vario modo notizie precise al controllo a distanza, 77 (13%) risultano fallite con le modalità riportate in Tabella 4.

Tabella 4. Analisi dei fallimenti su 594 impianti

	Fallimenti totali	Settici	Rottura stelo	Allentamenti asettici di qualunque componente	Allentamenti asettici del cotile	Allentamenti asettici dello stelo
N°	77	10	1	66	52	40
%	13	1.7	0.2	11.1	8.8	6.7

Gli allentamenti asettici della componente acetabolare sono stati revisionati da un minimo di 4 anni ad un massimo di 21 anni con una media di 12.5 anni (Tabella 5). Le componenti femorali con allentamento asettico sono state revisionate da un minimo di 2 anni ad un massimo di 21 anni con una media di 11.5 anni (Tabella 6).

Tabella 5. Allentamento asettico componente acetabolare: intervallo impianto-revisione

	4-10 anni	11-14 anni	15-21 anni
N°	13	25	14
%	25	48	27

Tabella 6. Allentamento asettico componente femorale: intervallo impianto-revisione

	2-10 anni	11-14 anni	15-21 anni
N°	16	15	9
%	40	37.5	22.5

I risultati clinici sono stati valutati seguendo il metodo di Charnley [26] che prende in considerazione i parametri dolore, deambulazione e motilità assegnando a ciascuno un punteggio da 1 a 6 in senso migliorativo.

Le valutazioni radiografiche sul versante acetabolare hanno tenuto conto della radiolucenza periacetabolare secondo il metodo di De Lee e Charnley [27], dell'usura del polietilene, delle osteolisi periacetabolari.

Sul versante femorale sono state studiate le aree di radiolucenza sia all'interfaccia metallo-cemento che all'interfaccia cemento-osso, l'affondamento o il cambiamento di inclinazione dello stelo, le osteolisi, le eventuali rotture del cemento, le ipertrofie corticali e il riassorbimento del calcar.

La componente acetabolare è stata giudicata radiograficamente allentata quando mostrava uno spostamento o un cambiamento di inclinazione di qualunque entità rispetto alla situazione immediatamente post-operatoria.

La componente femorale è stata definita radiologicamente allentata se era presente radiolucenza di qualunque entità all'interfaccia metallo-cemento e se mostrava un affondamento o un cambiamento di inclinazione di qualunque entità rispetto al post-operatorio.

Per la valutazione della significatività statistica dei risultati sono stati utilizzati i test di Fisher ed il Log-rank test. L'analisi statistica di sopravvivenza è stata condotta calcolando le tavole di sopravvivenza secondo Armitage e ricavando poi le curve di sopravvivenza secondo Kaplan-Meyer, stabilendo come punto finale la revisione o l'indicazione alla revisione di una o di entrambe le componenti protesiche.

Risultati clinici

I risultati clinici si riferiscono, per ciò che concerne il parametro dolore, a 305 protesi di cui 150 controllate con intervista telefonica e 155 controllate clinicamente; per deambulazione e motilità i risultati si riferiscono alle sole 155 protesi controllate clinicamente. Per entrambi i gruppi il controllo è avvenuto ad una distanza media di 18.5 anni, da un minimo di 16 ad un massimo di 31 anni.

Nel 95.4% delle anche il *dolore* è risultato completamente assente o lieve e saltuario. Il dolore è passato da un punteggio medio pre-operatorio di 2.9 ad un punteggio medio di 5.6 al controllo a distanza. Il punteggio medio pre-operatorio della *deambulazione* era 3 ed è passato ad un valore medio di 5.2, mentre per la *motilità* si è avuta una progressione da un valore medio di 3 ad un valore medio di 5.

Risultati radiografici

I risultati radiografici si riferiscono a 155 protesi controllate ad una distanza media di 19 anni, da un minimo di 16 ad un massimo di 31 anni.

I principali dati radiografici relativi alla componente acetabolare sono riportati in Tabella 7.

Tabella 7. Componente acetabolare: principali rilievi radiografici su 155 cotili controllati ad un F.U. medio di 19 anni

Radiolucenza	Tipo I	37.5%
	Tipo II	33.5%
	Tipo III	12.9%
	Tipo IV	16.1%
Non usura		11%
Usura polietilene	1-2 mm	60.6%
	> 2-4 mm	27.1%
	> 4 mm	1.3%
Aree osteolitiche		19.4%
Cotili giudicati radiograficamente allentati		16.1%

Abbiamo ritrovato una correlazione statisticamente significativa tra usura del polietilene e allentamento radiografico della componente acetabolare (Tabella 8). Non abbiamo invece trovato correlazione tra stabilità o allentamento del cotile ed età, sesso, peso del paziente.

Tabella 8. Correlazione tra usura del polietilene e stabilità radiografica della componente acetabolare

	Cotili radiograficamente stabili	Cotili radiograficamente allentati
Usura $\leq$ 2 mm	90.8%	9.2%
Usura > 2 mm	36.6%	63.4%

$p < 0.0005$

I principali dati radiografici relativi alla componente femorale sono riportati nella Tabella 9.

Tabella 9. Componente femorale: principali rilievi radiografici su 155 steli controllati ad un F.U. medio di 19 anni

Radiolucenza metallo-cemento	9.6%
Radiolucenza osso-cemento	18.7%
Affondamento o tilt	9.0%
Aree osteolitiche	18.1%
Rottura del cemento	1.3%
Ipertrofia della corticale (apice stelo)	34.8%
Riassorbimento calcar	15.5%
Steli giudicati radiograficamente allentati	9.6%

Abbiamo ricercato delle correlazioni statisticamente significative tra stabilità o allentamento della componente femorale ed età, sesso, peso del paziente, allineamento post-operatorio, ritrovandone solo con il peso del paziente (Tabella 10) e con l'allineamento post-operatorio dello stelo (Tabella 11).

Tabella 10. Correlazione tra peso del paziente e stabilità radiografica della componente femorale

Peso	Steli radiograficamente stabili	Steli radiograficamente allentati
< 75 kg	89.2%	10.8%
> 75 kg	47.4%	52.6%

$p < 0.0005$

Tabella 11. Correlazione tra allineamento post-operatorio dello stelo e sua stabilità radiografica al F.U.

	Steli radiograficamente stabili	Steli radiograficamente allentati
Stelo valgo o neutro	81%	19%
Stelo varo	50%	50%

$p < 0.001$

Analisi statistica

La probabilità cumulativa di sopravvivenza delle nostre protesi di Charnley è del 96% a 10 anni, dell'87% a 15 anni, del 73% a 20 anni, del 58% a 25 anni, del 22% a 30 anni (Fig. 1).

Analizzando separatamente le curve di sopravvivenza delle componenti acetabolare e femorale (Fig. 2) si può osservare come queste abbiano un comportamento simile fino ai 15 anni; da questo momento le due curve tendono a divergere mostrando il miglior andamento dello stelo. A 27 anni la differenza diviene netta e a 31 anni la sopravvivenza dello stelo è del 65% mentre quella del cotile è del 24%.

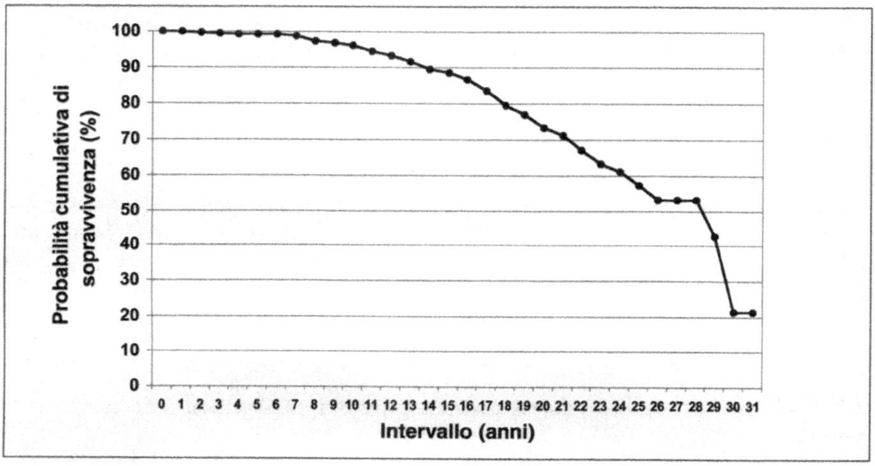

Fig. 1. Curva di sopravvivenza delle 594 protesi

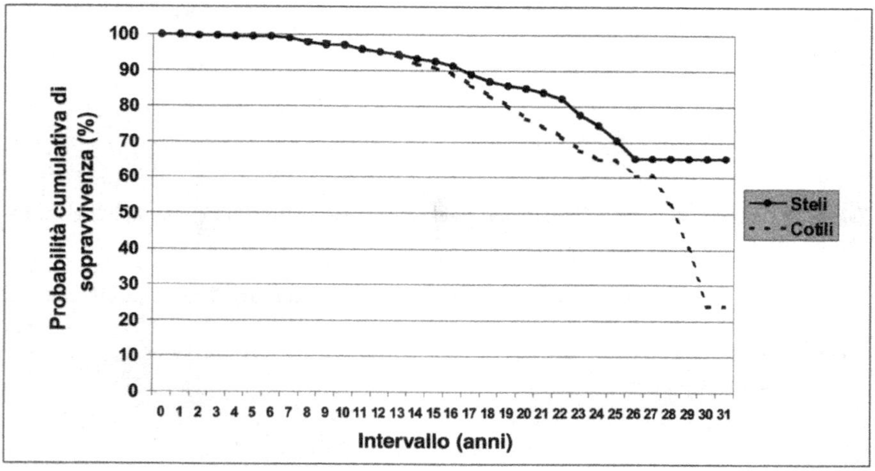

Fig. 2. Curve di sopravvivenza di componenti acetabolari e femorali delle 594 protesi

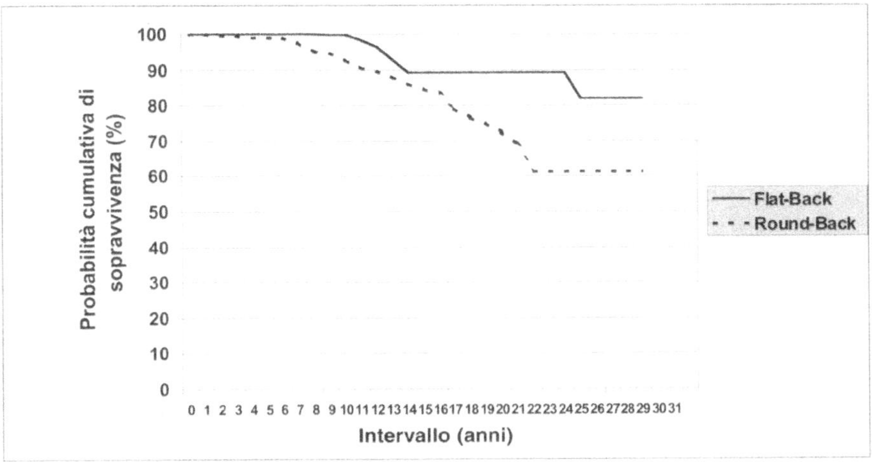

Fig. 3. Curve di sopravvivenza degli steli *flat-back* e *round-back*

Nella nostra casistica è presente un ristretto numero di 16 steli *flat-back* con margine laterale non arrotondato e finitura a specchio della superficie che sono stati impiantati dal 1971 al 1978. Anche per questi, come per gli altri, la tecnica di cementazione è stata assolutamente non sofisticata e mai è stato utilizzato il tappo limitatore distale. Questo gruppo particolare è stato rivisto ad una distanza minima di 24 anni, massima di 31 anni con una media di 27 anni. Due soli di questi steli sono stati revisionati; uno per allentamento asettico dopo 21 anni in un maschio di 88 kg di peso ed uno per rottura dello stesso stelo dopo 19 anni dall'impianto, in una femmina di 80 kg di peso. In Figura 3 sono riportate le curve di sopravvivenza degli steli *flat-back* e *round-back* a confronto.

Discussione

L'analisi della letteratura sui risultati a 10-20 anni delle protesi totali d'anca cementate dimostra una buona sopravvivenza dell'impianto nel suo complesso ed in particolare un'ottima sopravvivenza della componente femorale. I risultati a 20 anni ed oltre confermano definitivamente il basso tasso di revisione degli steli ed anche le valutazioni radiografiche a lungo termine nei casi di pazienti con protesi in sede portano a questa conclusione. Berry [25] riporta un 86% di steli radiograficamente stabili a 25 anni. Neumann [8] riporta una probabilità di sopravvivenza di steli Charnley a 20 anni dell'88% in pazienti sotto i 55 anni e dell'89% in pazienti più anziani; Collis [28] riporta una probabilità di sopravvivenza degli stessi steli di oltre il 90% a 20 anni.

Ottimi risultati a lungo termine sul versante femorale sono stati riportati anche in pazienti giovani. Joshi e coll. [29] riportano, in soggetti di 40 anni o più giovani, una probabilità di sopravvivenza degli steli dell'86% a 20 anni. Sullivan e coll. [30] in un gruppo di pazienti con età media di 41 anni, operati con protesi di Charnley, riportano a 18 anni di follow-up un tasso di revisione dello stelo del 2.2%. Mulroy ed Harris [10] in soggetti di 50 anni o più giovani riportano una sopravvivenza degli steli del 95% a 18 anni.

Questi sono risultati veramente eccellenti specie se si considera che quasi tutte le casistiche a 10-15 anni ed a maggior ragione quelle a 20 anni ed oltre, si riferiscono a componenti femorali impiantate con tecnica di cementazione "primitiva". Nella maggior parte dei casi infatti, come d'altra parte anche nella nostra casistica, la preparazione del letto osseo dell'estremità prossimale del femore era inaccurata, non veniva utilizzato il lavaggio a pressione pulsante né il tappo limitatore distale, il cemento non era preparato sottovuoto ed era introdotto manualmente.

Se si prendono in considerazione i risultati di steli impiantati con tecnica di cementazione di II generazione si ritrovano percentuali di allentamento asettico che vanno dall'1% di Wroblewski [31] e di Madey e coll. [32] al 2% di Harris [6].

Un'altra osservazione importante riguarda il rapporto esistente tra finitura di superficie dello stelo cementato ed allentamento asettico. Sono ben note le osservazioni in tal senso di Ling con la protesi di Exeter [33], ma il miglior comportamento di quello stelo nella versione finita a specchio poteva apparire come un fenomeno circoscritto a quel modello. Più recentemente in letteratura sono state riportate casistiche in cui steli lisci e più o meno rugosi vengono messi a confronto in rapporto ad allentamento asettico ed osteolisi. Collis e Mohler [28], a fronte di tassi sovrapponibili di allentamenti, denunciano a 7-12 anni di follow-up la presenza di minime osteolisi nell'1.9% dei casi con stelo *polished* e di più importante distruzione ossea nel 4.9% dei casi in cui è stato impiantato uno stelo con superficie rugosa. Gli stessi Autori [34] in un lavoro più recente riportano a 5-6 anni di follow-up tassi di revisioni eseguite o da eseguire nel 4.9% con steli rugosi e solo nello 0.8% con steli lisci. Ong e coll. [35] riportano fallimenti più precoci e più numerosi con steli rivestiti di metilmetacrilato (9.5% a 8.4 anni di follow-up) che con steli a superficie liscia (3.9% a 13.5 anni di follow-up). In linea con queste osservazioni sono i risultati degli steli Charnley *flat-back* da noi impiantati dal 1971 al 1978.

I fallimenti della componente acetabolare sono decisamente più elevati ed iniziano a manifestarsi intorno agli 8-10 anni dall'impianto. I tassi di revisione dei cotili nelle casistiche a medio e lungo termine mostrano percentuali discretamente elevate fino al 21% di Mulroy ed Harris a 15 anni [10] e al 19% di Callaghan a 23 anni [21].

Le tecniche di cementazione più sofisticate, che per la componente acetabolare consistono in una migliore preparazione del cemento e dell'osso ospite con il lavaggio a pressione pulsante e nel tentativo di ottenere una miglior compenetrazione del cemento nell'osso, non hanno però dimostrato di essere efficaci nell'ottenere un significativo abbassamento degli allentamenti su questo versante ed il *metal back* ha mostrato tutt'altro che miglioramenti nei confronti della stabilità di cotili cementati [36].

Queste osservazioni, basate su incontrovertibili dati, portano alla ulteriore e definitiva conferma della affidabilità dello stelo cementato a condizione che abbia un disegno valido dal punto di vista biomeccanico, superficie liscia e che sia utilizzata una buona tecnica di cementazione.

I peggiori risultati sul versante acetabolare sono in gran parte da imputare al consumo del polietilene, principale causa di allentamento asettico. I tentativi di migliorarne la qualità non hanno definitivamente risolto il problema e nuovi accoppiamenti non hanno ancora un adeguato numero di anni di verifica.

L'orientamento di molti Autori ed anche il nostro dal 1996, è verso le protesi ibride che stanno dimostrando buoni risultati a breve e medio termine.

Bibliografia

1. Wroblewski BM (1986) 15-21-year results of the Charnley low-friction arthroplasty. Clin Orthop Rel Res 211:30-35
2. Salvati EA, Ranawat CS, Wilson PD et al (1989) A long term study of Charnley total hip replacements. Arch Putti 37:37-48
3. Karachalios T, Hartofilakidis G, Zacharakis N et al (1993) A 12- to 18-year radiographic follow-up study of Charnley low-friction arthroplasty. Clin Orthop Rel Res 296:140-147
4. Garellick G, Herberts P, Strömberg C et al (1994) Long-term results of Charnley arthroplasty. J Arthroplasty 9(4):333-340
5. Neumann L, Freund KG, Sørenson KH (1994) Long-term results of Charnley total hip replacement. J Bone Joint Surg Br 76(2):245-251
6. Mulroy WF, Estok DM, Harris WH (1995) Total hip arthroplasty with use of so-called second-generation cementing techniques. J Bone Joint Surg Am 77(12):1845-1852
7. Stringa G, Di Muria GV, Marcucci M et al (1996) Protesi totale d'anca cementata di Charnley. Risultati a lungo termine e analisi statistica a 26 anni. GIOT 22(2):867-878
8. Neumann L, Freund KG, Sørenson KH (1996) Total hip arthroplasty with the Charnley prosthesis in patients fifty-five years old and less. J Bone Joint Surg Am 78(1):73-79
9. Kobayashi S, Takaoka K, Saito N et al (1997) Factors affecting aseptic failure of fixation after primary Charnley total hip arthroplasty. J Bone Joint Surg Am 79(11):1618-1627
10. Mulroy WF, Harris WH (1997) Acetabular and femoral fixation 15 years after cemented total hip surgery. Clin Orthop Rel Res 337:118-128
11. Madey SM, Callaghan JJ, Olejniczak JP et al (1997) Charnley total hip arthroplasty with use of improved technique of cementing. The results after a minimum of fifteen years of follow-up. J Bone Joint Surg Am 79(1):53-64
12. Chen FS, Di Cesare PE, Kale AA et al (1998) Results of cemented metal-backed acetabular components. A 10-year-average follow-up study. J Arthroplasty 13(8):867-873
13. Bourne RB, Rorabeck CH, Skutek M et al (1998) The Harris design-2 total hip replacement fixed with so-called second-generation cementing techniques. J Bone Joint Surg Am 80(12):1775-1780
14. Ritter MA, Zhou H, Keating CM et al (1999) Radiological factors influencing femoral and acetabular failure in cemented Charnley total hip arthroplasties. J Bone Joint Surg Br 81(6):982-986
15. Urban JA, Garvin KL, Boese CK et al (2001) Ceramic-on-polyethylene bearing surfaces in total hip arthroplasty. J Bone Joint Surg Am 83(11):1688-1694

16. Sanchez-Sotelo J, Berry DJ, Harmsen S (2002) Long-term results of use of a collared matte-finished femoral component fixed with second-generation cementing techniques. J Bone Joint Surg Am 84(9):1636-1641
17. Wroblewski BM, Siney PD, Fleming PA (2002) Charnley low-friction torque arthroplasty in patients under the age of 51 years. J Bone Joint Surg Br 84(4):540-543
18. Stringa G, Aglietti P, Di Muria GV et al (2002) Risultati a 16-31 anni della protesi di Charnley. GIOT 28[Suppl 1]:376-383
19. Wroblewski BM, Siney PD (1993) Charnley low-friction arthroplasty of the hip. Clin Orthop Rel Res 292:191-201
20. Kavanagh BF, Wallrichs S, Dewitz M et al (1994) Charnley low-friction arthroplasty of the hip. Twenty-year results with cement. J Arthroplasty 9(3):229-234
21. Callaghan JJ, Forest EE, Olejniczak JP et al (1998) Charnley total hip arthroplasty in patients less than fifty years old. J Bone Joint Surg Am 80(5):704-714
22. Wroblewski BM, Fleming PA, Siney PD (1999) Charnley low-frictional torque arthroplasty of the hip 20- to 30- year results. J Bone Joint Surg Br 81(3):427-430
23. Callaghan JJ, Albright JA, Goetz DD et al (2000) Charnley total hip arthroplasty with cement. Minimum twenty-five-year follow-up. J Bone Joint Surg Am 82(4):487-497
24. Klapach AS, Callaghan JJ, Goetz DD et al (2001) Charnley total hip arthroplasty with use of improved cementing techniques. A minimum twenty-year follow-up study. J Bone Joint Surg Am 83(12):1840-1848
25. Berry DJ, Harmsen WS, Cabanela ME et al (2002) Twenty-five-year survivorship of two thousand consecutive primary Charnley total hip replacements. Factors affecting survivorship of acetabular and femoral components. J Bone Joint Surg Am 84(2):171-177
26. Charnley J (1979) Numerical grading of clinical results. In: Charnley J (ed) Low friction arthroplasty of the hip. Theory and practice. Springer-Verlag, Berlin Heidelberg New York, pp 20-24
27. DeLee J, Charnley J (1976) Radiological demarcation of cemented sockets in total hip replacement. Clin Orthop Rel Res 121:20-32
28. Collis DK, Mohler CG (1998) Loosening rates and bone lysis with rough finished and polished stems. Clin Orthop Rel Res 355:113-122
29. Joshi AB, Porter ML, Trail IA et al (1993) Long term results of Charnley low friction arthroplasty in young patients. J Bone Joint Surg Br 75(4):616-623
30. Sullivan PM, MacKenzie JR, Callaghan JJ et al (1994) Total hip arthroplasty with cement in patients who are less than fifty years old. A sixteen to twenty-two year follow-up study. J Bone Joint Surg Am 76(6):863-869
31. Wroblewski BM, Siney PD (1992) Charnley low-friction arthroplasty in young patient. Clin Orthop Rel Res 285:45-47
32. Madey SM, Callaghan JJ, Olejniczak JP et al (1997) Charnley total hip arthroplasty with use of improved techniques of cementing. The results after a minimum of fifteen years of follow-up. J Bone Joint Surg Am 79(1):53-64
33. Fowler JL, Gie GA, Lee AJC et al (1988) Experience with the Exeter totali hip replacement since 1970. Orthop Clin North Am 19:477-489
34. Collis DK, Mohler CG (2002) Comparison of clinical outcomes in total hip arthroplasty using rough and polished cemented stems with essentially the same geometry. J Bone Joint Surg Am 84(4):586-592
35. Ong A, Wong KL, Lai M et al (2002) Early failure of precoated femoral components in primary total hip arthroplasty. J Bone Joint Surg Am 84(5):786-792
36. Mulroy RD Jr, Harris WH (1990) The effect of improved cementing techniques on component loosening in total hip replacement. An 11-year radiographic review. J Bone Joint Surg Br 72(5):757-760

La protesi d’anca non cementata

Indicazioni e problemi generali

P. Cherubino, G. Zatti, F. D'Angelo

Introduzione

L'obiettivo della chirurgia protesica articolare è l'ottenimento di una fissazione rigida e permanente attraverso un'interfaccia integrata in modo stabile e funzionale. Se ciò è facilmente ottenibile con l'uso del cemento acrilico, differente è il discorso per lo stelo non cementato la cui fissazione è legata alla neoapposizione ossea a livello dell'interfaccia osso-protesi (*bone ingrowth*).

Il termine *bone ingrowth* si riferisce principalmente alla formazione di tessuto osseo nel contesto della struttura di un impianto [1]. La risposta fisiologica che porta all'osteointegrazione di un impianto protesico ricalca i processi di guarigione del tessuto osseo. La formazione di un ematoma è associata allo sviluppo di un tessuto mesenchimale che viene quindi rimpiazzato da tessuto osseo fibroso, successivamente destinato a rimodellarsi in tessuto osseo lamellare. Analogamente alla guarigione del tessuto osseo per fusione corticale diretta, non vi è formazione di tessuto fibrocartilagineo. Il successo clinico della fissazione per osteointegrazione e *bone ingrowth* dipende dalla stabilità dell'interfaccia osso-protesi.

I fattori che maggiormente influenzano questo processo, che ha come prerogativa necessaria il raggiungimento di una stabilità meccanica iniziale assoluta, sono legati al chirurgo ed al design dello stelo.

Fattori legati al chirurgo

Prescindendo dalla tecnica chirurgica di impianto della protesi, con questo termine si deve intendere la capacità da parte del chirurgo ortopedico di fornire la

Dipartimento di Scienze Ortopediche e Traumatologiche M. Boni, Università dell'Insubria, Varese corretta indicazione all'utilizzo di uno stelo cementato o non, ed in quest'ultimo caso di scegliere il tipo di stelo che meglio si adatta a quel paziente.

La scelta deve essere eseguita alla luce di una valutazione delle qualità del tessuto osseo e della morfologia femorale.

Valutazione biologica dell'osso

Il concetto di patrimonio osseo (*bone stock*) viene usato per indicare la quantità relativa e la distribuzione dell'osso corticale e spongioso nel femore prossimale o nell'acetabolo. Un buon patrimonio identifica caratteristiche morfologiche e strutturali correlate significativamente alla possibilità di ottenere una adeguata osteointegrazione.

La qualità dell'osso è sicuramente uno dei fattori più importanti in grado di assicurare il successo di una protesi non cementata, anche se la valutazione di questa risulta difficile poiché le capacità meccaniche dell'osso dipendono più dalla capacità di adattarsi al carico specifico che dalla massa di osso.

Le metodiche, soprattutto radiologiche e densitometriche, ed i tentativi di trovare degli indici atti a determinare la qualità dell'osso per predire l'esito dell'impianto protesico, impiegati nello studio del bone stock sono numerosi anche se non completamente precisi, essendo solo una determinazione estemporanea e non l'espressione di capacità biologica a lungo termine [2].

La radiografia fornisce utili indicazioni per interpretare la qualità dell'osso e ci permette di calcolare alcuni utili parametri.

L'*indice di Singh*, basato sull'analisi di una radiografia del femore prossimale, è stato proposto come parametro per la stima dell'osteoporosi. In seguito, è stato accantonato per la bassa riproducibilità e la scarsa affidabilità [3].

L'*indice corticale* (*cortical index*), proposto da Engh, viene definito come il rapporto tra il diametro esterno del femore e il diametro del canale midollare all'altezza dell'istmo, misurati su una radiografia antero-posteriore del femore [4].

Fattori individuali che vanno ad influenzare il *cortical index* sono l'età del paziente (con l'invecchiamento si assiste ad un assottigliamento della corticale) e il tipo di patologia (osteoporosi).

Secondo alcuni Autori il *cortical index* può avere significato nella scelta del tipo di fissazione dello stelo [4]. Poiché la rigidità alla flessione cresce in maniera direttamente proporzionale alla quarta potenza del diametro dello stelo, un basso *cortical index*, che indica un canale di dimensioni relativamente ampie rispetto allo spessore delle corticali, potrebbe sconsigliare l'utilizzo di componenti femorali non cementate, perché eccessivamente rigide.

Mezzi come la DEXA o la TC possono dare precise determinazioni del contenuto minerale osseo espresso in BMD (g/cm) e BMC (g).

Valutazione della morfologia del femore prossimale

Gli studi condotti su cadavere da Noble [5] hanno permesso di identificare il cosiddetto *flare index* o indice di svasatura (FI) e di descrivere tre morfotipi principali.

Questo parametro viene calcolato eseguendo il rapporto tra il diametro del canale midollare femorale 2 cm al di sopra del piccolo trocantere e a livello dell'istmo.

I tre morfotipi individuati sono (Figg. 1-3):

A. cilindrico o *stove pipe* ($FI<3$);
B. intermedio ($3<FI<4.7$);
C. a calice o *flute de champagne* ($FI>4.7$).

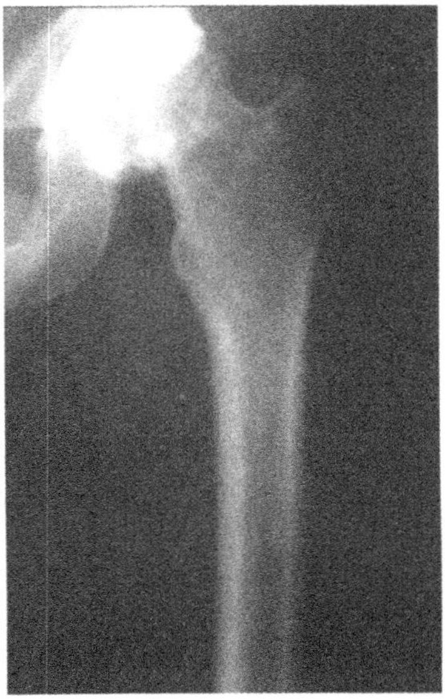

Fig. 1. Immagine radiografica di un femore classificato come Tipo A secondo Noble

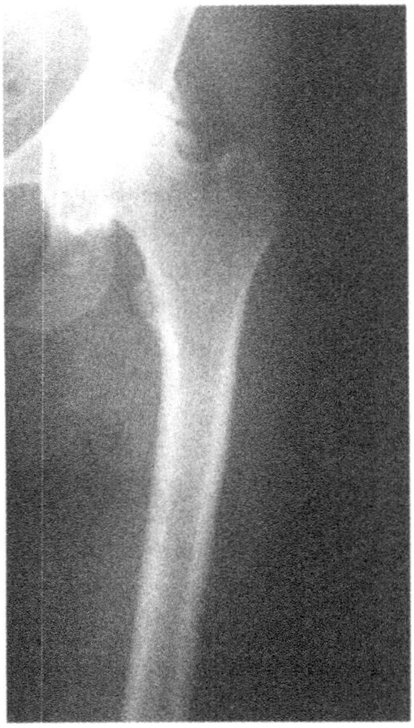

Fig. 2. Immagine radiografica di un femore classificato come Tipo B secondo Noble

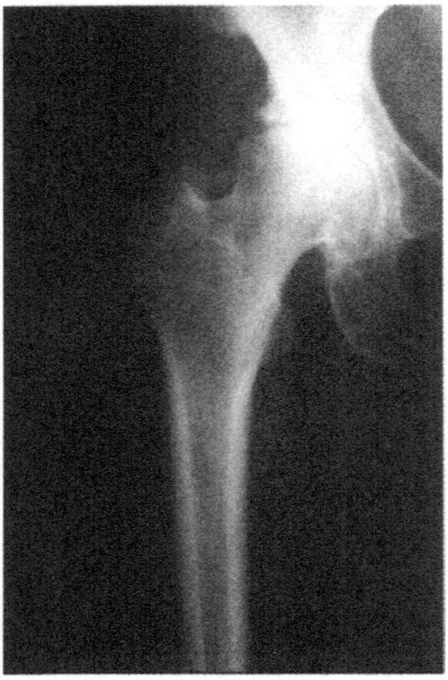

Fig. 3. Immagine radiografica di un femore classificato come Tipo C secondo Noble

La distribuzione demografica dei tre morfotipi segue una curva gaussiana dove si riscontra che l'83% dei femori rientra nel tipo intermedio, il 9% nel tipo cilindrico ed il rimanente 8% in quello a calice.

È stata osservata una relazione tra il *flare index* e l'età dei pazienti. I soggetti più giovani hanno un valore maggiore di quelli più anziani, in relazione ad un allargamento del canale di circa 1.3 mm all'istmo per decade di età. Ciò non è dovuto ad un allargamento periostale, bensì ad un assottigliamento della corticale, evidente dopo i 60 anni di età [5].

Caratteristiche dell'impianto

La stabilità meccanica è senza dubbio uno dei più importanti fattori in grado di contribuire al successo di un impianto protesico. Per stabilità meccanica o primaria di un impianto si deve intendere l'assenza di micromovimenti tra l'impianto e il tessuto osseo. Una stabilità primaria non soddisfacente porta alla formazione di tessuto fibroso capace di ostacolare la crescita ossea all'interfaccia e compromette la stabilità secondaria.

La stabilità primaria di uno stelo non cementato si basa sul principio del *fit* e del *fill*.

Per *fit* si intende la capacità che ha uno stelo di essere impiantato saldamente nel canale femorale grazie alla sua forma, tale da creare dei punti discreti di appoggio disposti in modo da ottenere la massima stabilità possibile (contatto per punti). Per *fill* invece si intende la capacità di uno stelo di riempire quanto più possibile il canale femorale soprattutto per quanto concerne la zona metafisaria superiore.

Disegno e filosofia dello stelo

La fissazione prossimale può essere ottenuta sia con protesi anatomiche che rette.

Il disegno delle prime presenta l'antiversione del collo femorale, una curvatura posteriore intertrocanterica, una anteriore distale ed una sezione trasversa di tipo trapezoidale od ellittica. Ne risulta un disegno alquanto complesso in cui viene privilegiata la percentuale di contatto all'interfaccia osso protesi con la ricerca di un adattamento pressoché completo alla morfologia femorale. La filosofia di questa protesi è la ricerca di un *fill* esasperato a livello metafisario al quale affidano la loro stabilità iniziale [6, 7]. Esempio classico di questa filosofia è rappresentato dallo stelo PCA (Howmedica®).

Negli steli retti viene invece ricercato un fit prossimale, tralasciando il *fill*, attraverso un'interfaccia di contatto per punti in modo relativamente indipendente dalla morfologia femorale utilizzando un disegno semplificato con una sezione trasversa di tipo ellittico o di tipo rettangolare o più semplicemente conica [8].

Esempi classici di questa filosofia sono lo stelo Versys (Zimmer©, Warsaw, Indiana), lo stelo Zweymüller (Sulzer©, CH), e lo stelo Conus (Sulzer©, CH) (Figg. 4-6).

Nella filosofia degli steli retti sono presenti altre caratteristiche che permettono di attuare una adeguata stabilità primaria: la forma a "cuneo" che è l'assottigliamento conico in senso medio-laterale, la sezione trasversa che presenta angoli vivi con una concentrazione di forze in determinati punti (Fig. 7).

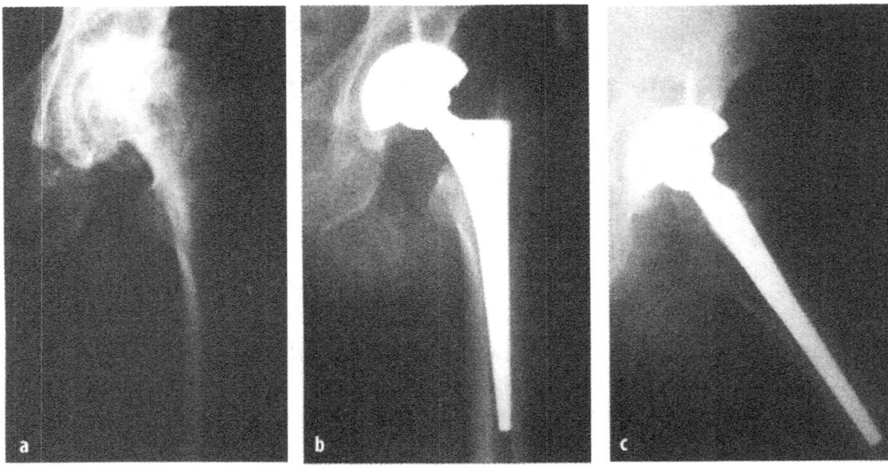

Fig. 4. Immagine radiografica pre-operatoria (**a**) e post-operatoria (**b, c**) di uno stelo retto Versys (Zimmer©, Warsaw, Indiana)

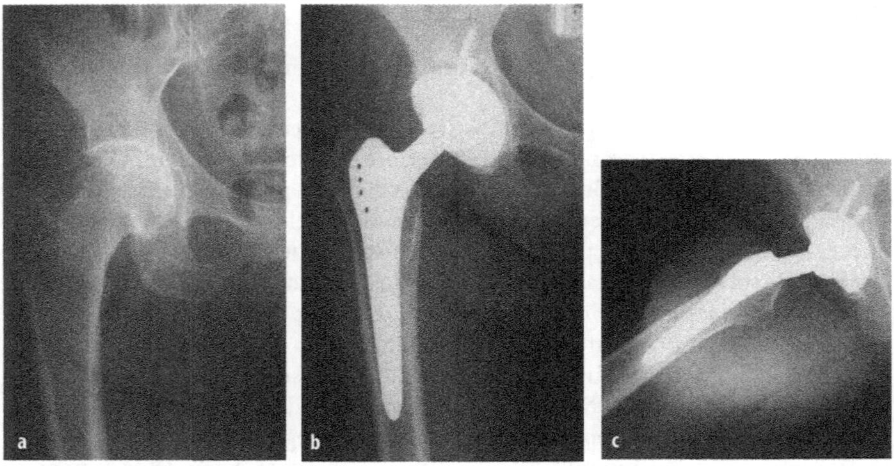

Fig. 5. Immagine radiografica pre-operatoria (a) e post-operatoria (b, c) di uno stelo retto Zweymüller (Sulzer©,CH)

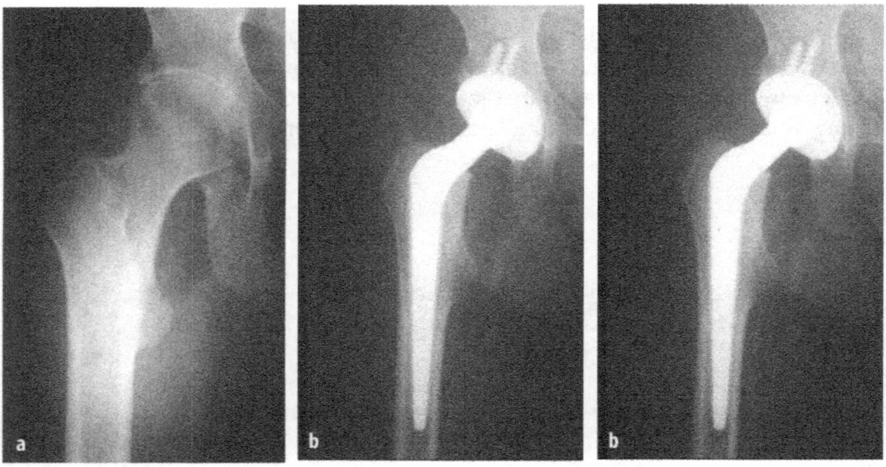

Fig. 6. Immagine radiografica pre-operatoria (a) e post-operatoria (b, c) di uno stelo retto Conus (Sulzer©,CH)

Le due filosofie sono caratterizzate da una differente tecnica chirurgica. Nel primo caso, ricercando un riempimento esasperato, la preparazione del canale prevede di intervenire sia sulla spongiosa metafisaria con delle apposite raspe sia sulla spongiosa diafisaria con appositi alesatori distali. Ne deriva una elevata perdita di massa ossea ed un eccessivo danno della vascolarizzazione ossea endostale che influenzerà la risposta biologica [9].

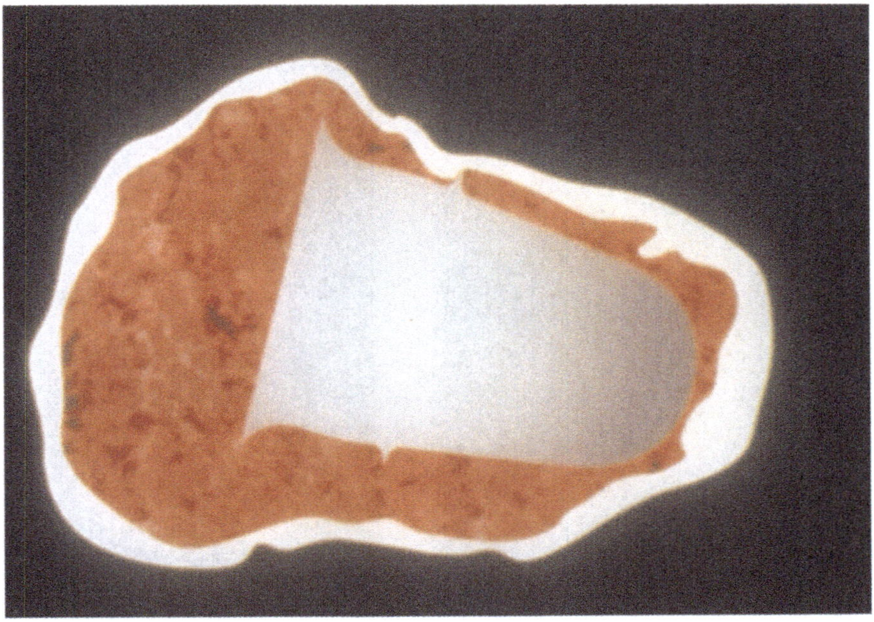

Fig. 7. Schema in cui si evidenziano i rapporti tra la sezione di uno stelo retto ad angoli vivi e la spongiosa del femore prossimale

Nel secondo caso la preparazione del letto osseo è meno aggressiva; infatti la stabilità è ricercata a livello della regione trocanterica e la sezione ad angoli vivi permette una fissazione per punti con conservazione di parte dell'osso spongioso diafisario.

Riguardo al design dell'impianto, sembra che gli steli a morfologia rastremata siano associati ad una distribuzione più fisiologica dei carichi al femore prossimale, aumentando l'osteointegrazione e riducendo lo *stress shielding* [10]. Con questo termine si intende un fenomeno radiologico espressione di una alterata trasmissione dei carichi tra stelo e tessuto osseo. Si manifesta con una ipertrofia corticale all'apice dello stelo ed un riassorbimento osseo nella regione metafisaria, segni questi di un eccessivo stress distale con scarico funzionale prossimale (Fig. 8).

L'eccessiva distruzione di osso spongioso e la ricerca di un esasperato contatto, tipica delle protesi anatomiche, determina un aumento della rigidità del sistema con amplificazione di questo fenomeno.

Anche le dimensioni dello stelo impiantato sono correlate a questo fenomeno. Infatti la rigidezza di uno stelo è proporzionale alla quarta potenza del suo raggio; piccole modificazioni determinano un incremento della rigidità. Ne consegue che impiantando uno stelo di grosse dimensioni si incrementa il fenomeno sopra descritto [11].

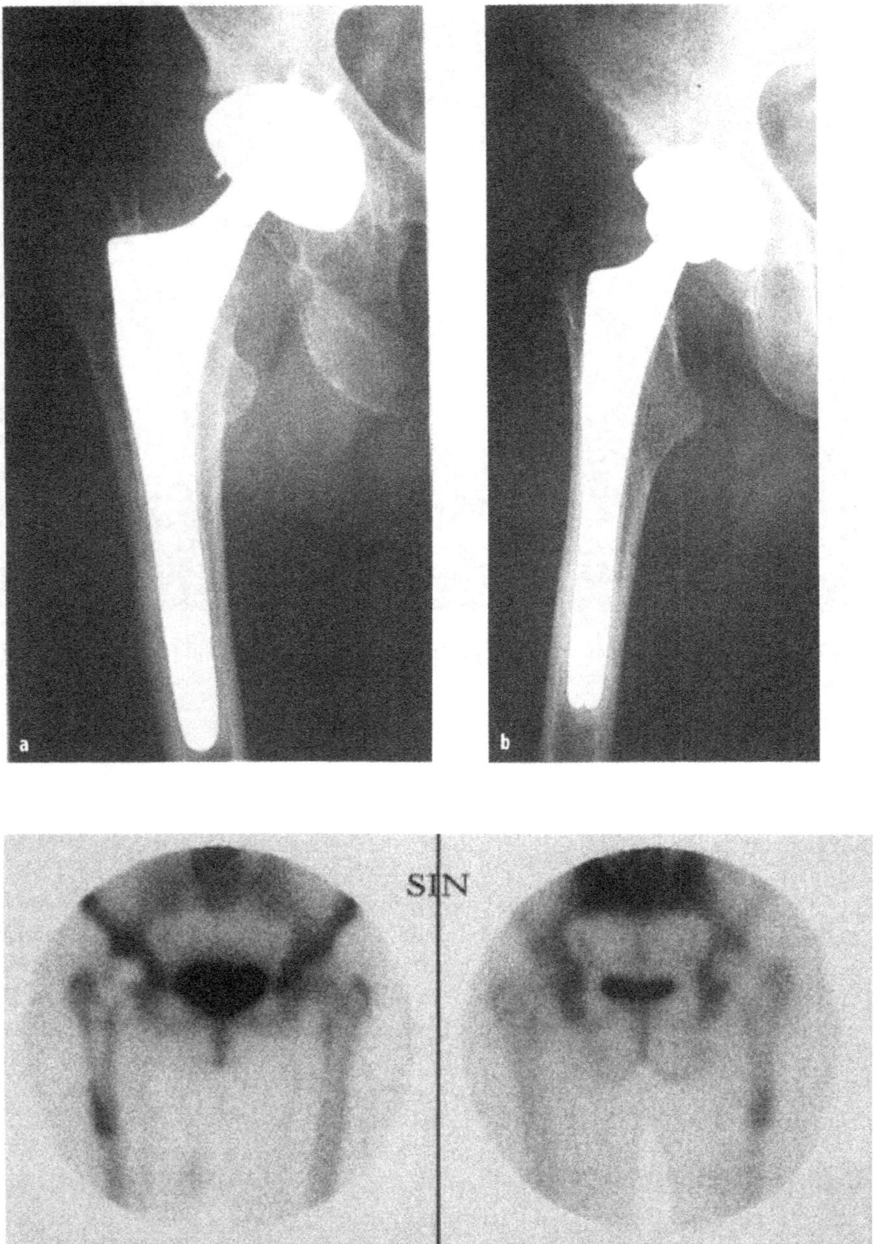

Fig. 8. Immagine radiografica (**a**, **b**) e scintigrafica (**c**) di una protesi con evidente fenomeno di *stress shielding*

Caratteristiche di superficie

Questo aspetto è considerato uno dei fattori più importanti ai fini dell'osteointegrazione di un impianto protesico. Per questa ragione diversi materiali e differenti finiture di superficie sono stati testati.

L'evoluzione tecnologica e le sempre più approfondite conoscenze dei materiali hanno influenzato la storia della chirurgia protesica dell'anca.

Relativamente allo stelo non cementato, le leghe di titanio e quelle di cromo-cobalto sono quelle maggiormente utilizzate. Indipendentemente dagli elementi costitutivi la lega metallica, la differenza sostanziale tra le due è il loro coefficiente di rigidità strutturale che influenza il fenomeno di *stress shielding*. Tra le due quella di titanio è la più flessibile, tanto da costringere i progettisti ad introdurre alcuni accorgimenti negli steli in cromo-cobalto, quali rastremature distali, forme coniche ad apice smusso, diapason più o meno ampi al fine di ridurre la differenza del modulo di elasticità tra osso e impianto [12].

Qualunque sia il materiale utilizzato, un aspetto fondamentale, da considerare, è la porosità e/o la rugosità della superficie. Infatti la presenza di queste cavità microscopiche permette la crescita ossea con stabilizzazione dell'impianto.

Diversi studi hanno dimostrato che un aumento della rugosità di superficie produce un incremento dell'apposizione ossea all'interfaccia [13-15].

Per migliorare l'osteointegrazione primaria sono stati sviluppati vari trattamenti e introdotte modifiche superficiali.

Le principali tecnologie utilizzate per tali trattamenti sono [16, 17]:
- *tecniche plasma spray* mediante le quali un plasma gassoso veicola polveri di idrossiapatite, di biovetro o di titanio, che vengono portate ad incipiente fusione e si depositano sulla superficie dell'impianto ottenendo depositi più o meno porosi, ma comunque di dimensioni micrometriche [18];
- *tecniche di sinterizzazione*, mediante le quali vengono depositate sulla superficie dell'impianto microsfere, ottenendo depositi con porosità elevata e dimensione dei pori di alcune centinaia di μm;
- *tecniche di legame per diffusione*, che permettono di fissare sulla superficie dello stelo filamenti metallici, ottenendo strutture a porosità molto elevata, con alto rapporto vuoto/pieno (*fiber mesh*);
- *attacchi chimici o trattamenti puramente meccanici o laser*, in grado di determinare rugosità di entità micrometrica.

Ne deriva che la finitura di superficie può oscillare da una microrugosità (4-10 μm) ad una macrorugosità (50-300 μm). In linea teorica, anche la neoapposizione ossea si comporterebbe in maniera differente: nel primo caso si realizzerebbe una crescita di tessuto osseo sull'impianto (*bone ongrowth*) mentre nel secondo caso all'interno dell'impianto (*bone ingrowth*).

Molto discusso è l'effetto della deposizione di sostanze come l'idrossiapatite (HA) e i biovetri [19, 20]. Se da un lato la presenza di queste sostanze può favorire l'osteointegrazione primaria, dall'altro i depositi tendono ad essere riassorbiti nel tempo, determinando durante la degradazione formazione di detriti, con non ben chiari effetti sull'osteointegrazione secondaria e sui fenomeni di usura [21].

Si può ipotizzare infatti che in caso di presenza di solo titanio, la colonizzazione osteoblastica avvenga solo in direzione osso-impianto, e che viceversa la presenza di un deposito di idrossiapatite permetta una più rapida osteointegrazione, in quanto la colonizzazione osteoblastica procede sia dall'osso verso l'impianto che dall'impianto rivestito verso l'osso.

Riguardo al meccanismo con cui avviene tale fissazione, è stato suggerito che le apatiti, in base al loro grado di cristallinità, devono prima probabilmente dissolversi in modo da aumentare la concentrazione di calcio e fosfato nel microambiente circostante.

I molti dati sperimentali disponibili sono stati confermati dall'esperienza clinica europea. Geesink e Hoefnagels [22] hanno utilizzato con successo steli femorali in titanio, la cui superficie nel terzo prossimale era ricoperta da uno strato di HA spesso 50 μm, riportando una sopravvivenza a 6 anni pari al 100% nel gruppo degli steli rivestiti con HA. Il risultato clinico era però sovrapponibile al gruppo di controllo rappresentato dallo stesso tipo di impianto senza, però, il rivestimento bioattivo.

Karrholm e coll. [23] hanno utilizzato lo stesso tipo di steli ma con uno strato di HA di spessore pari a 200 μm. A distanza di due anni hanno osservato che non vi era differenza nei risultati clinici tra pazienti con protesi cementate e quelli con protesi non cementate. L'unica differenza era un'integrazione precoce negli steli con rivestimento di HA in assenza di segni radiografici di micromovimenti valutati all'apice o alla porzione prossimale dello stelo.

Relativamente all'estensione del rivestimento, Soballe e coll. [24] hanno dimostrato che anche un rivestimento di HA limitato al quarto prossimale dello stelo era sufficiente a garantire l'ancoraggio stabile dell'intera componente protesica.

La resistenza allo stress meccanico del rivestimento di HA dipende dal suo spessore. Una frattura del rivestimento è tanto più probabile quanto più lo spessore è inferiore a 100 μm; d'altro canto la sua sottigliezza favorisce il riassorbimento, che peraltro si è rivelato troppo rapido al di sotto dei 30 μm [25, 26].

Da questi studi è emerso quindi che lo spessore ottimale del rivestimento di HA, tale da evitare la frattura e nel contempo rendere possibile bioriassorbimento e consistente apposizione di tessuto osseo, è pari a 50 μm.

In conclusione, le considerazioni che un chirurgo ortopedico deve tenere presenti nella scelta di un impianto non cementato sono molteplici e derivano da una esatta valutazione della qualità del tessuto osseo, del morfotipo femorale e dalla filosofia dello stelo scelto. La discrezionalità dell'operatore appare, tuttavia, elevata in relazione alla propria esperienza e alle proprie convinzioni.

Bibliografia

1. LeGeros RZ, Orly I (1991) Substrate surface dissolution and interfacial biological mineralization. In: Davies JE (ed) The bone-biomaterial interface. University of Toronto Press, Toronto, pp 76-88
2. Stulberg BN, Bauer TW, Watson JT, Richmond B (1989) Bone quality: roentgenographic versus histologic assessment of hip bone structure. Clin Orthop 240:200-205

3. Singh M, Nagrath AR, Maini PS (1970) Changes in trabecular pattern of the upper end of the femur as an index of osteoporosis. J Bone Joint Surg Am 52:457-467
4. Engh CA, Bobyn JD (1988) The influence of stem size and extent of porous coating on femoral bone resorption after primary cementless hip arthroplasty. Clin Orthop 231:7-28
5. Noble PC, Alexander JW, Lindahl LJ et al (1988) The anatomic basis of femoral component design. Clin Orthop 235:148-165
6. Callaghan JJ, Fulghum CS, Glisson RR, Stranne SK (1992) The effect of femoral geometry on interface motion in uncemented porous coated total hip prosthesis. Comparison of straight stem and curved stem design. J Bone Joint Surg Am 74:839-848
7. Walker PS, Schneeweis D, Murphy S, Nelson P (1987) Strains and micromotions of press fit femoral stems prosthesis. J Biomech 20:693-702
8. Giacometti Ceroni R, Castelli CC, Cherubino P (1994) Filosofia nella protesizzazione dell'anca: lo stelo. GIOT 22[Suppl 1]:383-389
9. Cherubino P, Pazzaglia UE, Zatti G (1994) Aspetti della risposta endostale all'impianto protesico. GIOT 20[Suppl 1]:81-84
10. Welsh RP, Pilliar RM, Macnab I (1971) Surgical implants: the role of surface porosity in fixation to bone and acrylic. J Bone Joint Surg Am 53:663-677
11. Engh CA, Bobyn JD, Glassmann HA (1987) Porous coated hip replacement. The factors governing bone ingrowth, stress shielding and clinical results. J. Bone Joint Surg Br 69:45-55
12. Falez F, Cinotti G, Lepri M, Perugia L (1994) Protesi cementate e non cementate: metalli e superfici. GIOT 20[Suppl 1]:481-491
13. Maistrelli GL, Mahomed N, Garbuz D et al (1992) Hydroxyapatite coated on carbon composite hip implants in dogs. J Bone Joint Surg Br 74(3):452-456
14. Overgaard S, Lind M, Rahbek O et al (1997) Improved fixation of porous-coated versus grift-blasted surface texture of hydroxyapatite-coated implants in dogs. Acta Orthop Scand 68:337-343
15. Wennerberg A, Albrektsson T, Andersson B, Krol J (1996) A histomorphometric and removal torque study of screw-shaped titanium implants with three different surface topographies. Clin Oral Implants Res 6:24-30
16. Friedman RJ, Black J, Galante OJ et al (1993) Current concepts in orthopaedic biomaterials and implant fixation. J Bone Joint Surg Am 75:1086-1109
17. Cigada A, Chiesa R (2000) La tribologia dei materiali protesici: concetti generali. In : Salvi V (ed) L'artroprotesi totale dell'anca. Telledia produzioni, in CD, Milano
18. Brossa F, Cigada A, Chiesa R et al (1993) Adhesion properties of plasma sprayed hydroxylapatite coatings for orthopaedic prosthesis. Biomed Mater Eng Fall 3(3):127-136
19. Pazzaglia UE, Gabbi C, Locardi B et al (1989) Study of the osteoconductive properties of bioactive glass fibers. J Biomed Mater Res 23(11):1289-1297
20. Callaghan JJ (1993) Current concept review. The clinical results and basis science of total hip arthroplasty with porous coated prosthesis. J Bone Joint Surg Am 75:1396-1409
21. Bloebaum RD, Beeks DB, Dorr LD et al (1994) Complications with hydroxyapatite particulate separation in total hip arthroplasty. Clin Orthop 298:19-26
22. Geesink RGT, Hoefnagels NHM (1995) Six-year results of hydroxyapatite-coated total hip replacement. J Bone Joint Surg Br 77:534-547
23. Karrholm J, Malchau H, Snorrason F, Herberts P (1994) Micromotion of femoral stems in total hip arthroplasty. A randomized study of cemented, hydroxyapatite-coated, and porous-coated stems with roentgen stereophotogrammetric analysis. J Bone Joint

Surg Am 76:1692-1705

24. Soballe K, Toksvig-Larsen S, Gelink J et al (1993) Migration of hydroxyapatite coated femoral prosthesis. A roentgen stereophotogrammetric study. J Bone Joint Surg Br 75(5):681-687
25. De Groot K, Geesink RGT, Klein CP, Serekian P (1987) Plasma sprayed coatings of hydroxyapatite. J Biomed Mater Res 21:1375-1381
26. Geesink RGT, De Groot K, Klein CP (1987) Chemical implant fixation using hydroxyl-apatite coatings. The development of a human total hip prosthesis for chemical fixation to bone using hydroxyl-apatite coatings on titanium substrates. Clin Orthop 225:147-170

Le protesi d'anca mini-invasive

F. Franchin, F. Sanguineti

Introduzione

Il concetto di *mini-invasività* applicato alla chirurgia è di introduzione relativamente recente; in senso lato esso consegue all'applicazione, alla diffusione e al successo delle tecniche endoscopiche che, attraverso un approccio estremamente limitato, hanno consentito di ridurre l'aggressività e il danno anatomico di numerose procedure chirurgiche, migliorandone il risultato.

In chirurgia ortopedica in particolare, le tecniche mini-invasive sono attualmente applicate alla sostituzione protesica del ginocchio e dell'anca, almeno nei pazienti più giovani e ad elevata richiesta funzionale: esse infatti non significano esclusivamente incisioni chirurgiche ridotte ma, piuttosto, massimo rispetto delle strutture anatomiche, con conservazione del bone stock e mantenimento dell'integrità anatomo-funzionale dei muscoli periarticolari.

Basate su questi presupposti, le tecniche mini-invasive per la chirurgia protesica rientrano in quella crescente corrente di pensiero che riconosce l'enorme importanza della conservazione dei tessuti, con asportazione solo di quelli realmente patologici che devono essere sostituiti con componenti protesiche poco "invadenti" e capaci di integrarsi armonicamente nella biomeccanica articolare (protesi monocompartimentali per il ginocchio, protesi conservative per l'anca).

Protesi conservative per l'anca

Nelle protesi d'anca l'aggettivo "conservativo" si adatta particolarmente al disegno di componenti femorali pensate per l'impianto senza cemento; su questa base, le protesi conservative si possono dividere in due gruppi:
- protesi di rivestimento;
- protesi che conservano la regione meta-episaria del femore.

Dipartimento di Scienze Motorie dell'Università di Genova, Clinica Ortopedica, Azienda Ospedale San Martino e Cliniche Universitarie Convenzionate, Genova

Protesi di rivestimento

Le protesi di rivestimento attuali derivano dall'esperienza maturata nei primi decenni del secolo scorso (Marino-Zuco, Smith-Petersen, Wagner).

I cattivi risultati dovuti al precoce cedimento meccanico e l'introduzione delle protesi a stelo avevano determinato l'inesorabile declino dei primi modelli.

Di recente tuttavia, alcuni Autori, dopo un accurato restyling basato su nuovi disegni e materiali per migliorare le qualità biomeccaniche e tribologiche, hanno riproposto protesi di rivestimento ad accoppiamento metallo/metallo, da utilizzarsi in pazienti giovani con artrosi poco evoluta [1-3].

Nonostante i risultati iniziali incoraggianti, rimane tuttavia a nostro avviso giustificata la perplessità sulla reale utilità di queste protesi, soprattutto di fronte alla possibilità di estensione delle lesioni degenerative nel divenire temporale dell'artrosi; non sempre, inoltre, queste protesi vengono impiantate con accessi limitati.

Protesi conservative della regione meta-epifisaria

Le protesi conservative della regione meta-epifisaria derivano, come è noto da un'idea la cui paternità è a buon diritto rivendicata dalla nostra Scuola: quasi trent'anni fa, infatti, nel 1977, Francesco Pipino iniziò a maturare il concetto di *conservare, quando possibile, la maggior parte delle strutture articolari dell'anca (collo, lamina subcondrale dell'acetabolo, sistemi trabecolari della spongiosa metafisaria) al momento della sostituzione protesica.*

La massima importanza venne attribuita alla conservazione del collo femorale, che si intuiva capace di garantire una grande stabilità triplanare (e soprattutto torsionale) allo stelo protesico e della spongiosa metafisaria, che venne intesa come un sistema elastico di molle in grado di modulare la distribuzione dei carichi.

Nel 1978 l'idea originale di Pipino si concretizzò nel progetto dello stelo femorale Biodinamica, a conservazione del segmento circolare di collo al di sotto dell'istmo, e della coppa acetabolare ad orientamento biequatoriale, disegnati in collaborazione con Pasquale Calderale del Politecnico di Torino [4, 5].

Le versioni definitive (senza cemento) dello stelo Biodinamica® (Howmedica) videro però la luce tra il 1983 (*completely porous coated*) e il 1986 (*partially porous coated*); l'evoluzione del concetto di partenza è però ulteriormente continuata, fino alla recente introduzione nel 1996 del sistema CFP® (Link).

Nel 1986 Mr. Freeman pubblicò il famoso articolo "Why resect the neck?" [6] in cui, in particolare, argomentava a favore del mantenimento della parte mediale del collo come fattore di stabilizzazione dello stelo protesico; quasi contemporaneamente presentava uno stelo retto di nuova concezione con mantenimento di tutta la porzione mediale del collo (Freeman Hip®, Corin).

Nello stesso periodo i vantaggi della conservazione del collo e della spongiosa metafisaria nei soggetti giovani vennero intuiti e studiati anche alla Mayo Clinic, dove Morrey [7] ottenne risultati sperimentali così favorevoli (soprattutto riguardo alla stabilità torsionale) da portare alla progettazione e allo sviluppo di un altro modello di protesi conservativa (Mayo Hip®, Zimmer).

Da allora la validità dell'idea di conservare le strutture meta-epifisarie prossimali del femore ha, seppure lentamente, convinto un numero crescente di ricercatori e ha portato allo sviluppo di un discreto numero di protesi conservative, in grado di mantenere il collo femorale (protesi a conservazione del collo femorale, propriamente detta protesi a disco-compressione) o, più semplicemente, di sfruttare le capacità di supporto della spongiosa metafisaria evitando il sovraccarico corticale attraverso corti steli ad appoggio metafisario, senza fit and fill distale [8].

Chirurgia protesica mini-invasiva dell'anca

Il concetto attuale di protesi d'anca mini-invasiva si basa su due principi:

1. utilizzo di una protesi conservativa;
2. utilizzo di una particolare tecnica chirurgica caratterizzata da accesso limitato e massimo rispetto della vascolarizzazione e dell'integrità delle parti molli periarticolari (specialmente muscoli). Ciò può essere ottenuto attraverso opportuni accorgimenti e modifiche della tecnica convenzionale oppure in maniera più rivoluzionaria attraverso un duplice accesso quasi a "cielo chiuso", che prevede l'uso di strumentari appositi e della navigazione computerizzata.

A fronte di maggiori difficoltà esecutive, che richiedono esperienza e manualità, rispetto a quello tradizionale l'approccio mini-invasivo consente un'ampia possibilità di vantaggi, che vanno dal ridotto danno estetico al minor sanguinamento, dal recupero funzionale più rapido e completo alla riduzione delle complicanze, dei tempi di ospedalizzazione e, quindi, dei costi sociali legati all'intervento.

In particolare, studi clinici comparativi dei risultati a 6 mesi di follow-up di protesi impiantate con tecnica tradizionale (incisione di lunghezza media 20.2 cm) e con tecnica mini-invasiva (mini-incisione, di lunghezza media 11.5 cm) hanno dimostrato per il secondo gruppo un miglioramento statisticamente significativo riguardo a zoppia, capacità di fare le scale ed autonomia di deambulazione [9].

Un ulteriore, importantissimo punto a favore, specialmente nei pazienti più giovani, è rappresentato dal fatto che il risparmio iniziale di capitale osseo consentirà di disporre di una maggiore riserva in caso di successiva revisione.

Esperienza clinica

La protesi d'anca CFP

Una ridotta aggressività da anni caratterizza tutti i gesti chirurgici della nostra Scuola; da oltre un anno, tuttavia, stiamo mettendo a punto una tecnica mini-invasiva per la protesi d'anca che utilizza la protesi CFP® (Link) a conservazione del collo femorale impiantata con tecnica "quasi" convenzionale.

La protesi CFP (Pipino e Keller, 1996) rappresenta il punto di arrivo del processo evolutivo di un disegno iniziato con la protesi Biodinamica.

Il sistema comprende lo stelo femorale CFP *(Collum Femoris Preservans)* e la coppa acetabolare TOP *(Trabecular Oriented Pattern)*, entrambi costruiti in lega di titanio, con superficie microtextured e rivestimento in titanio puro (eventualmente associato con idrossiapatite (HA)) per utilizzo senza cemento (Fig. 1).

Il disegno dello stelo riprende l'andamento del femore naturale e presenta le seguenti caratteristiche:

1) conservazione del collo femorale con mantenimento di tutto l'anello cervicale posto al di sotto dell'istmo, cioè la zona di massimo restringimento situata all'intersezione della tangente alla corticale della parte superiore del collo con la tangente alla corticale della sua parte inferiore (Fig. 2). L'anello così delimitato ha dimensioni variabili sul versante mediale (in media 2 cm) ma ha dimensioni costanti sul versante laterale (1.5 cm): infatti la nostra Scuola, a differenza di altri Autori [6, 7, 10], attribuisce una grande importanza anche al mantenimento della porzione laterale del collo;
2) angolo CCD di 126°, che rappresenta il valore fisiologico della media dei femori normali;
3) elitorsione, che deriva dalla combinazione di antiversione (10°) ed antetorsione (14°) per meglio adattarsi alla morfologia del terzo superiore del femore (*bone adapted stem design*);

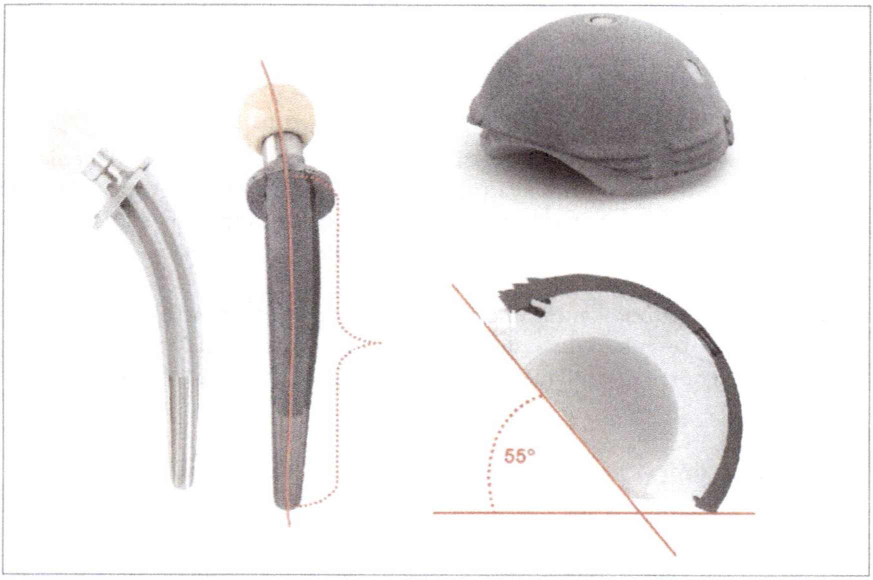

Fig. 1. Componenti del sistema CFP (Link): stelo CFP e coppa TOP con dissociazione biequatoriale

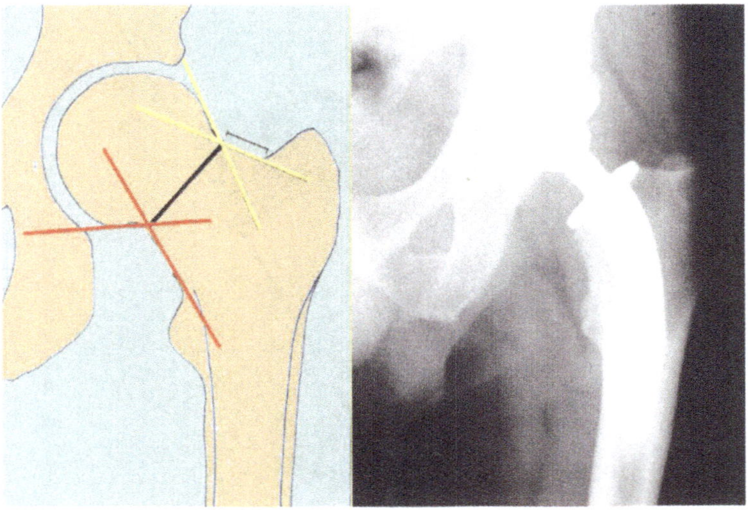

Fig. 2. Nella conservazione del collo femorale l'osteotomia cervicale deve essere eseguita a livello dell'istmo, perpendicolarmente all'asse maggiore del collo

4) ricerca della stabilità nella spongiosa metafisaria e nell'appoggio sulla corticale mediale, alla quale aderisce, senza necessità di incastro nel canale femorale. In questo modo lo stelo si allinea alle direttrici di carico, determinando una distribuzione "quasi" fisiologica delle sollecitazioni.

Per un adattamento ottimale al raggio di curvatura della corticale mediale lo stelo è disponibile in due diversi raggi di curvatura (curva A meno accentuata e curva B).

La coppa acetabolare TOP® (Link), introdotta nel 1998 come secondo elemento del sistema, è emisferica a press-fit e può utilizzare inserti in polietilene normali o dotati di biequatorialità (dissociazione di 20° fra l'equatore dell'emisfera esterna rispetto alla emisfera interna), da noi proposta ed utilizzata fin dal 1977 [4].

La dissociazione biequatoriale consente l'impianto con una inclinazione sull'orizzontale di 55±5° (pari a quella dell'acetabolo naturale) con contestuale inclinazione dell'emisfera cava interna di 35±5° senza dover fare importanti escavazioni dell'acetabolo osseo, ma semplicemente facendo coincidere la coppa con esso (Fig. 3).

L'impiego della protesi CFP consente una serie di vantaggi biomeccanici, in parte legati alla conservazione del collo femorale, in parte legati alle particolarità del disegno protesico.

Già in passato alcuni studi sperimentali [11, 12] avevano dimostrato che il collo del femore di un adulto rappresenta una struttura solida e dotata di un'ottima resistenza meccanica; tale risultato è stato più di recente confermato dalla

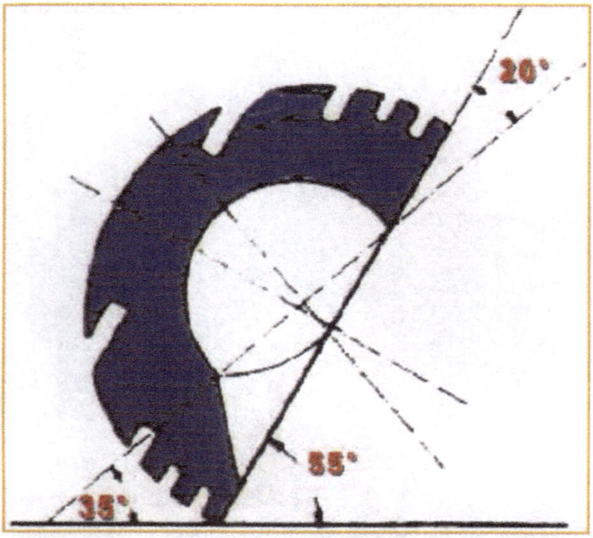

Fig. 3. Disegno schematico della biequatorialità = dissociazione di 20° fra l'equatore dell'emisfera esterna rispetto alla emisfera interna, che consente di impiantare la coppa con una inclinazione di 55±5°, coincidente con quella dell'acetabolo naturale, pur garantendo (per l'inclinazione dell'emisfera cava interna) una copertura di 35±5°

densitometria ossea e, per quanto ci riguarda, da osservazioni personali sui dati densitometrici del femore prossimale desunti dai planning pre-operatori computerizzati basati sulla TC (dati non pubblicati).

Inoltre, se la sua vascolarizzazione non viene interrotta, il collo mantiene intatta negli anni la sua vitalità [6, 13].

Ancora, poiché in presenza del collo lo stelo viene ad essere contenuto all'interno di due cilindri (il cilindro cervicale ed il cilindro diafisario) angolati tra loro a livello dell'angolo CCD che gli impediscono sia i movimenti torsionali che l'affondamento, la conservazione del collo femorale, come dimostrato da numerosi test sperimentali, aumenta in maniera significativa la stabilità di uno stelo protesico, sia cementato che non cementato, e induce una distribuzione dei carichi più affine a quella fisiologica [7, 10, 14, 15].

Un ulteriore vantaggio deriva dalla possibilità, mantenendo il collo naturale, di conservare l'angolo CCD fisiologico, al quale lo stelo CFP si adatta perfettamente essendo angolato di 126°. Di conseguenza, a differenza di quanto avviene con le protesi tradizionali, si mantengono costanti anche gli altri parametri della geometria articolare (off-set e lever arm), con impatto fortemente positivo sulla biomeccanica dell'articolazione protesica (migliore performance muscolare, contenimento della forza di reazione articolare, teorica diminuzione dei fenomeni di usura) [16, 17].

Tecnica di impianto mini-invasiva

La protesi CFP può essere impiantata in tutti i pazienti giovani (età < 70 anni) che presentino una buona qualità ossea e un collo femorale ben conservato nella sua morfologia e nelle sue caratteristiche strutturali.

Nella nostra esperienza rappresentano *controindicazioni all'impianto* la coxartrosi su grave displasia o dismorfismo (cattivo adattamento del disegno protesico alla morfologia alterata dell'anca) e la frattura del collo femorale (insufficiente resistenza meccanica del collo); l'indicazione in caso di artriti autoimmuni andrà discussa caso per caso, in considerazione dell'aggressività della malattia e della qualità dell'osso.

Molto importante è la *pianificazione pre-operatoria*, specialmente per quanto riguarda la scelta dello stelo di taglia e di curvatura più adatta; a questo proposito è indispensabile disporre di radiografie del bacino in anteroposteriore eseguite nel *piano di elezione*, definibile come l'unica proiezione in cui si evidenzia la reale morfologia (lunghezza e inclinazione) del collo femorale. Lindgren e Rysavy [18] hanno dimostrato che il piano di elezione si ottiene intraruotando l'anca fino a determinare la scomparsa dal piccolo trocantere (20° di intrarotazione); in caso di limitazione dell'intrarotazione è possibile ottenere proiezioni vicine al piano di elezione appoggiando un cuneo di sostegno angolato a 20° dietro alla natica (Fig. 4).

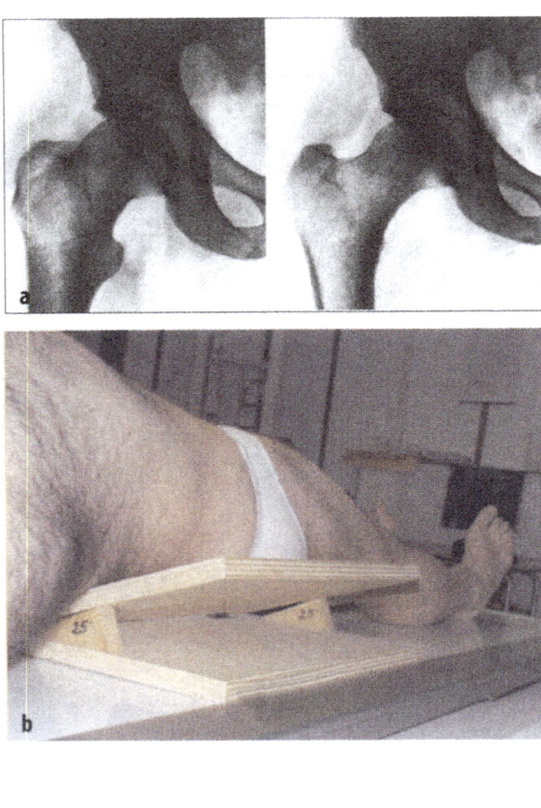

Fig. 4. **a** Radiografia in AP del bacino eseguita in proiezione standard e sul piano di elezione in intrarotazione di 20°. **b** Metodo per ottenere una proiezione vicina al piano di elezione nelle anche rigide: un cuneo di sostegno angolato a 20° viene appoggiato dietro alla natica

La giusta curvatura di stelo segue il profilo mediale della corticale metafisaria, mentre la giusta taglia lascia una intercapedine di circa 1 mm all'interfaccia osso-protesi.

L'intervento viene eseguito in decubito laterale seguendo la via d'accesso laterale transglutea diretta (secondo Hardinge-McFarland-Osborne) modificata (Fig. 5).

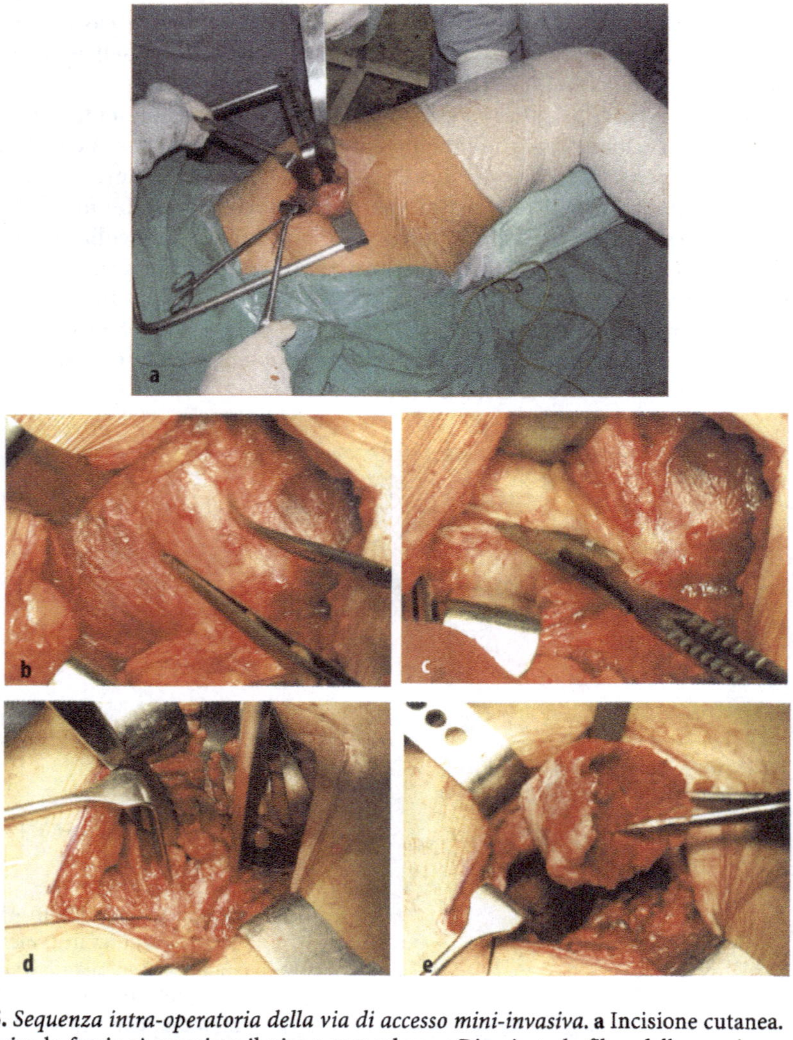

Fig. 5. *Sequenza intra-operatoria della via di accesso mini-invasiva.* **a** Incisione cutanea. **b** Incisa la fascia si reperisce il piano muscolare. **c** Divaricate le fibre della porzione più anteriore del medio gluteo si reperta il tendine del piccolo gluteo, che viene inciso longitudinalmente e parzialmente distaccato, insieme alla capsula e a poche fibre del vasto laterale. **d** Piano scheletrico: osteotomia preliminare in situ a livello sottocapitato. **e** Rimozione della testa femorale

L'incisione cutanea, lunga 8-10 cm, viene tracciata nel terzo distale della distanza tra SIAS e grande trocantere (Fig. 5a); incisa la fascia, si reperiscono nella parte alta dell'incisione le fibre distali del grande gluteo, al centro le fibre del medio gluteo e nella parte distale la giunzione tra medio gluteo e vasto laterale (Fig. 5b). Divaricando per via smussa le fibre del medio gluteo tra il terzo anteriore ed i due terzi posteriori si reperta il tendine del piccolo gluteo, che viene inciso longitudinalmente per poter essere divaricato medialmente insieme al tendine congiunto del vasto laterale (Fig. 5c). La porzione laterale del tendine del piccolo gluteo viene invece distaccata e fissata con un punto, da utilizzarsi come repere per la misurazione dell'eterometria. Si esegue parziale capsulectomia raggiungendo così il piano scheletrico. A questo punto, anziché lussare la testa femorale con rischio di danno tissutale (fibre del medio gluteo), si esegue una osteotomia preliminare *in situ* a livello sottocapitato (Fig. 5d), e si rimuove la testa femorale con l'aiuto di un tirebouchon (Fig. 5e). Si porta quindi il femore nella posizione di lussazione e si esegue l'osteotomia definitiva, a livello dell'istmo, perpendicolarmente all'asse maggiore del collo e avendo cura che rimanga una porzione laterale di collo di almeno 1.5 cm.

L'istmo può essere meglio evidenziato dopo la rimozione di eventuali osteofiti del collo.

Con tecnica classica si prepara quindi l'acetabolo: le operazioni di fresatura terminano quando si è raggiunto l'appianamento della fossetta del pulvinar, che rappresenta il nostro repere di profondità per il rispetto della lamina quadrilatera.

Si passa quindi alla preparazione dell'alloggiamento dello stelo nel collo e nella metafisi prossimale del femore, per mezzo di sottili brocce che compattano la spongiosa senza asportarla, trasformandola in una struttura solida in grado di fornire una straordinaria stabilità immediata allo stelo.

Risultati della protesi d'anca CFP

La tecnica mini-invasiva descritta non presenta particolari difficoltà tecniche, anche se richiede una certa dimestichezza a lavorare in uno spazio ridotto, sia per le dimensioni dell'accesso che per la presenza del collo femorale.

Essa è in realtà poco dissimile dalla tecnica classica che da anni impieghiamo per l'impianto della protesi CFP, dalla quale differisce per la minor lunghezza dell'incisione, per il distacco solo parziale del piccolo gluteo, che rimane unito ad un lembo capsulare e per la mancata lussazione.

In entrambi i casi rimangono validi e inalterati i principi irrinunciabili della non aggressività chirurgica per limitare la "patologia di parete" , dell'emostasi accurata per limitare la formazione di ematomi e del rispetto della vascolarizzazione endostale, dei muscoli e del capitale osseo.

A causa delle modeste differenze tra le due tecniche, abbiamo ritenuto di uniformare i nostri risultati con la protesi CFP.

Tra l'aprile 1997 e l'aprile 2002 presso la Clinica Ortopedica dell'Università di Genova sono stati impiantati in maniera consecutiva 320 steli CFP, principalmente a causa di coxartrosi (90.5%), necrosi vascolare asettica (7.5%), artrite autoimmune (2%).

La maggior parte degli interventi è stata eseguita in anestesia periferica (epidurale o spinale selettiva), utilizzando in tutti i casi la via di accesso laterale diretta più o meno mini-invasiva.

Non si sono verificate complicanze peri-operatorie di tipo generale; quali complicanze locali segnaliamo due fratture spiroidi intra-operatorie della metafisi femorale, trattate rispettivamente con cerchiaggi liberi e con placca Dall-Miles® (Stryker-Howmedica).

Grazie alla scarsa aggressività chirurgica e all'emostasi accurata la perdita ematica è stata sempre molto contenuta (media intra-operatoria: 150 ml, media post-operatoria: 450 ml).

Dopo l'intervento il carico assistito è stato concesso in 3ª giornata e il carico libero in 30ª giornata; nessun paziente ha richiesto programmi riabilitativi specifici.

Tutti i pazienti operati sono stati invitati a sottoporsi a regolari controlli clinici e radiografici.

I controlli clinici sono stati eseguiti sulla base dello schema a punteggio di Harris, mentre la valutazione radiografica è stata condotta attraverso l'esame ed il confronto di radiografie standard in AP e LL, sulla base dello schema a quadranti di Charnley (acetabolo) e dello schema a zone di Gruen (stelo).

Per adattarsi alla conservazione del collo lo schema di Gruen è stato opportunamente modificato suddividendo le zone 1 e 7 in a e b, dove la 1a e la 7a identificano rispettivamente la porzione laterale e mediale del collo, mentre la 1b e la 7b corrispondono alle zone 1 e 7 dello schema convenzionale.

Come parametri radiografici sono stati considerati le caratteristiche iniziali dell'impianto, le eventuali variazioni a distanza nonché gli aspetti relativi alla risposta dell'osso alla protesi.

Al momento del follow-up attuale (massimo 5 anni, minimo 1 anno) abbiamo considerato i dati relativi a tutti i casi provvisti di documentazione completa, corrispondenti a 239 impianti eseguiti in 220 pazienti (97 femmine, 113 maschi, di età compresa tra 29 e 75 anni, media 59 anni).

Per quanto riguarda i risultati clinici, valutati secondo lo score di Harris, il 96.5% degli impianti ha esitato in un risultato favorevole (ottimo 92.5%, buono 4%), 5 impianti (2%) in un risultato discreto e 3 (1.5%) in un risultato cattivo.

Nei casi favorevoli i pazienti hanno mostrato un recupero funzionale totale, con range di movimento fisiologico, tanto che, in una percentuale di circa il 50%, questi soggetti hanno recuperato non solo l'attività normale ma anche una discreta attività sportiva (bicicletta, tennis, golf, sci).

I tre risultati cattivi si sono verificati rispettivamente:

1) in un paziente che, a seguito di un'infezione precoce profonda da *Staphylococcus aureus* oxacillino-sensibile ha richiesto un intervento di rimozione/reimpianto one-stage dopo due mesi dal primo impianto;
2) in una paziente che due mesi dopo l'intervento ha subito una frattura della diafisi femorale all'apice dello stelo, causata dall'indebolimento della corti-

cale esterna da alesaggio del canale (impropria scelta del modello protesico). Tale caso è stato trattato inizialmente con osteosintesi e successivamente sottoposto a reimpianto per mobilizzazione dello stelo;
3) in una paziente affetta da carcinoma gastrico nella quale alcuni mesi dopo l'intervento si è manifestato uno scollamento progressivo e massivo dello stelo di origine incerta (infezione?).

Segnaliamo inoltre che nei primi mesi post-operatori solo 6 pazienti (2.5%) hanno riferito *thigh pain*, risoltosi in tutti i casi entro un anno dall'intervento.

Per quanto riguarda i risultati radiografici a distanza, a livello della coppa non abbiamo osservato in alcun caso scollamento, mobilizzazione e/o migrazione; nessun impianto ha presentato osteolisi e/o linee di radiolucenza.

A livello dello stelo abbiamo osservato due casi di scollamento asettico: quello già descritto nei risultati clinici cattivi, radiograficamente caratterizzato da una linea spessa e completa di radiolucenza e un secondo caso, clinicamente discreto e radiograficamente caratterizzato da importante riassorbimento del collo con ipertrofia corticale addensante nelle zone 3-5, prodottosi a quattro anni di distanza dall'intervento in una paziente affetta da artrite reumatoide.

Nei restanti casi il rimodellamento periprotesico è stato complessivamente positivo, senza fenomeni eclatanti di rimaneggiamento patologico (Fig. 6).

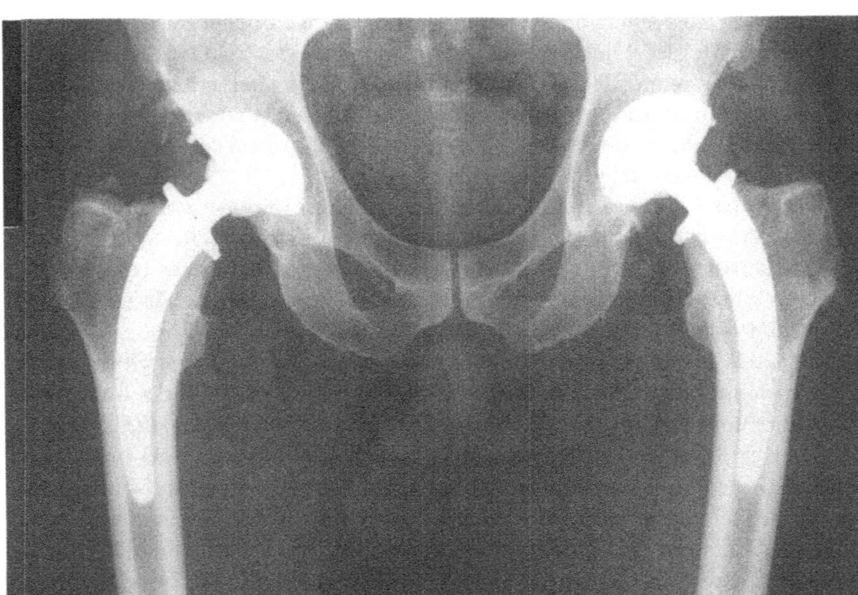

Fig. 6. Radiografia post-operatoria a distanza di un caso bilaterale a risultato clinico ottimo e radiograficamente caratterizzato da un'ottima integrazione biomeccanica della protesi nell'osso (assenza di modificazioni strutturali dell'osso)

Analizzando più in dettaglio, circa il 20% dei casi ha mostrato *spot-welds* a livello del terzo medio/inferiore (zone 2-3-5-6), aspetti di *stress shielding* e tendenza all'addensamento della corticale esterna della zona 3.

Nel 90% degli impianti non c'è stato rimaneggiamento né, tantomeno, riassorbimento del collo; la struttura metafisaria della regione intertrocanterica ha presentato una regolare distribuzione e le corticali al di sotto dell'apice dello stelo hanno assunto spessore omogeneo e pari a quello del femore controlaterale.

In 21 casi, tuttavia, nei quali un piccolo gap da mancato appoggio al di sotto del colletto era già presente nel post-operatorio, segnaliamo un modesto riassorbimento (inferiore a 3 mm) al di sotto del colletto dello stelo che, in 6 casi, ha assunto i caratteri dell'arrotondamento del calcar.

Da segnalare la tendenza all'associazione di riassorbimento del collo, linee di demarcazione e fenomeni di *stress shielding* negli steli sovradimensionati.

Le ossificazioni eterotopiche, classificate secondo Brooker, hanno raggiunto la percentuale del 44% (I Grado: 30%; II Grado: 8%; III Grado: 6%).

Conclusioni

La necessità di sottoporre a sostituzione protesica dell'anca un numero crescente di soggetti giovani e ad alta richiesta funzionale sta inducendo in questi anni una profonda trasformazione nel modo di intendere e di operare la protesi.

I problemi legati al desiderio del paziente di una vita assolutamente normale, con una dilatazione della durata dell'impianto e l'assicurazione che un eventuale fallimento non rappresenterà una catastrofe senza ritorno, possono oggi essere risolti utilizzando sempre più estesamente le protesi conservative e riducendo l'aggressività del gesto chirurgico.

Ma mentre i tempi e i modi delle tecniche mini-invasive non sono ancora perfettamente codificate e rappresentano ancora un concetto in evoluzione che ciascun chirurgo può interpretare e personalizzare, le protesi conservative, capaci di fornire risultati funzionali eclatanti, si stanno imponendo come il *golden standard* per la sostituzione protesica nei giovani.

In particolare, la conservazione del collo femorale e della spongiosa metafisaria, sostenuta da anni dalla nostra Scuola, rappresenta un passo importante di questa nuova filosofia del "sostituire senza invadere e distruggere".

Come evidente nell'esperienza con la protesi Biodinamica (1983-1996) e con l'attuale protesi CFP (1996 ad oggi), il collo del femore è struttura solida, vitale e capace di fornire un ottimo supporto allo stelo protesico; la sua conservazione fornisce alla protesi una grande stabilità nei confronti delle forze torsionali, mantiene l'assetto geometrico dell'articolazione favorendo l'adeguata tensione degli abduttori e degli extrarotatori e, infine, determina una più armonica distribuzione dei carichi.

Come dimostrano gli ottimi risultati clinici e radiografici riportati, la conseguenza di questi effetti biomeccanici positivi è un funzionamento "quasi" fisiologico dell'articolazione e un'ottimale risposta biologica dell'osso alla protesi, senza sovvertimenti strutturali.

Ciò è apparso soprattutto evidente nella protesi CFP, totalmente rinnovata, rispetto alla Biodinamica, nel disegno e nei materiali.

L'obbiettivo futuro sarà quello di arrivare ad estendere maggiormente i limiti attuali di indicazione.

Bibliografia

1. Capello WN, Disamore GW, Trancik TM (1982) Conservative total hip. Orthop Clin North Am 13(4):833-842
2. Howie DW, Campbell D, McGee M, Cornish BL (1990) Wagner resurfacing hip arthroplasty. J Bone Joint Surg Am 72:708-714
3. McMinn D, Tracey R, Lin K (1996) Metal on metal surface replacement of the hip. Experience with the McMinn prosthesis. Clin Orthop [329 Suppl]:878-888
4. Pipino F, Calderale PM (1980) A biequatorial acetabular cup for hip prosthesis. Acta Orthop Belg 46:5
5. Pipino F, Calderale PM (1987) La protesi Biodinamica totale d'anca. GIOT 13:29
6. Freeman MAR (1986) Why resect the neck? J Bone Joint Surg Br 68:346-349
7. Morrey BF, Adams RA, Kessler M (2000) A conservative femoral replacement for total hip arthroplasty. A prospective study. J Bone Joint Surg Br 82:952-958
8. Santori FS, Manili M, Fredella N, Tonci-Ottieri M (2002) Protesi ultra-short: stelo a conservazione del collo con fissazione circonferenziale. GIOT 28[Suppl 1]:419-424
9. DiGioia AM, Plakseychuk A, Jaramaz B et al (2002) Mini-incision technique utilizing surgical navigation tools for total hip arthroplasty. Syllabus II Annual Meeting of CAOS International, June, Santa Fe, p 205
10. Whiteside LA, White SE, McCarthy DS (1995) Effect of neck resection on torsional stability of cementless total hip replacement. Am J Orthop 24(10):766-770
11. Tobin WJ (1955) The internal architecture of the femur and its clinical significance. J Bone Joint Surg Am 37:57
12. Evans FG (1973) Mechanical properties of bone. Thomas, Springfield, pp 161-218
13. Pipino F, Molfetta L, Grandizio M (2000) Preservation of the femoral neck in hip arthroplasty : results of a 13 to 17 year follow-up. J Orthopaed Traumatol 1:31-39
14. Nunn D, Freeman MAR, Tanner KE, Bonfield W (1989) Torsional stability of the femoral component of hip arthroplasty. J Bone Joint Surg Br 71:452-455
15. Buschelov M, Fagan M, Pipino F (1992) Mechanical stress distribution in the proximal femur after prosthetization. LXXVII Congresso SIOT, Simposio Satellite Howmedica 7-10 Ottobre, Sorrento
16. Franchin F, Sanguineti F, Pipino F (2000) Influenza della forma dello stelo femorale sull'off-set e sulla geometria dell'anca. GIOT 26[Suppl 1]:1-6
17. Devane D, Horne J (1999) Assessment of polyethylene wear in total hip replacement. Clin Orthop 369:59-72
18. Lindgren JU, Rysavy J (1992) Restoration of femoral off-set during hip replacement. A radiographic cadaver study. Acta Orthop Scand 63(4):407-410

Basi teoriche e indicazioni dello stelo non cementato ET

L. Zagra, R. Giacometti Ceroni

Caratteristiche di uno stelo non cementato

L'esperienza del passato con gli steli non cementati, ci ha dimostrato che possono verificarsi mobilizzazioni precoci dovute sia a disegni non adeguati, con stabilità primaria insufficiente, sia a finiture di superficie scorrette come quelle lisce [1]. Per migliorare la stabilità sono stati allora introdotti steli a presa diafisaria che hanno avuto tuttavia l'inconveniente di provocare il fenomeno dello *stress shielding*, con il conseguente riassorbimento osseo della parte prossimale del femore [2]. Queste esperienze hanno confermato quelle che devono essere le caratteristiche di uno stelo non cementato: affidabile stabilità meccanica primaria sia alle sollecitazioni torsionali sia a quelle assiali, trasmissione delle forze alla parte prossimale del femore e successiva stabilità secondaria biologica, raggiunta tramite l'apposizione ossea [3, 4].

Tali obiettivi possono essere raggiunti attraverso un disegno protesico che riproduca le caratteristiche di un cuneo (Fig. 1). Questa infatti è la forma a maggiore stabilità offerta dalla natura. Attraverso un disegno "aggressivo" che comprenda angoli vivi e alette e una sezione trapezoidale, le forze possono essere concentrate in pochi punti di contatto con un aumento della stabilità primaria. I carichi sono così trasmessi alla parte prossimale del femore (come dimostrato da test su osso di cadavere nei laboratori di Chicago e Montreal o su osso artificiale a Bologna nella fase di progettazione di questo impianto). La parte distale dello stelo deve essere sottile così da avere solo una funzione di orientamento [5].

In presenza di tale stabilità può avvenire l'integrazione ossea, ovviamente se l'osso è di qualità sufficiente. Perché ciò accada il materiale dell'impianto deve essere biocompatibile (lega di titanio) e la superficie deve essere sabbiata. Il processo di osteointegrazione è favorito dal fatto che la sezione trasversale dello

I Divisione, Istituto Ortopedico Galeazzi, Milano

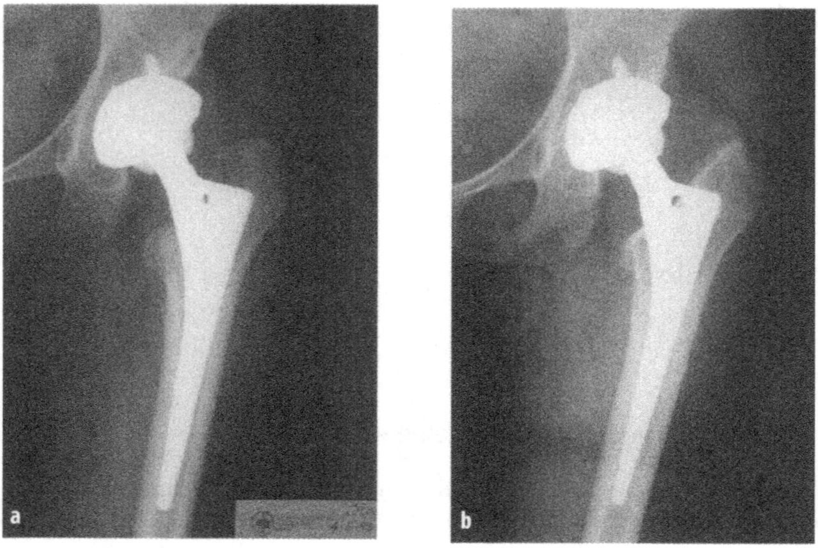

Fig. 1. *ET in DCA.* Controllo post-operatorio (**a**) e a 6 anni (**b**)

stelo non sia circolare, in modo tale da non riempire tutta la cavità ossea, salvaguardando al meglio la circolazione endostale. Inoltre la preparazione avviene esclusivamente con raspe, evitando gli alesatori, che danneggiano l'osso spongioso ed il circolo midollare.

Su queste basi teoriche e sperimentali è nato lo stelo Versys ET™ (Enhanced Taper, Zimmer) [5, 6].

Indicazioni

Le indicazioni ad un siffatto impianto si fondano sui concetti appena esposti: dipendono dalla forma e dalle dimensioni del canale femorale oltre che dalla qualità dell'osso.

Il femore a clessidra costituisce l'indicazione ideale per questo tipo di impianto, ma è di fondamentale importanza la tecnica chirurgica, in quanto una protesi inserita in varo o sottodimensionata ha un alto rischio di fallimento. Femori cilindrici, sottili in displasia o con postumi di osteotomie costituiscono controindicazioni a questo tipo di impianto.

È necessaria una buona qualità dell'osso con proprietà meccaniche valide e capacità di crescita come si trova in pazienti giovani.

Infine le dimensioni del canale femorale non devono essere eccessive. È stato posto un limite superiore alla dimensione degli steli proprio allo scopo di evitare l'impianto di dispositivi troppo grandi che creano un sistema osso-femore troppo rigido che aumenta l'incidenza di riassorbimento osseo [7, 8].

Tecnica chirurgica

La correttezza della tecnica chirurgica è fondamentale per la buona riuscita dell'impianto. È importante ottenere un corretto allineamento dello stelo lungo l'asse diafisario evitando l'errore di posizionarlo in varo. Per questo è indispensabile una adeguata preparazione laterale del femore prossimale asportando tutto l'osso del collo e le parti molli fino al grande trocantere. Inoltre la misura dello stelo deve essere corretta, evitando soprattutto steli piccoli che si possono affondare, ma anche sovradimensionati che potrebbero avere una fissazione distale.

Per questi motivi è indispensabile il disegno pre-operatorio che costituisce realmente il primo tempo dell'intervento chirurgico.

Complicanze precoci

Nei primi 4 anni di uso di questa protesi (dall'agosto 1995 all'agosto 1999) sono stati impiantati 737 steli ET presso la I Divisione dell'Istituto Ortopedico Galeazzi di Milano. La diagnosi comprendeva il 63% di artrosi primarie, il 20% di artrosi su base displasica, il 9% di fratture del collo del femore, il 3% di necrosi cefaliche e il 4% di altre patologie.

Tra le complicanze nei primi 500 casi si sono riscontrate 41 fratture intraoperatorie pari all'8.2%. Questo numero comprende anche le minime infrazioni; infatti i casi che hanno richiesto sintesi interna (cerchiaggi) sono stati solo 14 (2.8% del totale). Questa evenienza, non rara all'inizio dell'esperienza, può avvenire durante l'estrazione della raspa, se questa entra in conflitto con il grande trocantere, oppure se si inserisce lo stelo in varo per il contatto precoce con il calcar. Non dipende mai dalle alette dello stelo che, pur essendo al di fuori del diametro della raspa, grazie alla loro conformazione, tagliano l'osso. In realtà negli ultimi 75 casi della serie si è verificato un solo caso di fissurazione femorale, a dimostrazione che questa complicanza diminuisce all'aumentare dell'esperienza dei chirurghi, pur rimanendo un'evenienza sempre possibile in relazione alle dimensioni e alla qualità dell'osso.

Il posizionamento dello stelo in varo o l'inserimento di uno stelo di misura ridotta rispetto alle dimensioni del canale femorale possono condurre ad un fallimento precoce, soprattutto in presenza di osteoporosi. Anche questa complicanza diminuisce con l'aumentare dell'esperienza chirurgica e conferma l'importanza del planning pre-operatorio oltre che la necessità di accuratezza nella preparazione del canale e nell'inserimento della protesi.

Infine l'incidenza di dismetrie dell'arto inferiore è stata ridotta al minimo grazie alla misurazione intra-operatoria con repere metallico infisso nella cresta iliaca, misurandone la distanza dal grande trocantere, e valutando con cura il planning pre-operatorio.

Conclusioni

Non presentiamo in questa sede risultati a distanza di questo impianto. Steli che si richiamano a filosofie simili hanno dimostrato risultati positivi a distanza [4]. In base all'esperienza acquisita possiamo tuttavia affermare che il successo di un impianto come lo stelo ET - cioè di un impianto non cementato, rastremato, a presa prossimale - dipende dalla correttezza dell'indicazione (femori a clessidra, canale non eccessivamente largo, buona qualità dell'osso) e della tecnica: lo stelo non deve essere impiantato in varismo né essere sottodimensionato. Infatti, molti casi che hanno presentato qualcuna di queste anomalie di indicazione o di tecnica mostrano un buon risultato a distanza, ma in tutti i casi di fallimento è possibile riconoscere a posteriori qualche difetto di tecnica o di indicazione. È comunque prudente concedere al paziente un immediato carico parziale con stampelle per un periodo di almeno sei settimane dopo l'intervento.

Bibliografia

1. Feighan JE, Goldberg VM, Davy D (1995) The influence of surface-blasting on the incorporation of titanium-alloy implants in a rabbit intramedullary model. J Bone Joint Surg Am 77(9):1380-1395
2. Engh CA, Bobyn JD, Glassmann HA (1987) Porous coated hip replacement. The factors governing bone ingrowth, stress shielding and clinical results. J Bone Joint Surg Br 69:45-55
3. Giacometti Ceroni R, Pace A (1989) CLS femoral component. Orthopedics 12(9):1195-2000
4. Grappiolo G, Blaha JD, Gruen TA et al (2002) Primary total hip artroplasty using a grit-blaste, press-fit femoral prosthesis. Long-term results with survivorship analysis. Hip Int 12(2):55-72
5. Giacometti Ceroni R, Castelli C, Cherubino P (1996) Filosofie nella protesizzazione dell'anca: lo stelo. La fissazione prossimale. GIOT 1996; 22[Suppl 1]:383-390
6. Cherubino P, Zatti G, D'Angelo F, Surace M (2002) Tapered ET primary stem: philosophy and first results. Hip Int 12(2):198 (Abstract)
7. Engh CA, Bobyn JD (1988) The influence of stem size and extend of porous coating on femoral bone resorption after primary cementless hip arthroplasty. Clin Orthop 231:7-28
8. Bobyn JD, Glassman AH, Goto H (1990) The effect of stem stiffness on femoral bone resorption after canine porous-coated total hip arthroplasty. Clin Orthop 261:196-213

Le protesi d'anca primarie difficili

La protesi d'anca nella coxartrosi secondaria a displasia

M.I. Gusso[1], R. Civinini[1], A. Capone[2], M. Pietri[1]

Introduzione

L'artroprotesi totale d'anca nel paziente affetto da coxartrosi secondaria a displasia congenita rappresenta un intervento complesso che spesso richiede non solo specifici accorgimenti di tecnica chirurgica, ma anche strumentari ed impianti dedicati.

La comprensione globale delle alterazioni anatomiche presenti in questo tipo di malattia è utile e indispensabile per ogni chirurgo che si trovi ad affrontare questi casi e deve comprendere in primo luogo uno studio generale del paziente, l'esatta identificazione della gravità delle alterazioni anatomiche presenti e quindi la valutazione delle possibili tecniche ricostruttive sia a livello femorale che acetabolare.

Considerazioni generali

Un'esatta tipizzazione clinica e radiografica del grado di displasia rappresenta un valido aiuto nel programmare un'adeguata strategia chirurgica per ogni singolo caso.

La coxartrosi secondaria a displasia si riscontra prevalentemente in soggetti di sesso femminile che presentano già in età giovanile una grave impotenza funzionale.

Il sintomo dolore all'anca risulta prevalentemente associato a zoppia per la dismetria degli arti e per l'insufficienza dei muscoli glutei. Questa condizione può comportare una notevole invalidità nella vita di relazione del paziente e pertanto la protesi può rappresentare l'unica soluzione per un miglioramento delle sue condizioni.

[1] II Clinica Ortopedica dell'Università degli Studi di Firenze, [2] Clinica Ortopedica dell'Università di Cagliari

Nei pazienti con lussazione alta bilaterale è presente zoppia con lieve sintomatologia algica e pertanto generalmente non vi sono le indicazioni per un intervento chirurgico.

Nell'esame clinico pre-operatorio risulta opportuno considerare la presenza di artrosi, di deformità secondarie o d'instabilità a livello della regione lombosacrale-pelvi e del ginocchio omolaterale. Per quanto riguarda la pelvi è possibile riscontrare una obliquità di questa sia sul piano frontale che sagittale. La prima può essere primaria, in seguito a un'ipoplasia ipsolaterale, o, più spesso, secondaria ad una dismetria degli arti inferiori.

Questa condizione determina l'insorgenza di un atteggiamento scoliotico di compenso a livello lombosacrale che all'inizio è funzionale ma, col passare degli anni, può diventare una deformità strutturata.

L'inclinazione anteriore della pelvi sul piano sagittale è invece secondaria alla lussazione posteriore della testa femorale e determina una iperlordosi del rachide.

È opportuno valutare il residuo grado di correggibilità di queste deformità in quanto, se queste sono già strutturate, è opportuno posizionare la componente acetabolare con un orientamento che tenga conto dell'obliquità della pelvi. Infatti un eccessivo cambiamento dei rapporti articolari, in relazione all'impianto della protesi in posizione anatomica, può determinare uno stiramento delle strutture capsuloligamentose con la comparsa di sintomatologia dolorosa e/o di instabilità.

Anche le condizioni cliniche e radiografiche del ginocchio omolaterale consentono di ottenere utili indicazioni sul posizionamento e sulle caratteristiche delle componenti protesiche.

Nel caso, ad esempio, di un ginocchio valgo, l'eccessiva medializzazione del centro di rotazione dell'anca aggrava la deformità per cui risulta necessario utilizzare un collo più lungo e più varo per ristabilire un corretto asse articolare. Al contrario nel ginocchio varo, per correggere la deformità, è utile posizionare la coppa acetabolare in posizione più mediale ed adoperare uno stelo femorale con collo più corto e valgo [1].

La valutazione del grado di dismetria degli arti inferiori, che frequentemente è presente in questi pazienti per la risalita della testa femorale o per i pregressi interventi chirurgici subiti per correggere la deformità articolare, influenza la scelta della tecnica chirurgica.

La differenza in lunghezza dei due arti può essere misurata dalla SIAS al malleolo mediale o radiograficamente considerando, in una radiografia del bacino anteroposteriore, la differenza di altezza delle creste iliache e del margine inferiore delle articolazioni sacroiliache. L'esame radiografico permette inoltre di misurare la differenza nei due arti della distanza verticale tra la tangente alle tuberosità ischiatiche e il margine superiore del piccolo trocantere. È consigliabile realizzare un abbassamento del femore non superiore a 4–5 cm per evitare un eccessivo stiramento delle strutture vasculo-nervose dell'anca in particolare nei pazienti che presentano tale dismetria fin dalla nascita.

La valutazione radiografica dell'entità della displasia si basa sull'esame della morfologia acetabolare e femorale. Nella displasia acetabolare la misurazione dell'angolo di Sharp e di quello di Wiberg forniscono utili indicazioni sulla morfologia cotiloidea.

Il primo valuta il grado di sfuggenza acetabolare e presenta nell'adulto un valore normale di 38±4 gradi. L'angolo CE di Wiberg considera la relazione tra testa femorale e acetabolo sul piano frontale e indica il grado di copertura della testa femorale. Il valore normale è 32±6 gradi.

Per quanto riguarda la valutazione della morfologia femorale importanti risultano l'esame dell'angolo cervico-diafisario nella proiezione antero-posteriore e quello di antiversione del collo femorale nella proiezione laterale.

È inoltre utile nei casi di displasia monolaterale, per ripristinare un adeguato braccio di leva dei muscoli abduttori, confrontare con l'arto controlaterale la distanza orizzontale tra centro della testa femorale e margine superolaterale del grande trocantere (off set funzionale) ed eventualmente valutare la necessità di un avanzamento laterale del gran trocantere.

Insieme all'esame radiografico tradizionale risulta utile l'esame TC che fornisce ulteriori informazioni, in particolare nelle ricostruzioni bi- e tridimensionali, sul patrimonio osseo acetabolare, sui rapporti articolari e sul grado d'antiversione del collo.

Occorre infine valutare le numerose alterazioni anatomiche che possono portare a notevoli difficoltà intra-operatorie e anche a possibili danni iatrogeni.

La risalita prossimale della testa femorale orienta gli abduttori orizzontalmente, la capsula si ispessisce e prende un aspetto a clessidra, il tendine dello psoas è ipertrofico, pertanto l'esposizione e la mobilizzazione del femore sono difficoltose.

L'orizzontalizzazione e la risalita dei muscoli abduttori possono inoltre portare a errori nello sviluppo dei corretti piani anatomici. Il nervo sciatico è accorciato è può essere soggetto a lesioni da trazione [2, 3].

Il nervo femorale che normalmente decorre in senso medio-laterale e prossimo-distale può presentare un decorso addirittura invertito e portarsi cranialmente alla sua uscita dalla pelvi esponendolo a lesioni da trazione durante la retrazione delle strutture mediali [4]. Altrettanto l'arteria femorale profonda può assumere un decorso non fisiologico e essere soggetta a traumi diretti da lacerazione a livello del margine inferiore dell'acetabolo in una regione normalmente sicura negli impianti protesici in artrosi primaria.

Classificazione

Uno schema classificativo è necessario per razionalizzare il trattamento nonché valutare in maniera confrontabile i risultati a distanza delle protesi totali di anca in paziente con displasia.

Numerose sono state le classificazioni proposte in letteratura al fine di definire le difficoltà nella ricostruzione protesica ed indirizzare il chirurgo verso il tipo di trattamento più idoneo.

Alcuni hanno utilizzato schemi classificativi molto semplici come quello di Eftekhar [5]: egli suddivide l'anca displasica in 4 tipi: Tipo A in cui l'acetabolo e il femore prossimale presentano alterazioni anatomo-patologiche di tipo displasico, ma nei quali la testa femorale è ancora sita nell'acetabolo; Tipo B con testa femorale sublussata e centro di rotazione giacente sul tetto del vero acetabolo; Tipo C con lussazione completa e testa femorale localizzata in un nuovo acetabolo scavato nell'osso iliaco in contatto con il margine superolaterale del paleoacetabolo (lussazione "bassa"); Tipo D con lussazione completa e testa femorale contenuta soltanto dalle parti molli senza rapporti ben definiti con il paleoacetabolo (lussazione "alta").

Altrettanto schematica ed immediata è la classificazione proposta da Hartofilakidis che distingue le anche in Tipo A con semplice displasia, Tipo B con sublussazione ed infine Tipo C con lussazione completa e risalita della testa [6].

Uno dei sistemi classificativi più utilizzati nella letteratura internazionale è quello proposto da Crowe nel quale il grado di sublussazione della testa femorale del paleoacetabolo correla in modo soddisfacente con le alterazioni anatomo-patologiche [7].

Tale sistema ci permette di risalire alla percentuale di sublussazione della testa femorale attraverso semplici misurazioni antropometriche eseguite su una radiografia in antero-posteriore del bacino per anche del paziente.

Il primo parametro misurato è l'entità della *sublussazione verticale* calcolata come la distanza tra un punto situato sulla giunzione testa-collo del femore displasico e una linea orizzontale passante per il limite inferiore di ambedue le cosiddette *tear-drops* o gocce acetabolari. Quando non è presente sublussazione tale valore è molto prossimo a 0 cm.

La seconda misurazione eseguita è l'*altezza verticale del vero acetabolo* ottenuta misurando il diametro della testa femorale quando non deformata. Altrimenti, quando la testa è deformata, tale misura è stata stimata essere il 20% della lunghezza verticale del bacino misurata dal punto più alto della cresta iliaca al margine inferiore della tuberosità ischiatica.

La percentuale esatta di sublussazione della testa femorale è data così dal rapporto tra misura della sublussazione verticale e altezza verticale del vero acetabolo moltiplicato per cento (Fig. 1).

In base alla percentuale di sublussazione della testa femorale così calcolata, le anche displasiche possono essere individuate e classificate in 4 tipi:

- Tipo 1 con meno del 50% di sublussazione;
- Tipo 2 con 50-75% di sublussazione;
- Tipo 3 con 75-100% di sublussazione;
- Tipo 4 con oltre il 100% di sublussazione.

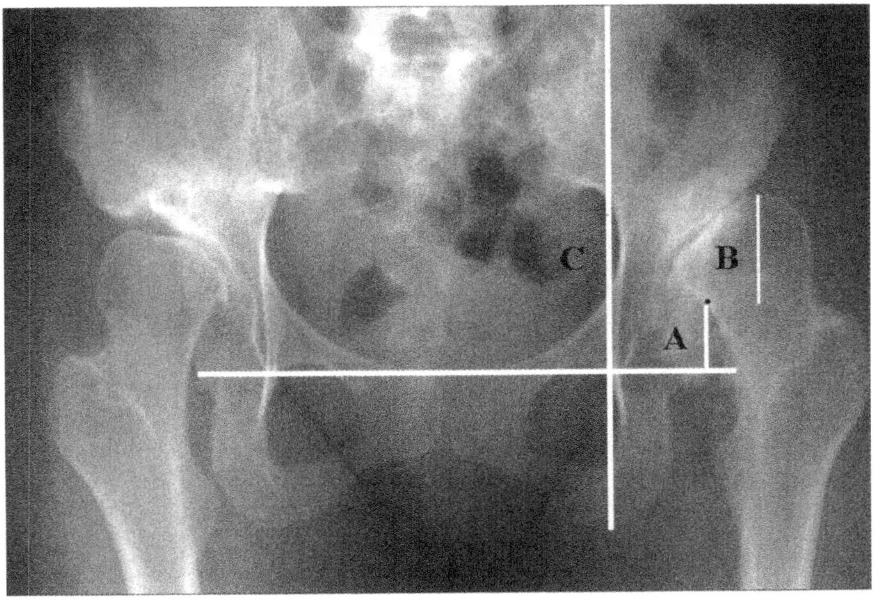

Fig. 1. Percentuale di sublussazione della testa femorale data da *A/B* oppure da *A*/20% di *B*. *A*: sublussazione verticale. *B*: diametro misurabile della testa. *C*: lunghezza verticale del bacino

La componente acetabolare

La morfologia acetabolare in un'anca displasica è notevolmente alterata; l'acetabolo è infatti ipoplasico, sfuggente e verticale, ridotto nel suo diametro antero-posteriore, ma soprattutto quasi sempre presenta un deficit osseo nella sua porzione antero-laterale, che per lo più preclude la possibilità di eseguire un intervento standard.

L'elemento chiave della ricostruzione acetabolare è pertanto quello di posizionare il cotile nella sua posizione fisiologica, riuscendo comunque a raggiungere un valido ancoraggio osseo.

L'intervento classico utilizzato nell'anca displasica è rappresentato dall'utilizzo di cotili cementati associati ad innesti ossei, in genere autologhi, per aumentare la copertura acetabolare [4, 8, 9].

I risultati di questa tecnica, quasi sempre soddisfacenti a breve termine, sono risultati più variabili con un follow-up maggiore, e sebbene alcuni Autori riportino buoni risultati anche a lungo termine [9-11] in molte casistiche si assiste ad un deterioramento dei risultati con il tempo, sia per l'allentamento asettico della componente acetabolare che per il collasso dell'innesto [12, 13].

Riteniamo comunque che l'età media di questi pazienti, in genere bassa, possa essere considerata una controindicazione all'utilizzo di cotili cementati e che gli ottimi risultati dei cotili emisferici non cementati li rendano attualmente il tipo di impianto più idoneo anche nell'anca displasica. È tuttavia spesso necessario adattare la tecnica chirurgica alle peculiarità anatomo-patologiche presenti.

Nelle forme lievi di displasia, utilizzando cotili di dimensioni ridotte, è spesso possibile trovare un ancoraggio stabile, nella giusta posizione acetabolare, anche se una piccola porzione laterale del cotile rimane scoperta.

Si ritiene che sia sufficiente una copertura acetabolare del 70% per garantire la stabilità dell'impianto associando, quando necessario, una sintesi supplementare con viti [14]; una percentuale di copertura inferiore può non essere sufficiente e per questi casi sono state proposte numerose tecniche o impianti alternativi.

Una prima possibilità è quella di utilizzare componenti standard di dimensioni ridotte collocate superiormente rispetto alla posizione fisiologica del paleocotile, realizzando quello che viene definito dagli Autori anglossassoni l'*high hip center* [15].

I vantaggi di questo intervento sono legati alla semplicità della tecnica chirurgica che ricerca un ancoraggio dove è presente osso vitale senza ricorrere ad innesti ossei e, se il posizionamento è solo superiore e non laterale, senza influenzare la longevità dell'impianto [16].

Presenta tuttavia degli svantaggi legati alla scarsa possibilità di ridurre un'eventuale ipometria, alla maggiore percentuale di lussazioni in quanto espone ad un possibile impingement sull'ischio, ma soprattutto all'aumentato rischio di allentamenti asettici per la modificazione delle forze biomeccaniche che agiscono sull'impianto [17].

Infatti non solo dal punto di vista teorico [18], ma anche dal punto di vista clinico, vi sono casistiche che indicano come il posizionamento superiore del cotile determini una maggiore percentuale di allentamenti, non solo a livello acetabolare, ma anche femorale [19, 20].

Una seconda possibilità è quella di approfondire medialmente la fresatura del cotile, fino a raggiungere una sufficiente copertura acetabolare, anche se per realizzare questo si supera la linea di Kohler o si viola l'integrità della lamina quadrilatera realizzando la *medial protrusio technique* [21].

Sebbene da un punto di vista strettamente teorico tale tecnica presenti sicuramente dei presupposti biomeccanici superiori rispetto al posizionamento superiore [22] e vi siano dei risultati clinici soddisfacenti [6], anche per questo tipo di intervento rimangono dei dubbi sull'opportunità di sacrificare ulteriore osso in pazienti con un cotile già ipoplasico.

Anche per i cotili non cementati è comunque possibile incrementare la superficie di appoggio con innesti ossei autologhi dalla testa femorale, per aumentare il patrimonio osseo della porzione antero-laterale quando non sufficiente.

I risultati in letteratura a medio termine sono ampiamente soddisfacenti soprattutto per quanto riguarda l'integrazione dell'innesto [23, 24]. In molte casistiche, infatti, l'elemento cruciale di questa tecnica non è solo quello di migliorare la fissazione e la stabilità dell'impianto, ma soprattutto quello di incrementare il patrimonio osseo del paziente. Si tratta infatti di pazienti giovani, che facilmente nel corso della loro vita andranno incontro a più interventi e che sicuramente trarranno beneficio da un intervento che ne incrementi il bone stock [14].

Infine dobbiamo ricordare la possibilità di utilizzare anelli di rinforzo ed in particolare l'anello di Ganz associato ad un un cotile cementato in polietilene. Con tale anello il gancio ischiatico aiuta a ritrovare il fisiologico centro di rotazione e la stabilità dell'anello è garantita dalle viti applicate in regione iliaca. L'anello permette così una buona copertura del cotile e protegge eventuali innesti ossei [25].

La componente femorale

Come per l'acetabolo anche per quanto riguarda il femore displasico la normale morfologia risulta spesso alterata; in particolare l'intero femore prossimale è ipoplasico con un canale femorale ristretto sul piano antero-posteriore, il grande trocantere è disposto posteriormente e superiormente, la testa risulta piccola, non più sferica e quasi sempre deformata, il collo femorale è corto e soprattutto presenta quasi sempre una complessa deformità in rotazione e torsione in genere caratterizzata da un elevato grado di antiversione [20].

La prima conseguenza è che il normale disegno delle protesi standard, che ricalca la naturale transizione del femore dalla metafisi alla diafisi, mal si adatta all'alterata anatomia dell'anca displasica che richiede delle componenti femorali specifiche, i cosiddetti "steli da displasia", che sono *retti, sottili* e *corti*, e che trovano un ancoraggio prevalentemente diafisario.

Questo tipo di impianti ha dato risultati soddisfacenti con steli sia cementati, sia applicati senza cemento [9, 20, 26, 27].

La nostra preferenza è tuttavia per gli steli non cementati che abbiano la possibilità di variare l'antiversione adattandosi al tipo di deformità del collo presente, sia sfruttando la particolare geometria dello stelo, come ad esempio gli steli a geometria "conica" ove è possibile posizionare lo stelo con il grado di versione desiderato [28], sia sfruttando la modularità dell'impianto, come ad esempio nello stelo "S-ROM" ove, una volta trovata la stabilità a livello metafisario con la camicia, è possibile ruotare il complesso collo-testa nella maniera più idonea [29].

Considerazioni diverse sono tuttavia necessarie per l'impianto di una componente femorale nei casi Tipo IV secondo Crowe; molto spesso infatti nel Crowe IV, se si è correttamente posizionata la coppa nel paleo-cotile, applicare una componente femorale in maniera standard comporterebbe un notevole allungamento dell'arto con il conseguente rischio di lesioni nervose; è stato infatti dimostrato come allungamenti superiori ai 5 cm espongano il nervo sciatico ad un elevato rischio di paralisi.

Una prima soluzione è quella di eseguire un'osteotomia di accorciamento femorale. Eseguita generalmente in regione sottotrocanterica, essa consente di associare anche un tempo derotativo per correggere l'antiversione femorale. Utilizzata dagli Autori nordamericani, ne sono state descritte numerose tecniche: trasversa, a zeta, *double chevron*, obliqua, nonché numerose modalità di sintesi [27, 30, 31]. Presenta tuttavia degli svantaggi legati ad una maggiore difficoltà della tecnica chirurgica ed alla possibilità di ritardi di consolidazione, ma soprattutto non corregge completamente la dismetria ed il paziente deve continuare ad utilizzare un rialzo.

Una possibile alternativa all'accorciamento è rappresentata da una distrazione progressiva prima dell'impianto della protesi. Questa può essere eseguita con un fissatore esterno ed essere associata solo ad un release degli adduttori oppure prevedere un vero e proprio abbassamento-artroprotesi in due tempi. Quest'ultima tecnica prevede un primo tempo ove viene eseguita una tenotomia incisionale degli adduttori, una fasciotomia glutea con incisione lungo il bordo iliaco ed infine, tramite l'accesso protesico, la capsulectomia, la resezione della testa e l'allungamento a zeta del tendine dell'ileo-psoas. Viene quindi inserito un fissatore esterno a cui verrà applicata una distrazione graduale di circa 2 mm al giorno e che verrà rimosso 2-3 giorni prima dell'intervento di protesizzazione. Per quanto richieda due tempi chirurgici, tale tecnica permette un ottimo recupero della lunghezza dell'arto e migliora il meccanismo abduttorio, ritensionando i muscoli pelvi-trocanterici.

Dobbiamo infine considerare quei casi ove, per pregressi interventi di osteotomia femorale, vi sia una grossolana alterazione della morfologia femorale che renda impossibile l'impianto di una protesi, anche da displasia. In questi casi o ricorriamo a componenti femorali *custom made*, oppure dobbiamo prima eseguire un'osteotomia correttiva e quindi impiantare lo stelo femorale, in genere non cementato. I risultati sono in generale soddisfacenti, anche se gravati dal rischio di ritardi di consolidazione dell'osteotomia e quelli migliori sono stati ottenuti senza ricorrere a mezzi di sintesi, ma utilizzando steli da revisione con ancoraggio distale [29].

Dobbiamo infine ricordare come l'attuale evoluzione tecnologica abbia permesso un grande sviluppo ed una grande evoluzione delle proprietà tribologiche dei biomateriali, in particolare con l'introduzione delle superfici di scorrimento alternative al polietilene e cioè gli accoppiamenti metallo-metallo e ceramica-ceramica.

È evidente come la giovane età dei pazienti affetti da displasia e la necessità di utilizzare componenti acetabolari di diametro ridotto, abbia reso questa categoria di pazienti come i più indicati a ricevere accoppiamenti alternativi.

In questo senso vogliamo soffermarci sulle attuali prospettive offerte dalle testine di grande diametro che per molti motivi possono, a nostro avviso, trovare interessanti applicazioni nella protesizzazione dell'anca displasica. Un tempo precluse all'utilizzo clinico in quanto esposte ad un'eccessiva usura articolare, le teste di grande diametro possono ora trovare un'applicazione clinica grazie alle nuove soluzioni tribologiche, sia con superfici di scorrimento "dure" e cioè metallo-metallo (Fig. 2) e ceramica-ceramica, sia con i polietileni di ultima generazione, e cioè *cross-linked*, la cui usura sembra essere indipendente dal diametro della testina [32].

Il grande diametro aumenta di fatto l'arco di movimento, ma soprattutto aumenta la stabilità intrinseca dell'impianto in quanto aumenta la distanza necessaria per raggiungere il punto di spostamento della testa oltre il quale si realizza la lussazione [33, 34].

Queste caratteristiche trovano pertanto un'applicazione specifica nell'anca displasica in quanto aumentano la tolleranza per l'orientamento della componente cotiloidea. È infatti così possibile sfruttare al meglio il ridotto patrimonio osseo acetabolare a disposizione posizionando il cotile in posizione più verticale e più antiversa, senza tuttavia aumentare il rischio di lussazioni.

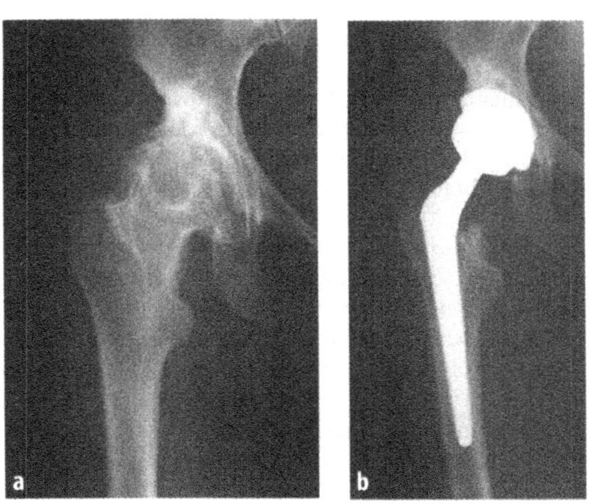

Fig. 2. **a** Paziente affetto da coxartrosi secondaria a displasia. **b** Radiografia di controllo della paziente trattata con protesi totale con accoppiamento metallo-metallo e testina di grande diametro (38 mm)

Conclusioni

I pazienti con coxartrosi secondaria a displasia presentano una condizione articolare molto invalidante in cui l'impianto di un'artroprotesi può rappresentare l'unica soluzione per ripristinare la funzionalità articolare e l'autonomia motoria. La sostituzione protesica in questi pazienti presenta particolari problemi per ottenere un corretto posizionamento e stabilizzazione delle componenti che risultano strettamente correlati con l'entità della lussazione e le richieste funzionali.

Questo indica la necessità di operare una selezione sia dei pazienti sia delle varie tecniche chirurgiche proposte per ottenere risultati soddisfacenti e duraturi.

Bibliografia

1. Mendes DG (1981) Total hip arthroplasty in congenital dislocated hips. Clin Orthop 161:163-179
2. Lewallen DG (1997) Neurovascular injury associated with total hip arthroplasty. J Bone Joint Surg Am 79:1870-1880
3. Cameron HU, Botsford DJ, Park YS (1996) Influence of the Crowe rating on the outcome of total hip arthroplasty in congenital hip dysplasia. J Arthroplasty 11(5):582-587
4. Harris WH, Crothers O, Oh I (1977) Total hip replacement and femoral-head bone-grafting for severe acetabular deficiency in adults. J Bone Joint Surg Am 59:752-759
5. Eftekhar NJ (1978) Developmental hip dysplasia: evolution of surgical technique and prosthesis. Clin Orthop 137:235-243
6. Hartofilakidis G, Stamos K, Karachalios T et al (1996) Congenital hip disease in adults: Classification of acetabular deficiencies and operative treatment with acetabuloplasty combined with total hip arthroplasty. J Bone Joint Surg Am 78:683-692
7. Crowe JF, Mani VJ, Ranawat CS (1979) Total hip replacement in congenital dislocation and dysplasia of the hip. J Bone Joint Surg Am 61(1):15-23
8. Gerber SD, Harris WH (1986) Femoral head autografting to augment acetabular deficiency in patients requiring total hip replacement: A minimum five year and an average seven year follow-up study. J Bone Joint Surg Am 68:1241-1248
9. Stringa G, Pitto RP, Di Muria GV, Marcucci M (1995) Total hip replacement with bone grafting using the removed femoral head in severe acetabular dysplasia. Int Orthop 19:72-76
10. Gross AE, Catre MG (1994) The use of femoral head autograft shelf reconstruction and cemented acetabular components in the dysplastic hip. Clin Orthop 298:60-66
11. Northmore-Ball MD (1996) Autogenous bone grafts from the femoral head for the treatment acetabular deficiency in primary total hip artroplasty with cement. Long term results. J Bone Joint Surg Am 78(5):794
12. Mulroy RD Jr, Harris WH (1990) Failure of acetabular autogenous graft in total hip arthroplasty: increasing incidence. A follow-up note. J Bone Joint Surg Am 72:1536-1540
13. Shinar AA, Harris WH (1997) Bulk structural autogenous grafts and allografts for reconstruction of the acetabulum in total hip arthroplasty. Sixteen-year-average follow-up. J Bone Joint Surg Am 79(2):159-168

14. Anderson JM, Harris HM (1999) Total hip arthroplasty with insertion of the acetabular component without cement in hips with total congenital dislocation or marked congenital dysplasia. J Bone Joint Surg Am 81:347-354
15. Russotti GM, Harris WH (1991) Proximal placement of the acetabular component in total hip arthroplasty. A long-term follow-up study. J Bone Joint Surg Am 73(4):587-592
16. Schutzer SF, Harris WH (1994) High placement of porous-coated acetabular components in complex total hip arthroplasty. J Arthroplasty 9:357-359
17. Yoder SA, Brand RA, Pedersen DR, O'Gorman TW (1988) Total hip acetabular component position affects component loosening rates. Clin Orthop 228:79-87
18. Delp SL, Wixson RL, Komattu AV, Kocmond JH (1996) How superior placement of the joint center in hip arthroplasty affects the abductor muscles. Clin Orthop 328:137-146
19. Kelley SS (1994) High hip center in revision arthroplasty. J Arthroplasty 9:503-510
20. Pagnano MW, Hanssen AD, Lewallen DG, Shaughnessy WJ (1996) The effect of superior placement of the acetabular component on the rate of loosening after total hip arthroplasty: Long term results in patient who have Crowe type 2 congenital dysplasia of the hip. J Bone Joint Surg Am 78:1004-1014
21. Dunn HK, Hess WE (1976) Total hip reconstruction in chronically disclocated hips. J Bone Joint Surg Am 58:838-845
22. Johnston RC, Brand RA, Crowninshield RD (1979) Reconstruction of the hip: A mathematical approach to determine optimun geometric relationship. J Bone Joint Surg Am 61:639-652
23. Barrack RL, Newland CC (1990) Uncemented total hip artroplasty with superior acetabular deficiency: femoral autograft technique and early clinical results. J Arthroplasty 5:159-167
24. Hintermann B, Morscher EW (1995) Total hip replacement with solid autologous femoral head graft for hip dysplasia. Arch Orthop Trauma Surg 114(3):137-144
25. Gill TJ, Siebenrock K, Oberholzer R, Ganz R (1999) Acetabular reconstruction in developmental dysplasia of the hip: Results of the acetabular reinforcement ring with hook. J Arthroplasty 14:131-137
26. Silber DA, Engh CA (1990) Cementless total hip arthroplasty with femoral head bone grafting for hip dysplasia. J Arthroplasty 5(3):231-240
27. Paavolainen T, Hoikka V, Paavolainen P (1993) Cementless total hip arthroplasty for congenitally dislocated or dysplastic hips: Technique for replacement with a straight femoral component. Clin Orthop 297:71-81
28. Wagner H, Wagner M (2000) Cone prosthesis for the hip joint. Arch Orthop Trauma Surg 120(1-2):88-95
29. Cameron HU, Eren OT, Solomon M (1998) Nerve injury in the prosthetic management of the dysplastic hip. Orthopaedics 21:980-981
30. Becker DA, Gustilo RB (1995) Double-chevron subtrochanteric shortening derotational femoral osteotomy combined with total hip arthroplasty for the treatment of complete congenital dislocation of the hip in the adult. Preliminary report and description of a new surgical technique. J Arthroplasty 10(3):313-318
31. Reikeraas O, Lareim P, Gabor I et al (1996) Femoral shortening in total arthroplasty for completely dislocated hips: 3-7 year results in 25 cases. Acta Orthop Scand 67(1):33-36
32. Muratoglu OK, Bragdon CR, O'Connor DO et al (2001) Larger diameter femoral heads used in conjunction with a highly cross linked ultra high molecular weight polyethylene. J Arthroplasty 16(8):24-30

33. Dennis DA, Komistek RD, Northcut EJ et al (2001) In vivo determination of hip joint separation and forces generated due to impact loading conditions. J Biomech 34(5):623-629
34. Falez F, Panegrossi G, Laurenti F (2000) Testine protesiche di grande diametro: razionale scientifico. GIOT 26(1):189-194

Indicazioni particolari al trattamento protesico in ambito traumatologico

M. D'Imporzano, U. De Bellis, L. Pierannunzii

Introduzione

Attualmente la chirurgia protesica dell'anca gode di consolidate indicazioni e di affidabili risultati nel trattamento della patologia degenerativa articolare e della patologia traumatica del collo femorale. Ci è sembrato opportuno affrontare in questo lavoro due indicazioni di nicchia, per le quali è prevedibile però un futuro sviluppo: le fratture pertrocanteriche scomposte nel grande anziano e gli esiti di frattura acetabolare.

Vi è accordo unanime nel considerare indicata la sostituzione protesica nelle fratture mediali scomposte (Tipo III e IV di Garden) del femore prossimale, a notevole rischio di necrosi cefalica dopo osteosintesi; non altrettanto chiara è la scelta terapeutica nei casi di frattura laterale in soggetti di età molto avanzata. In effetti, in presenza di un'imponente osteoporosi, la tenuta meccanica dei mezzi di sintesi, quali essi siano, non potrà essere completamente garantita. Da alcuni anni abbiamo quindi abbracciato, in casi selezionati, la filosofia della sostituzione protesica con endoprotesi bipolare cementata dell'epifisi femorale prossimale, al fine di facilitare il programma rieducativo del paziente e di limitare il rischio di fallimento.

Passando poi alla seconda tematica in esame, con la crescente incidenza dell'infortunistica stradale il chirurgo ortopedico si trova sempre più spesso ad affrontare il problema del trattamento delle fratture acetabolari. L'elevata incidenza di sequele invalidanti, a volte inevitabili nonostante un trattamento correttamente eseguito, propone sovente la questione della protesizzazione in pazienti portatori di esiti fratturativi. Si tratta di una chirurgia complessa, che presenta molti aspetti comuni alla chirurgia di revisione.

III Divisione di Ortopedia e Traumatologia, Chirurgia dell'Anca Displasica, Istituto Ortopedico Gaetano Pini, Milano

La protesizzazione in frattura pertrocanterica nel grande anziano: indicazioni e tecnica chirurgica

Se attualmente esiste un accordo unanime nel considerare quale unica forma razionale di trattamento delle fratture laterali dell'estremo prossimale del femore quella chirurgica, rimane tuttora insoluto il problema di quale possa essere la strategia operatoria in grado di garantire la più rapida ripresa funzionale del paziente ed il minor rischio di fallimento.

Da un punto di vista generale, l'osteosintesi rappresenta senza ombra di dubbio la metodica più comunemente utilizzata nei vari centri traumatologici. In questi ultimi due decenni abbiamo assistito ad un notevole miglioramento degli impianti in quanto a materiali e strumentari, al fine di ottenere una stabilità tale da consentire una ripresa del carico in tempi molto brevi.

Dai primi chiodi-placca (Mc Laughlin, Jewett), passando attraverso la sintesi elastica con chiodi di Ender, si è giunti alla sintesi interna con vite-placca a scivolamento ed all'inchiodamento endomidollare, i quali offrono garanzie meccaniche assai superiori.

I veri problemi nel paziente anziano, quale che sia la solidità del materiale d'osteosintesi, sono tuttavia la qualità dell'osso in cui tale mezzo viene infisso, le caratteristiche morfologiche della rima di frattura, la scarsa compliance nei confronti di un programma di carico deambulatorio parziale. Sono proprio tali elementi che determinano, a volte, l'insuccesso della sintesi, senza che si possa individuare un cedimento dell'impianto o un errore di tecnica.

In analogia con il trattamento delle fratture del collo femorale, da alcuni anni vari Autori hanno proposto, nei pazienti in età avanzata, la protesizzazione femorale anche in caso di frattura pertrocanterica.

Nonostante siano stati proposti vari modelli protesici modulari volti a compensare la perdita di sostanza ossea in sede trocanterica, riteniamo che con una tecnica chirurgica adeguata sia possibile realizzare un impianto funzionale anche con le endoprotesi bipolari cementate standard.

Scopo di questo lavoro è quello di delineare le indicazioni ed i limiti di questa opzione terapeutica, evidenziando alcune note di tecnica operatoria.

Valutazione pre-operatoria

Per la tipizzazione morfologica della frattura abbiamo utilizzato la classificazione di Evans modificata da Jensen e Michaelsen [1], che considerano 5 tipi di lesione in funzione del numero dei frammenti e della scomposizione della rima:
- Tipo I: frattura a 2 frammenti, composta;
- Tipo II: frattura a 2 frammenti, scomposta;
- Tipo III: frattura a 3 frammenti, in cui il terzo frammento è costituito dal grande trocantere;
- Tipo IV: frattura a 3 frammenti, in cui il terzo frammento è costituito dal piccolo trocantere;

- Tipo V: frattura a 4 frammenti, con distacco del piccolo e del grande trocantere.

Per la valutazione del grado di osteoporosi si è utilizzato l'indice di Singh basato sullo studio radiologico dei sistemi trabecolari dell'estremità prossimale del femore: tale classificazione distingue 6 gradi in base alla progressiva scomparsa di tali sitemi.

I gradi da I a III sono ad elevato rischio di frattura e, nel paziente già fratturato, ad elevato rischio di fallimento della sintesi, il grado IV a rischio moderato, i gradi V e VI sono considerati normali.

L'indicazione all'endoprotesi è stata posta in pazienti di età superiore a 75 anni, con fratture instabili (escludendo cioè il Tipo I secondo Evans modificata da Jensen) e marcata osteoporosi (indice di Singh tra I e III). Solo 6 fratture appartenenti ai Tipi IV e V sono state sottoposte a sostituzione protesica, perché la frammentazione del muro mediale innalza significativamente la difficoltà tecnica dell'impianto (Fig. 1).

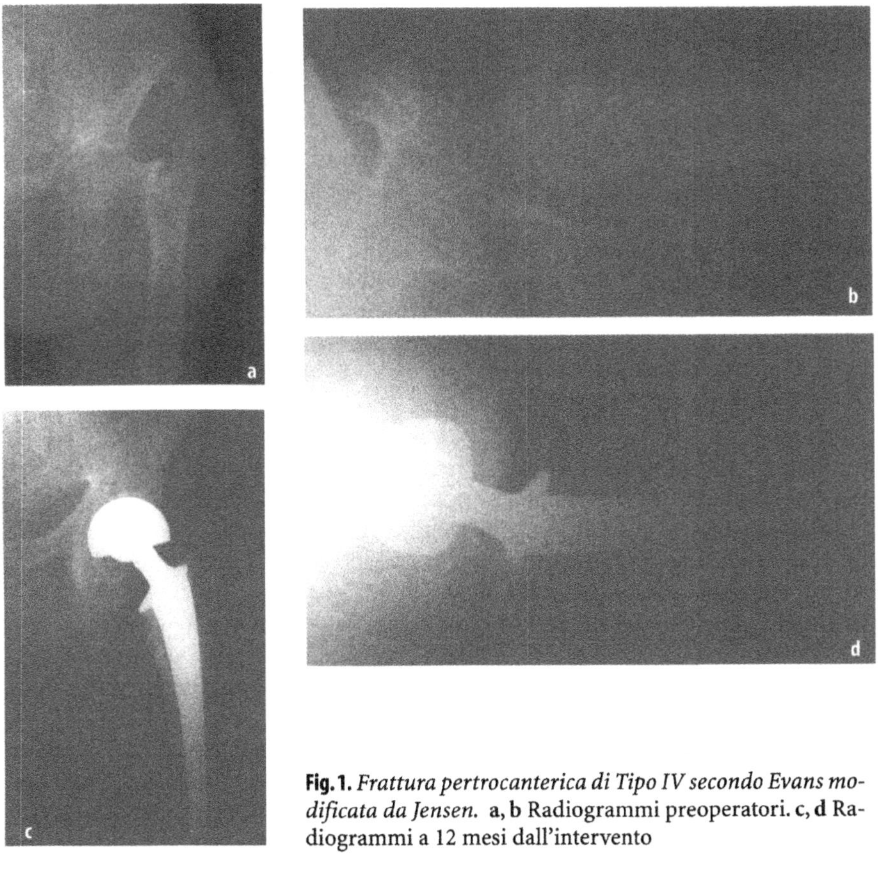

Fig. 1. *Frattura pertrocanterica di Tipo IV secondo Evans modificata da Jensen.* **a, b** Radiogrammi preoperatori. **c, d** Radiogrammi a 12 mesi dall'intervento

Tecnica chirurgica

Nella nostra casistica abbiamo sempre utilizzato endoprotesi bipolari cementate, impiantate attraverso un approccio laterale diretto secondo Bauer [2].

Il paziente è posizionato in decubito supino ed entrambi gli arti inferiori sono preparati sterilmente. Si pratica un'incisione cutanea longitudinale centrata sul grande trocantere lunga circa 15 cm, in modo tale da ottenere una buona esposizione del III prossimale del femore.

Dopo aver sezionato il sottocute e la fascia lata, si identificano le fibre del vasto laterale e del medio gluteo.

Si pratica un'incisone a "L rovesciata" sul vasto laterale che proceda il più ampiamente possibile in direzione prossimale, risparmiando una porzione dell'aponeurosi per la successiva reinserzione.

L'imperativo fondamentale è quello di preservare il più possibile l'inserzione trocanterica del ventaglio gluteo, già lesionata dalla frattura, in modo tale da consentire una mobilizzazione immediata del paziente nel post-operatorio.

Attraverso una minima dissezione parallela alle fibre del medio gluteo, si può mobilizzare il fascio anteriore del muscolo con una "leva di Hohman" introdotta sopra il collo femorale.

Previa capsulotomia "a T" pericotiloidea, si realizza un'osteotomia transcervicale, consentendo di extraruotare ed addurre l'arto senza il rischio di scomporre irreparabilmente il massiccio trocanterico. È ora possibile ridurre la frattura sotto controllo visivo.

Una volta rimossa la testa e misurato il diametro della stessa, si procede ad una semplice regolarizzazione della base di appoggio dell'elemento protesico, lasciando in sede un anello osseo cervico-trocanterico. Lo stelo protesico, una volta cementato, fungerà così da elemento di sintesi del focolaio di frattura.

Il problema principale risulta essere il ripristino della lunghezza dell'arto: contrariamente a quanto avviene nella protesizzazione delle fratture mediali, in questi casi il chirurgo non dispone di alcun repere anatomico certo.

Nonostante ciò, è possibile effettuare due utili valutazioni:

- con la raspa in sede, verificare che l'apice del grande trocantere si trovi approssimativamente a livello del centro di rotazione;
- con opportune testine di prova, confrontare dopo riduzione la lunghezza dell'arto operato con quella del controlaterale sano, debitamente preparato.

Dall'analisi di questi elementi si deciderà l'alloggiamento dello stelo protesico, facendo attenzione all'antiversione dello stesso: l'operatore avrà come unico riferimento l'asse bicondiloideo dell'epifisi distale, che diviene verticale quando il ginocchio è flesso e la gamba è strettamente parallela al suolo.

Queste misurazioni sono dipendenti dall'esperienza dell'operatore; un'eccessiva antiversione o un'eterometria superiore ai 2 cm sono importanti fattori di instabilità.

La cementazione viene eseguita con tecniche di III generazione: il cemento viene preparato con miscelazione sotto vuoto per 1 min, quindi l'introduzione nel canale femorale avviene per via retrograda, previo inserimento di un otturatore diafisario distale, ed è seguita dalla pressurizzazione prossimale con apposito strumentario.

Il cemento viene applicato circa 3-4 min dopo la miscelazione, tenendo conto della temperatura ambientale, che deve essere di circa 20-21°C.

Segue l'introduzione dello stelo protesico, evitando la penetrazione dello stesso nel focolaio: è necessario mantenerlo in sede fino ad avvenuta polimerizzazione (12 min circa).

Secondo alcuni Autori, questa tecnica dovrebbe essere accompagnata dalla protesizzazione cotiloidea: secondo noi tale tempo supplementare non è esente da rischi, specie nei pazienti in età molto avanzata, e l'utilità dello stesso resta ancora da dimostrare in tale contesto specifico.

Nella fase di sutura muscolare, è possibile verificare l'eumetria ottenendo una precisa giustapposizione dei lembi muscolari precedentemente incisi.

Quando il grande trocantere è distaccato, è utile rinforzare il passaggio tendineo tra il ventaglio gluteo ed il vasto laterale con alcuni punti di sutura di grosso calibro, mentre un assistente porta l'anca in lieve abduzione. In questo modo è possibile evitare le complicanze della detensione degli abduttori, ovvero il segno di Trendelemburg, l'andatura anserina e l'instabilità della protesi (Fig. 2).

In seconda giornata, dopo rimozione dei drenaggi, si concede la stazione assisa e, compatibilmente con le condizioni generali del paziente, la ripresa deambulatoria in carico pressoché completo.

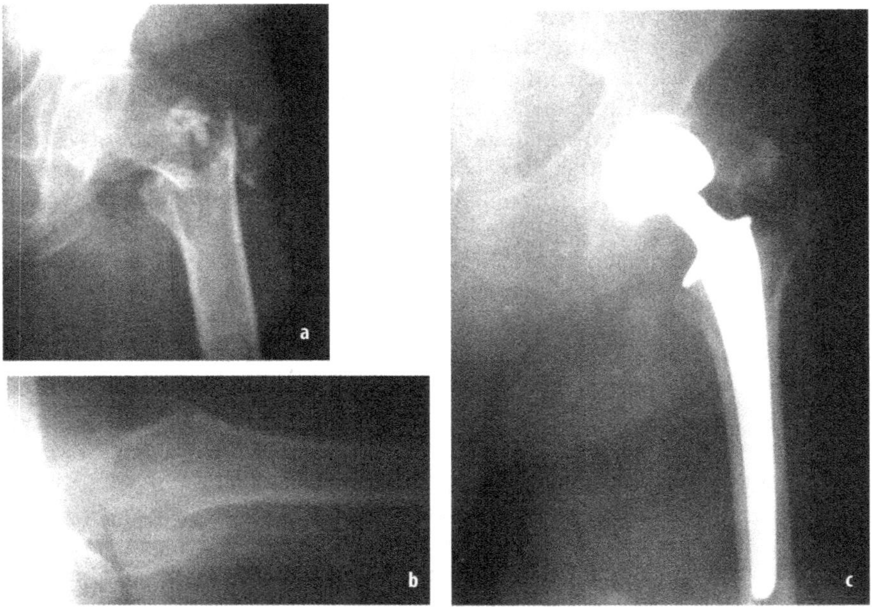

Fig. 2. *Frattura pertrocanterica di Tipo II secondo Evans modificata da Jensen.* **a, b** Radiogrammi preoperatori. **c** Radiogramma a 16 mesi, che dimostra una parziale diastasi dell'apice del grande trocantere. Clinicamente si osserva una modesta limitazione dell'abduzione da impingement contro il tetto acetabolare, ma non un'alterazione significativa della marcia

La nostra casistica

Tra il 1998 e il 2000 abbiamo trattato mediante sostituzione proteica 31 fratture della regione trocanterica in altrettanti pazienti, aventi un'età media di 84 anni (da 79 a 95 anni).

La durata media dell'intervento è stata di 50 min circa, con perdite ematiche variabili da 300 a 650 ml, comprendendo sia le perdite intra-operatorie, sia quelle post-operatorie raccolte attraverso il tubo di drenaggio. Non si sono verificate complicanze intra-operatorie significative.

La degenza ospedaliera dopo l'intervento è stata compresa tra 5 e 9 giorni, con una media di 6.2. Una paziente cardiopatica è deceduta nel post-operatorio per cause non direttamente dipendenti dal gesto chirurgico. Abbiamo riscontrato una lussazione anteriore in dodicesima giornata, ridotta incruentamente e non recidivata.

L'*Harris Hip Score* medio, calcolato a 12 mesi dall'intervento su 23 pazienti che è stato possibile seguire al follow-up, è stato 81. Nessun impianto ha avuto, ad oggi, necessità di essere revisionato.

Considerazioni conclusive

Il trattamento delle fratture instabili della regione trocanterica in pazienti in età senile avanzata è tuttora controverso, nonostante siano stati pubblicati vari studi comparativi randomizzati [3-6].

In letteratura la sintesi interna, in pazienti con frattura instabile associata a inadeguato bone stock, presenta una percentuale di insuccessi variabile dal 36 al 54% (*cut-out* del frammento cervico-cefalico, rottura da fatica del mezzo di sintesi, pseudoartrosi), indipendentemente dalla solidità dell'impianto [7-10]. Per ovviare a tutto ciò, da alcuni anni vari Autori hanno intrapreso la strada della sostituzione protesica, ottenendo confortanti risultati in termini di immediata ripresa della capacità deambulatoria e drastica riduzione delle complicanze e dei fallimenti.

Uno studio biomeccanico su cadavere condotto da Sonstegard e coll. [11] nel 1974 dimostrava come la stabilità del complesso osso-protesi (protesi standard cementata) fosse significativamente maggiore rispetto a qualsiasi sintesi con chiodo: si osservò che il carico massimale tollerato dal sistema protesico era pari a 1007 kg, ben superiore alle normali sollecitazioni durante la fase deambulatoria.

Nello stesso anno Tronzo [12] riportava la propria esperienza nell'utilizzo di un'endoprotesi *long stem* nel trattamento delle fratture trocanteriche.

Nel 1977 Stern [13] presentava una casistica di 29 fratture trocanteriche trattate con protesi Leinbach attraverso via d'accesso antero-laterale o posterolaterale: tale opzione rappresentava una procedura di salvataggio secondaria a osteosintesi in 7 casi, mentre nei restanti 22 casi l'Autore aveva attuato una protesizzazione primaria. Qui si riporta un tasso di infezione del 6.8% e un solo caso di coxalgia imputabile a usura cotiloidea; il tempo medio di degenza era stato di 14 giorni.

Nel 1987 [14] lo stesso Autore riportava una casistica di 105 fratture comminute intertrocanteriche (a 3-4 frammenti) in pazienti ultrasettantenni, trattate con protesi unipolare. Rivalutate mediamente a 8.4 mesi dall'intervento, esse hanno riportato un tasso di complicanze del 7.6%, ed in particolare una cotilite dolorosa, una mobilizzazione dello stelo e 4 infezioni profonde.

Nel 1989 Haentjens [15] pubblicava uno studio retrospettivo di 79 fratture per-sottotrocanteriche instabili in pazienti di età superiore ai 75 anni: 37 pazienti (1° gruppo) trattati con endoprotesi bipolare cementata e 42 (2° gruppo) sottoposti a sintesi interna rigida con chiodo-placca. Nei pazienti sottoposti a sostituzione protesica si adottava una via di accesso laterale all'anca con osteotomia trocanterica. A distanza di 12 mesi gli Autori evidenziavano nel 1° gruppo due sole complicanze maggiori (lussazione posteriore), mentre nel 2° gruppo riportavano un'incidenza globale di reinterventi del 14% a seguito di cedimento dell'impianto. Dall'analisi dei risultati si evince che la protesizzazione consentiva un ritorno allo stato pre-fratturativo assai più rapido rispetto alla sintesi interna, con una minore incidenza di complicanze mediche correlate all'allettamento e con un rischio estremamente basso di insuccesso.

Nel 2000, Chan e coll. [16] riportavano il trattamento di 41 fratture pertrocanteriche con endoprotesi standard, bipolari e unipolari cementate. L'età media era di 84.2 anni (range 73-99). La via d'accesso utilizzata era antero-laterale secondo Watson-Jones: si consigliava la sintesi con cerchiaggi del frammento posteromediale qualora questo si estendesse sotto il piccolo trocantere. Il carico completo veniva concesso in prima giornata. In due casi (4%) gli Autori hanno riscontrato complicanze meritevoli di reintervento (1 caso di sovradimensionamento della testa e 1 caso di usura cotiloidea), contro un 20% di reinterventi in caso di fissazione interna con DHS, secondo quanto riportato dai lavori di Kyle [17] e di Wolfgang [18].

Da quanto poc'anzi ricordato emerge la convinzione che la soluzione protesica sia realmente vantaggiosa rispetto all'osteosintesi, a patto che la selezione dei pazienti segua criteri rigorosi.

I criteri di inclusione sono l'età senile avanzata (superiore a 75 anni), una frattura della regione trocanterica comminuta ed instabile, un bone stock insufficiente a garantire la tenuta di un mezzo di sintesi interno. Principale criterio di esclusione è la mancanza di capacità deambulatoria pre-fratturativa.

Nella tecnica operatoria ci preme sottolineare tre imperativi che il chirurgo deve avere presente quando si accinge a protesizzare una frattura laterale del femore prossimale: ripristinare una normale lunghezza dell'arto, affinché non si abbia una detensione dei glutei con comparsa di andatura anserina; ottenere una corretta antiversione dello stelo, per prevenire il rischio di lussazione; limitare il più possibile la disinserzione del ventaglio gluteo dal grande trocantere, per permettere un rapido recupero funzionale.

Segnaliamo infine un pericolo sempre presente in questi casi, la varizzazione dello stelo, come conseguenza della comminuzione del focolaio, di un possibile difetto osseo a livello del calcar o di un assottigliamento diffuso delle corticali.

Proprio per prevenire tale evenienza, eseguiamo un'accurata preparazione dell'alloggiamento protesico e adottiamo una cementazione pressurizzata retrograda di III generazione, che ci garantisce un completo riempimento del canale diafisario e della regione metafisaria, ottenendo nel contempo un'adeguata interfaccia osso-cemento.

La protesizzazione in esiti di frattura acetabolare

In presenza di fratture acetabolari scomposte, lo scopo della chirurgia è quello di ottenere una riduzione anatomica dei frammenti articolari e una fissazione stabile, che prevengano l'insorgenza di artrosi post-traumatica e consentano una precoce mobilizzazione.

Tuttavia, anche nei casi in cui si riesca a ottenere una riduzione soddisfacente, risulta decisamente alto il rischio di un'evoluzione degenerativa (fino al 57% dei casi in alcuni lavori) [19–22]. Questo elevato tasso d'insuccessi può essere imputato a residue irregolarità della superficie cotiloidea, a lesioni condrali dell'acetabolo o della testa femorale che, occulte al momento del trauma, possono poi esitare in estese necrosi cartilaginee, o a necrosi cefalica, riscontrata in una percentuale variabile dal 2 al 40% [23–25] dei casi, specialmente in associazione a lussazione posteriore. Da non dimenticare, infine, le malconsolidazioni e le pseudoartrosi, che possono condizionare l'insorgenza di instabilità croniche con tendenza alla sublussazione recidivante della testa femorale.

La protesizzazione rappresenta in tutti questi casi il trattamento di scelta [26–28].

Sebbene vari Autori abbiano prospettato l'utilizzo dell'artrodesi in pazienti giovani, obesi o lavoratori di forza, la sostituzione protesica rappresenta senza ombra di dubbio l'opzione terapeutica preferibile nei pazienti sedentari o comunque senza esigenze funzionali estreme, e in tutti coloro in cui l'artrodesi risulta essere controindicata (per affezioni del rachide lombare o del ginocchio omolaterale) o rifiutata [29–31].

Casistica

Dal gennaio 1992 al dicembre 2001 sono state trattate presso l'Istituto Ortopedico Gaetano Pini 253 fratture cotiloidee in 246 pazienti, di cui 72 incruentemente. L'età media della popolazione in esame era 43 anni, il rapporto maschi/femmine pari a 1.6.

Di tali 253 casi, 45 sono stati successivamente sottoposti ad impianto di artroprotesi con la seguente diagnosi: artrosi metatraumatica in viziosa consolidazione (32 casi), necrosi cefalica (8 casi), sublussazione residua (3 casi), pseudoartrosi (1 caso), anchilosi in massiva ossificazione eterotopica (1 caso).

In 8 casi abbiamo impiantato una protesi cementata, in 31 una protesi non cementata, nei 6 restanti casi abbiamo adottato una soluzione ibrida (con cementazione del solo stelo). Relativamente alla componente acetabolare non cementata, sono stati applicati 5 cotili emisferici a press-fit, 7 tronco-conici avvitati, 17 coppe emisferiche da revisione con aletta iliaca per la fissazione con viti, 8 impianti acetabolari con gancio otturatorio e alette iliache. Di questi, 6 sono cotili metallici non cementati, 2 sono cotili in polietilene cementati su anello di rinforzo.

Recentemente abbiamo rivalutato 89 pazienti operati per frattura acetabolare presso la nostra Divisione nel periodo 1996-2001, allo scopo di studiare il rapporto tra la qualità della riduzione ottenuta ed il rischio di una successiva sostituzione protesica. Il riesame della casistica è avvenuto mediamente a 3.1 anni dall'intervento, con un range da 6.6 a 1.9. L'esito è stato il seguente: degli 81 casi in cui si era raggiunta una riduzione anatomica, solo il 18% (ovvero 15 anche) hanno successivamente richiesto il trattamento protesico; dei 5 casi aventi una rilevabile incongruità articolare 3 (58%) sono in seguito stati protesizzati; tutti e 3 i casi con dislivelli o gap interframmentari di ampiezza superiore a 3 mm sono andati incontro a protesizzazione.

Pur ricordando che anche altri fattori partecipano alla determinazione prognostica di una frattura di cotile, ci sembra che questi dati sottolineino l'importanza primaria della riduzione anatomica.

Valutazione pre-operatoria

In tutti i pazienti abbiamo svolto uno studio radiografico comprensivo delle proiezioni anteroposteriore del bacino, oblique (alare ed otturatoria) e assiale dell'anca interessata. Tali radiogrammi sono stati impiegati nel planning preoperatorio per la scelta del tipo di protesi e la previsione delle dimensioni delle componenti.

Uno studio TC, possibilmente con ricostruzioni tridimensionali, si è rivelato utile per definire il bone stock residuo, la presenza e la sede di ossificazioni eterotopiche, nonché la localizzazione degli eventuali mezzi di sintesi.

In merito alla valutazione del bone stock, riteniamo utile applicare la stadiazione dei difetti ossei proposta dal Gruppo Italiano Riprotesizzazione, propriamente destinata allo studio delle mobilizzazioni acetabolari (Tabella 1).

Analizzando la nostra casistica attraverso questo sistema di *staging*, otteniamo i seguenti dati: 15 casi in Stadio I, 21 casi in Stadio II, 6 casi in Stadio III, 3 in Stadio IV.

Tabella 1. Sistema di stadiazione del bone loss acetabolare secondo il Gruppo Italiano Riprotesizzazione

Stadio I	Allargamento concentrico dell'acetabolo senza interruzione di parete
Stadio II	Difetto di una parete
Stadio III	Difetto di due o più pareti
Stadio IV	Perdita ossea massiva circonferenziale

Scelta dell'approccio chirurgico

La scelta della via d'accesso dipende dall'approccio utilizzato nell'eventuale precedente trattamento chirurgico, dalla necessità di rimuovere impianti metallici, dalla presenza di ossificazioni eterotopiche, da pregresse sofferenze del nervo sciatico.

Le vie d'accesso preferenziali sono, nella nostra esperienza, quella laterale diretta secondo Bauer e quella posteriore secondo Kocher-Langenbeck.

Qualora sia stata adottata per l'osteosintesi una via d'accesso posteriore, consigliamo di evitare di ripercorrere tale approccio per evitare il rischio di lesione iatrogena del nervo sciatico, e di optare dunque per un accesso transgluteo che consente di ottenere un'ottima esposizione dell'anca senza la necessità di isolare il nervo spesso inglobato in tessuto cicatriziale.

Nei casi in cui sia indispensabile la rimozione di mezzi di sintesi posizionati sulla parete posteriore, è indubbia l'utilità della via di Kocher-Langenbeck: una dissezione cauta e, se disponibile, il monitoraggio dei potenziali somatosensitivi evocati saranno le uniche difese del chirurgo contro il rischio di una lesione neurologica. In questi casi non ci si può accontentare di proteggere il nervo sciatico attraverso il ribaltamento degli extrarotatori, perché le aderenze instauratesi potrebbero trasmettere abnormi sollecitazioni sul tronco nervoso; è quindi indispensabile isolarlo con attenzione.

Vie d'accesso più estese, quali la triradiata, risultano gravate da una lunga serie di problematiche intra- e post-operatorie. In effetti tali accessi richiedono una disinserzione muscolare tale da compromettere la vascolarizzazione ossea e dei tessuti molli periarticolari [32].

Le complicanze post-operatorie dopo esposizioni estese dell'anca comprendono le ossificazioni eterotopiche, la fibrosi, l'ipostenia della muscolatura abduttoria e lesioni neurologiche periferiche. Tutte queste problematiche hanno portato alla caduta in disuso di tali approcci.

Rimozione dei mezzi di sintesi

Raramente è necessaria, per la preparazione del cotile, la rimozione degli impianti metallici utilizzati per l'osteosintesi. Quando ciò debba avvenire per via posteriore, il rischio di lesione del nervo sciatico è significativamente alto.

Per questa ragione procediamo alla rimozione dei mezzi di sintesi solo qualora questi affiorino alla superficie acetabolare. Sono questi i casi in cui la malposizione dei mezzi di sintesi è stata causa dell'evoluzione infausta (Fig. 3).

Se le viti non superano l'osso sottocondrale, e dunque non impediscono la preparazione del cotile, preferiamo alesare fino alla loro comparsa nel campo per poi affondarle, al momento dell'inserimento della componente acetabolare, nella pappa d'osso prodotta dalla fresatura, evitando così il contatto tra le viti e la coppa.

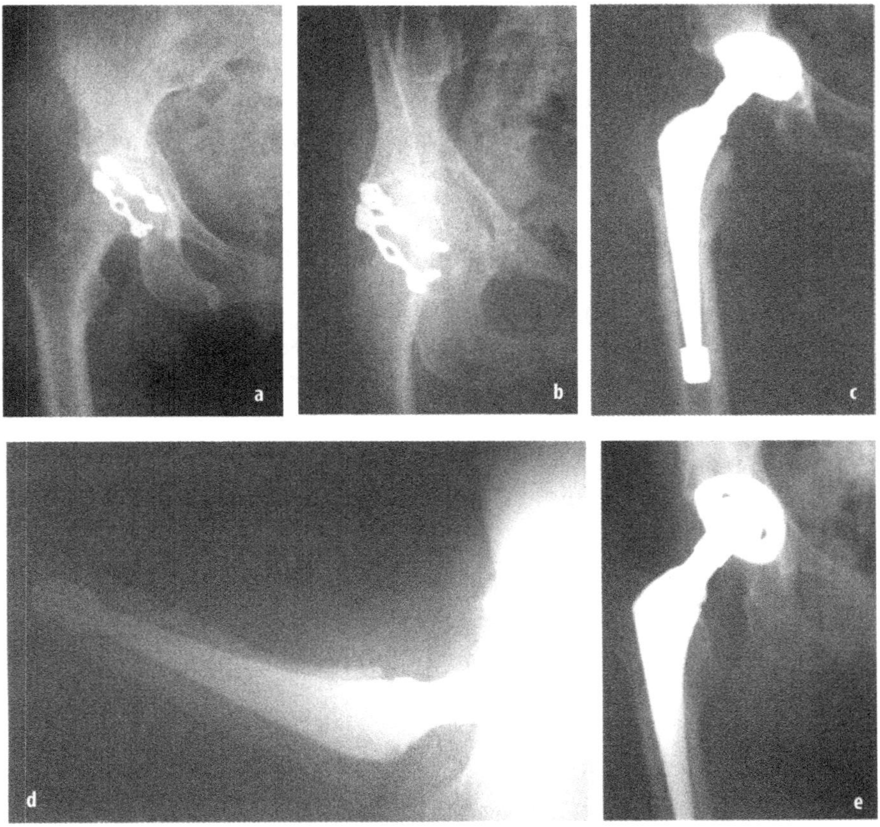

Fig. 3. *Esiti di frattura della parete posteriore, sintetizzata mediante approccio di Kocher-Langenbeck con 2 placche.* **a, b** Proiezioni frontale e otturatoria a 6 mesi, con evidente necrosi cartilaginea e sospetta protrusione intra-articolare di una vite (successivamente accertata mediante TC). **c, d** Radiogrammi post-operatori dopo rimozione dei mezzi di sintesi per via posteriore e impianto di artroprotesi non cementata con cotile a press-fit. **e** Controllo a 2 anni

Scelta dell'impianto protesico

Negli esiti di una frattura di cotile è spesso individuabile un difetto osseo. Le tecniche originariamente sviluppate per la revisione della componente acetabolare sono assai utili in queste situazioni, in quanto il bone loss prodotto dall'osteolisi periprotesica nelle mobilizzazioni inveterate è molto simile a quello riscontrabile in questi quadri metatraumatici.

È sulla base di queste considerazioni che, nel paragrafo dedicato al planning pre-operatorio, abbiamo proposto di estendere il sistema di stadiazione del riassorbimento osseo del Gruppo Italiano Riprotesizzazione alla valutazione del cotile post-traumatico (Tabella 1).

Qualora si osservi un allargamento concentrico della sede acetabolare senza interruzione di parete (Stadio I), il problema può essere risolto semplicemente adottando una coppa di grandi dimensioni, per ricercare l'interferenza con il perimetro cotiloideo (Fig. 3). Molte protesi da primo impianto possono soddisfare le esigenze del caso. È bene poter disporre di qualche foro per l'eventuale inserimento di viti, nell'eventualità che il press-fit non sia sufficiente.

La situazione è differente quando il cotile presenta una deformazione eccentrica con perdita di una parete (Stadio II): questa, nel *loosening* asettico degli impianti, è solitamente rappresentata dal fondo o dal tetto; negli esiti di frattura, invece, è più spesso lesionata la parete posteriore o quella anteriore. Questa circostanza costringe il chirurgo ad optare per un impianto dedicato, che trovi una sufficiente stabilità primaria attraverso una presa supplementare. Nella nostra esperienza, i cotili dotati di un'aletta craniale, attraverso la quale è possibile inserire viti nell'osso iliaco, rispondono adeguatamente a questa domanda (Fig. 4).

Ricordiamo che la testa femorale prelevata dal paziente, qualora non sia totalmente necrotica, è una potenziale sorgente di innesti ossei autologhi. Sebbene questi godano di prospettive molto migliori dei corrispondenti *graft* omologhi, preferiamo evitare, se possibile, il loro impiego in forma strutturata, privilegiando invece la forma morcellizzata.

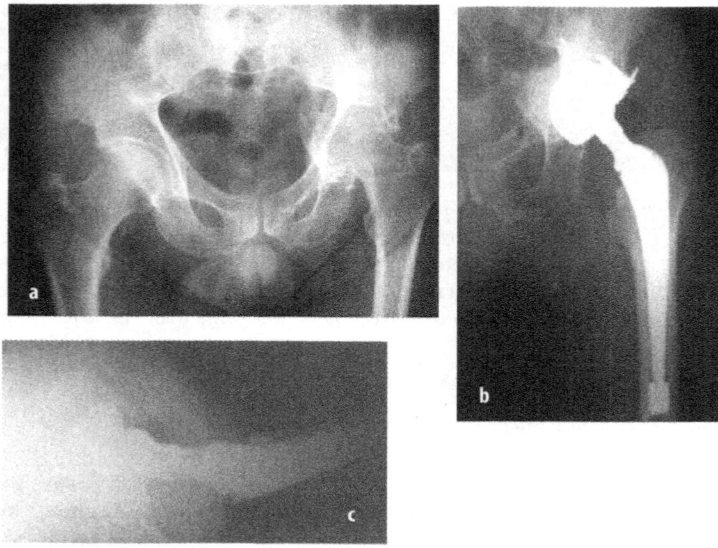

Fig. 4. *Esiti di frattura di colonna e parete posteriori, trattata incruentamente.* **a** Radiogramma pre-operatorio a 11 mesi dal trauma, con evidente protrusione mediale della testa femorale. **b, c** Controllo radiologico ad 1 anno dall'impianto di artroprotesi non cementata con cotile dotato di presa iliaca e innesti autologhi disposti sul fondo. Si riscontra una buona integrazione delle *bone chips* e un'adeguata correzione del centro di rotazione

Solo in caso di totale assenza del muro posteriore consideriamo utile il posizionamento di un innesto autologo massivo, il quale potrà essere fissato attraverso viti in compressione, una placca da ricostruzione, oppure un anello di rinforzo. Ovviamente, per ridurre il rischio di collasso del *bone graft*, è necessario proscrivere il carico fino ad una evidenza radiografica di incorporazione.

Nel III e IV Stadio la ricerca di un ancoraggio extra-acetabolare è indispensabile: le soluzioni possibili sono costituite dalle *stemmed cup* e dagli impianti a presa otturatoria e iliaca (Fig. 5).

Relativamente alle stemmed cup, riteniamo dubbia la loro indicazione negli esiti di una frattura della colonna posteriore, poiché lungo il percorso dello stelo iliaco il bone stock potrebbe essere deficitario oppure l'osso dismorfico e favorire così l'impegno di una falsa strada con perforazione di una corticale.

Estremamente utili sono, invece, gli impianti a presa sovra- e sotto-acetabolare: la presa inferiore è solitamente rappresentata da un gancio otturatorio, quella superiore da una o più alette iliache che permettono l'inserimento di viti. Questa configurazione può essere realizzata attraverso un cotile modulare da revisione precostituito oppure da un'armatura di rinforzo su cui viene cementata o montata una coppa in polietilene.

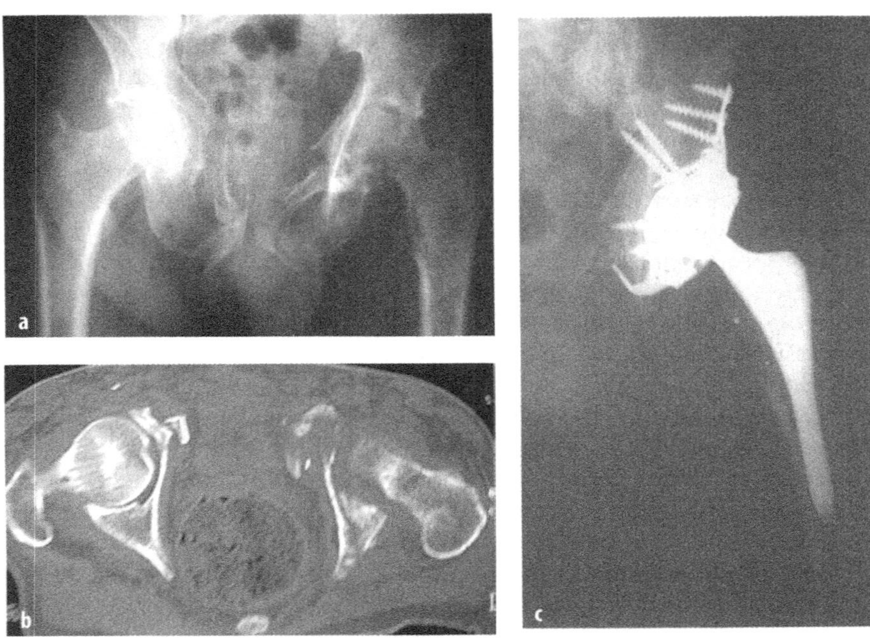

Fig. 5. *Esiti di frattura delle due colonne trattata incruentemente, con necrosi cefalica e grave difetto osseo circonferenziale dell'acetabolo.* **a** Radiogramma pre-operatorio. **b** TC pre-operatoria. c Controllo radiologico ad 1 anno dalla protesizzazione con cotile dotato di gancio otturatorio e presa iliaca e *grafting* autologo morcellizzato

Considerazioni conclusive

La letteratura non offre un grande numero di lavori inerenti l'argomento in questione. Ricordiamo brevemente i principali:

- Pritchett e Bortel [33] valutando 19 pazienti sottoposti a protesi totale d'anca in esiti di frattura acetabolare, ad un follow-up di due anni riportarono eccellenti risultati con un Harris Hip Score medio di 84.
- Romness e Lewallen [34] studiarono in modo retrospettivo 55 artroprotesi d'anca cementate in 53 pazienti portatori di esiti di frattura acetabolare, 13 dei quali trattati chirurgicamente. Questi Autori compararono i loro risultati con quelli riportati da Stauffer [28] in pazienti sottoposti a protesizzazione in coxartrosi primaria e riportarono un'incidenza significativamente più elevata di mobilizzazione della componente acetabolare (39%) rispetto ai pazienti della serie di Stauffer. Nelle due casistiche la probabilità di revisione dello stelo femorale era paragonabile.
- Rogan e coll. [27] presentarono una casistica di 39 pazienti protesizzati in seguito a frattura cotiloidea, 14 dei quali in esiti di osteosintesi. La soluzione sostitutiva fu adottata nella maggior parte dei casi per una persistente sublussazione dell'anca. Gli Autori, pur segnalando un netto miglioramento delle condizioni cliniche del paziente, riportarono un'elevata incidenza di complicanze quali sepsi, frammentazione del manto cementizio, lussazioni recidivanti, ossificazioni eterotopiche.

Dalla nostra esperienza e da questo rapido *excursus* bibliografico discende la convinzione che l'artroprotesi costituisca un trattamento efficace per pazienti affetti da osteoartrosi o necrosi cefalica secondarie a una frattura cotiloidea, garantendo un ripristino della funzione articolare e una remissione dei disturbi algici.

La pregressa frattura acetabolare, tuttavia, rappresenta senza dubbio un fattore prognostico sfavorevole per quanto concerne la sopravvivenza dell'impianto, specialmente nei casi in cui vi sia un importante dismorfismo della superficie articolare o un bone stock inadeguato. Non abbiamo trovato, al momento, pubblicazioni recanti risultati a lungo termine, ma è facile prevedere che essi siano in linea con quanto si osserva nelle revisioni protesiche, almeno sul versante acetabolare.

Per concludere, ci pare doveroso ricordare la possibilità, riportata da alcuni Autori, di eseguire una sostituzione protesica *d'emblée* su frattura recente, evitando o associando l'intervento di osteosintesi. Questa procedura deve essere, a nostro avviso, del tutto eccezionale, in considerazione della fascia di età giovane-adulta in cui si registra il maggior numero di questi traumi.

In particolare, riteniamo lecita l'indicazione alla sostituzione protesica primaria solo in caso di frattura patologica, preesistente severa coxartrosi, frattura intracapsulare del femore prossimale omolaterale o frattura della testa femorale. In questi casi sarebbe teoricamente opportuno procedere da subito all'impianto di un'artroprotesi, ma questo non sempre è attuabile ottenendo una sufficiente stabilità primaria. Ecco la ragione per cui tale intervento costituisce, nella nostra casistica, un evento assolutamente eccezionale.

Ringraziamenti Gli Autori ringraziano la sig.ra Meloni Luisella per la collaborazione nella stesura del testo.

Bibliografia

1. Jensen JS (1980) Classification of trochanteric fractures. Acta Orthop Scand 51:803-810
2. Bauer R, Keschbaumer F, Poistel S, Oberthaler W (1979) The transgluted approach to the hip joint. Arch Orthop Trauma Surg 95:47-49
3. Laros GS, Moore JF (1974) Complications of fixation in intertrochanteric fractures. Clin Orthop 101:110-119
4. Sherk HH, Foster MD (1985) Hip fractures: condylocephalic rod versus compression screw. Clin Orthop 192:255-259
5. White BL, Fisher WD, Laurin CA (1987) Rate of mortality for elderly patients after fracture of the hip in the 1980's. J Bone Joint Surg Am 69:1335-1340
6. Wile PB, Panjabi MM, Southwick WO (1983) Treatment of subtrochanteric fractures with a hip-angle compression hip screw. Clin Orthop 175:72-78
7. Clawson DK (1957) Inter-trochanteric fracture of the hip. Am J Surg 93:580
8. Dimon JH, Hughston JC (1951) Unstable intertrochanteric fractures of the hip. J Bone Joint Surg Br 33:192
9. Harrington KD, Johnston JO (1973) The management of comminuted unstable intrtrochanteric fractures. J Bone Joint Surg Am 55:1367-1376
10. Taylor GM, Neufeld AJ, Nickel VL (1955) Complications and failures in the operative treatment of intertrochanteric fractures of the femur. J Bone Joint Surg Am 37:306
11. Sonstegard DA (1974) A biomechanical evaluation of implant, reduction and prosthesis in the treatment of intertrochanteric hip fractures. Orthop Clin North Am 5:551-570
12. Tronzo RG (1974) The use of an endoprosthesis for severely comminuted trochanteric fractures. Orthop Clin North Am 5:679-681
13. Stern MB, Goldstein T (1977) The use of the Leinbach prosthesis in intertrochanteric fractures of the hip. Clin Orthop 128:325-331
14. Stern MB, Angerman A (1987) Comminuted intertrochanteric fractures treated with a leinbach prostesis. Clin Orthop 218:75-80
15. Haentjens P, Casteleyn PP, De Boeck H et al (1989) Treatment of unstable intertrochanteric and subtrochanteric fractures in elderly patients. J Bone Joint Surg Am 71:1214-1225
16. Chan KC, Gill GS (2000) Cemented hemiarthroplasties for elderly patients with intertrochanteric fractures. Clin Orthop 371:206-215
17. Kyle RF, Gustilo RB, Premer RF (1979) Analysis of six hundred and twenty-two intertrochanteric hip fractures. J Bone Joint Surg Am 61:216-221
18. Wolfgang GL, Bryant MH, O'Neil JP (1982) Treatment of intertrochanteric fracture of the femur using sliding screw plate fixation. Clin Orthop 163:148-158
19. Carnesale PG, Stewart MJ, Barnes SN (1975) Acetabular disruption and central fracture-dislocation of the hip: a long-term study. J Bone Joint Surg Am 57:1054-1059
20. Letournel E (1980) Acetabul fractures. Clin Othop 151:81-106
21. Pennal GF, Davidson J, Garside H, Plewes J (1980) Results of treatment of acetabular fractures. Clin Orthop 151:115-123
22. Rowe CR, Lowell JD (1961) Prognosis of fractures of the acetabulum. J Bone Joint Surg Am 43:30

23. Larson CB (1973) Fracture dislocations of the hip. Clin Orthop 92:147-154
24. Stewart MJ, Milford LW (1954) Fractures-dislocation of the hip: an end result study. J Bone Joint Surg Am 36:315
25. Urist MR (1948) Fracture-dislocation of the hip joint, the nature of the traumatic lesion, treatment, late complications, and end results. J Bone Joint Surg Am 30:699
26. Boardman KP, Charnley J (1978) Low-friction artrhoplasty after fracture-dislocations of the hip. J Bone Joint Surg Br 60:495-497
27. Rogan IM, Weber FA, Solomon L (1979) Total hip replacement following fracture dislocation of the acetabulum. J Bone Joint Surg Br 61:252
28. Stauffer RN (1982) Ten-year follow-up study of total hip replacement. J Bone Joint Surg Am 64:983-990
29. Greiss ME, Thomas RJ, Freeman MAR (1980) Sequelae of arthrodesis of the hip. J R Soc Med 73:494-500
30. Missiuua PC, Dewar RD (1988) Long-term sequelae of hip fusion surgery. Orthop Trans 12:672
31. Tew M, Waugh, W (1982) Estimating the survival time of knee replacements. J Bone Joint Surg Br 65:579-582
32. Jolly MJ, Mears DC (1993) The role of total hip arthroplasty in acetabular fracture management. Operative Tech Orthop 1:80
33. Pritchett JW, Bortel DT (1991) Total hip replacement after central fracture dislocation of the acetabulum. Orthop Rev 7:607-610
34. Romness DW, Lewallen DG (1990) Total hip arthroplasty after fracture of the acetabulum. J Bone Joint Surg Br 72:761-764

Il rofecoxib nella chirurgia ortopedica: dal dolore post-operatorio alle ossificazioni periprotesiche dell'anca

U. Tarantino, G. Cannata

Il controllo del dolore post-operatorio nella chirurgia ortopedica è un fattore determinante per la piena riuscita dell'intervento, essendo correlato alla rapidità della convalescenza e della ripresa funzionale nonché al grado di soddisfazione del paziente. L'entità del dolore post-operatorio dipende dal tipo di intervento, dalle dimensioni della ferita chirurgica e della dissezione muscolare e dal grado di interessamento osseo.

I dati attuali sostengono l'ipotesi che il dolore della chirurgia ortopedica sia mediato, almeno in parte, dall'aumento delle prostaglandine. La sintesi delle prostaglandine negli esseri umani è catalizzata da due forme distinte di cicloossigenasi (COX), la COX-1 e la COX-2, che verosimilmente mediano processi biologici differenti. La COX-1 è sostanzialmente attiva nell'intero organismo; al contrario, in condizioni basali l'espressione della COX-2 è limitata all'encefalo ed al rene, ma viene marcatamente indotta nei leucociti polimorfonucleati e nei macrofagi da una varietà di mediatori dell'infiammazione. Queste due modalità distinte di espressione dimostrano che le prostaglandine prodotte dalla COX-1 sono in gran parte responsabili di funzioni fisiologiche, inclusa la funzione della mucosa gastrica e l'emostasi, mentre le prostaglandine derivate dalla COX-2 mediano processi fisiopatologici ed infiammatori, come il dolore.

I farmaci antinfiammatori non steroidei (FANS) inibiscono la sintesi di prostaglandine sia nel midollo spinale che in periferia, riducendo lo stato di iperalgesia dopo un trauma chirurgico. I FANS sono utili come unici analgesici dopo procedimenti chirurgici minori e possono avere un significativo effetto di riduzione nell'uso di analgesici oppioidi dopo chirurgia maggiore. Attualmente viene raccomandato l'uso dei FANS nel contesto di un approccio analgesico multimodale al dolore post-operatorio. Gli studi *in vitro* ed *in vivo* hanno dimostrato che i FANS inibiscono aspecificamente sia la COX-1 che la COX-2. Si ritiene che l'attività terapeutica dei FANS consista principalmente nell'inibizio-

Dipartimento di Chirurgia, Clinica Ortopedica e Traumatologica, Università degli Studi di Roma "Tor Vergata" ne della COX-2, mentre la loro tossicità risulterebbe legata all'inibizione della COX-1. La gastropatia indotta da FANS provoca conseguenze anche gravi, che includono ulcere, perforazioni ed enterorragie. Un altro problema importante relativo all'uso dei FANS nel periodo perioperatorio è rappresentato dal loro effetto antiaggregante. Le piastrine esprimono la COX-1, mentre sono incapaci di esprimere la COX-2 per mancanza del nucleo. Inibendo la COX-1, i FANS possono aumentare la perdita ematica perioperatoria. Inoltre, dopo interventi di chirurgia ortopedica, vengono usati di routine agenti anticoagulanti per la profilassi degli eventi tromboembolici: la combinazione degli anticoagulanti e dei FANS è stata correlata ad un aumento del rischio di complicazioni emorragiche. A differenza dei FANS tradizionali, il rofecoxib, un FANS di nuova generazione, inibisce specificamente la COX-2.

Nel trattamento del dolore di varia eziologia, il rofecoxib alla dose di 50 mg ha mostrato di possedere un'efficacia analgesica simile a quella di dosi analgesiche massimali singole di altri FANS, ma con una durata d'azione più lunga: 50 mg di rofecoxib somministrati una volta al giorno hanno mantenuto l'efficacia analgesica per 24 ore. Inoltre i dati raccolti da studi clinici che hanno confrontato l'uso del rofecoxib e dei FANS tradizionali nel trattamento dell'artrosi documentano un profilo di sicurezza gastroenterica superiore con il rofecoxib, giudicata in base alla riduzione del rischio di ulcere diagnosticate endoscopicamente dopo 6 mesi di terapia ed alla minore incidenza di perforazioni e di emorragie del tratto gastroenterico superiore. Inoltre, negli studi *in vivo* basati sulla produzione di trombossano sierico e sull'aggregazione piastrinica, il rofecoxib non ha influito sulla funzionalità delle piastrine neppure a dosaggi di 1000 mg al giorno. Una serie di studi specifici ha quindi valutato la possibilità di impiegare questo FANS nel trattamento del dolore acuto conseguente a vari interventi di chirurgia ortopedica. Tra l'altro, il dolore dopo chirurgia ortopedica è una delle condizioni di dolore acuto più intenso e prolungato, e pertanto viene accettato come modello per dimostrare la reale efficacia clinica di dosi singole e multiple di farmaci analgesici per il dolore acuto.

Chirurgia ortopedica maggiore

Uno studio multicentrico in doppio cieco, randomizzato, controllato con farmaco attivo (naprossene 550 mg) e con placebo, a gruppi paralleli, si è proposto di determinare l'efficacia del rofecoxib sul dolore post-operatorio dopo chirurgia ortopedica maggiore [1]. Sono stati arruolati 218 pazienti in 9 centri di cura, con dolore da moderato a severo in seguito all'interruzione dell'analgesia post-operatoria immediata (*washout* minimo di 4 ore per gli analgesici orali o intramuscolari e di 30 min per l'analgesia con pompa controllata dal paziente o epidurale) dopo interventi di artroprotesi d'anca (45%), artroprotesi di ginocchio (53.2%) ed osteosintesi di frattura del femore (1.8%). Il giorno 1 (periodo della dose singola) i pazienti hanno ricevuto placebo, rofecoxib 50 mg o naprossene

550 mg. Dal giorno 2 fino al giorno 5 (periodo multidose) i gruppi placebo e naprossene hanno ricevuto placebo, mentre il gruppo rofecoxib ha ricevuto ulteriori 25 o 50 mg di rofecoxib al giorno. Ciascun paziente ha valutato l'intensità del dolore su una scala da 0 (nessuno) a 3 (severo) e il sollievo dal dolore su una scala da 0 (nessuno) a 4 (completo) ad intervalli di tempo predefiniti dopo la somministrazione. L'*endpoint* primario era la somma ponderata nel tempo dei punteggi del sollievo totale dal dolore nell'arco di 8 ore dopo la somministrazione: il naprossene era stato incluso nel giorno 1 come controllo positivo per validarne i risultati. Il rofecoxib da 50 mg è risultato simile al naprossene e superiore al placebo per tutte le misurazioni del sollievo dal dolore ottenuto con la dose singola; nel periodo multidose, i pazienti trattati con 50 mg di rofecoxib al giorno hanno assunto una minore quantità di analgesici oppioidi ed hanno riferito un dolore di minore entità rispetto al placebo, mentre l'efficacia del rofecoxib da 25 mg si è collocata tra quella del rofecoxib da 50 mg e quella del placebo. Nel corso dello studio il farmaco è stato ben tollerato e non ha comportato differenze nell'incidenza di complicazioni post-operatorie rispetto al placebo: inoltre la sua somministrazione associata alla profilassi anticoagulante non ha indotto emorragie o alterazioni del tempo di protrombina.

Un altro studio in doppio cieco, randomizzato, controllato con placebo, a gruppi paralleli, è stato intrapreso per determinare l'efficacia analgesica della somministrazione pre-operatoria di una singola dose di rofecoxib o di un altro inibitore della COX-2 a pazienti che dovevano essere sottoposti ad intervento di laminectomia decompressiva lombare con artrodesi vertebrale in elezione [2]. Sono stati valutati 60 pazienti, divisi in tre gruppi: 1 ora prima dell'induzione dell'anestesia sono stati somministrati per via orale, rispettivamente, rofecoxib 50 mg, l'altro inibitore della COX-2 o un placebo. I parametri, valutati nelle 24 ore post-operatorie ad intervalli di 4 ore, includevano i punteggi del dolore secondo una scala verbale analogica da 0 (assenza di dolore) a 10 (il peggior dolore immaginabile) e l'uso di morfina, con dispositivo di somministrazione controllato dal paziente; è stata inoltre determinata la perdita ematica intraoperatoria in base alla quantità di sangue raccolta dall'aspiratore e dai tamponi chirurgici. I punteggi del dolore sono stati significativamente più bassi per il rofecoxib rispetto al placebo e, dopo 12 e 16 ore, anche rispetto all'altro inibitore della COX-2. La quantità di morfina assunta nel post-operatorio è stata più bassa nei due gruppi trattati con gli inibitori selettivi della COX-2; tuttavia il rofecoxib ha mostrato un effetto analgesico significativamente più prolungato, che si è mantenuto nel periodo di 24 ore oggetto dello studio e si è associato alla più limitata somministrazione di morfina. Entrambi gli inibitori della COX-2 non hanno comportato un aumento significativo nell'incidenza di sanguinamento intra-operatorio.

Vi è una certa riluttanza all'uso dei FANS nei pazienti sottoposti ad artrodesi vertebrale, in quanto è noto che questi farmaci inibiscono l'attività osteogenica ed interferiscono con la consolidazione degli innesti sia nei modelli sperimentali che nell'uomo. La valutazione preliminare dei risultati della somministrazione di rofecoxib a più di 300 pazienti sottoposti ad artrodesi vertebrale non ha tuttavia rilevato un aumento significativo nell'incidenza di pseudoartrosi [3].

I FANS vengono largamente prescritti ai pazienti affetti da artrosi in fase algico-infiammatoria, molti dei quali successivamente necessitano di un'artroprotesi. A causa del rischio di sanguinamento perioperatorio, determinato dalla loro azione antiaggregante, spesso i FANS vengono discontinuati da 7 a 10 giorni prima della chirurgia di elezione. L'assunzione continuativa di FANS prima di un'artroprotesi d'anca è stata correlata ad un aumento marcato dell'incidenza di sanguinamento perioperatorio. Una riduzione della perdita ematica perioperatoria è auspicabile sia per facilitare il procedimento chirurgico, sia per ridurre la richiesta di trasfusioni ed il rischio di ematomi, che possono necessitare di chirurgia ulteriore. La discontinuazione dei FANS prima della chirurgia può tuttavia comportare una riacutizzazione infiammatoria, non solo nell'articolazione da operare, ma anche nelle altre articolazioni artrosiche, con aumento del dolore pre-operatorio. Può inoltre verificarsi un dolore post-operatorio accentuato, in quanto è stato riscontrato che l'intensità del dolore pre-operatorio si correla direttamente all'intensità del dolore e alla richiesta di analgesici oppioidi nel periodo post-operatorio dopo intervento di artroprotesi. La riacutizzazione dell'artrosi nelle varie articolazioni può interferire con la riabilitazione post-operatoria e con il ripristino di un adeguato livello funzionale: viene ostacolata la ripresa della deambulazione in tempi rapidi, con conseguente ritardo nella dimissione, aumento della spesa sanitaria e convalescenza protratta. L'aumento dell'incidenza di complicazioni emorragiche viene esaltato dalla concomitante somministrazione dei FANS e della profilassi anticoagulante per la flebotrombosi profonda, attuata di routine nei pazienti sottoposti ad intervento di artroprotesi.

In uno studio randomizzato in doppio cieco, 100 pazienti che dovevano essere sottoposti ad intervento di artroprotesi di ginocchio in elezione hanno interrotto i FANS 10 giorni prima dell'intervento e sono stati assegnati in modo randomizzato a placebo (n = 50) o rofecoxib (n = 50) alla dose di 25 mg al giorno per 5 giorni consecutivi, iniziando 3 giorni prima dell'intervento [4]. I parametri comprendevano i punteggi del dolore pre-operatorio a riposo e con il movimento, l'entità del sanguinamento perioperatorio e l'*international normalized ratio* (INR). Rispetto al gruppo di controllo, la somministrazione pre-operatoria di rofecoxib ha ridotto il dolore pre-operatorio senza determinare un aumento significativo del sanguinamento perioperatorio. Il rofecoxib associato alla profilassi anticoagulante non ha neppure comportato un aumento significativo dei valori dell'INR rispetto al placebo. I risultati di questo studio dunque mostrano che, a differenza dei FANS convenzionali, il rofecoxib non necessita di essere discontinuato prima di un intervento di artroprotesi di ginocchio in elezione.

Artroscopia

L'artroscopia del ginocchio è un procedimento chirurgico comune, che viene ormai eseguito correntemente in regime di *day surgery*. Sebbene con questo tipo di intervento il trauma superficiale sia ridotto, le strutture articolari possiedono terminazioni nervose libere, in grado di recepire gli stimoli nocicettivi e di produrre dolore intenso. La sintomatologia post-operatoria può essere tale da ostacolare la riabilitazione, aumentando il rischio di complicazioni (ritardo del recupero muscolare, rigidità articolare protratta, gonalgia anteriore persistente): pertanto è essenziale un trattamento aggressivo del dolore fin dal primo periodo post-operatorio. Attualmente viene consigliato l'uso dei FANS nel trattamento del dolore dopo chirurgia artroscopica del ginocchio: la somministrazione post-operatoria di FANS riduce la risposta infiammatoria e il dolore associati all'intervento, favorendo la ripresa precoce della deambulazione ed una riabilitazione più rapida.

La somministrazione dei FANS prima dell'intervento può essere in linea teorica ancora più efficace, grazie all'inibizione precoce della produzione di prostanoidi prima del trauma tissutale, prevenendo in tal modo lo sviluppo dell'iperalgesia. L'evidenza clinica suggerisce che il trauma chirurgico possa indurre alterazioni protratte del sistema nervoso centrale e periferico, che nell'insieme amplificano e prolungano il dolore post-operatorio. Il trauma chirurgico provoca l'induzione della COX-2 ed il rilascio di prostaglandine, che sensibilizzano i nocicettori periferici e producono un'iperalgesia localizzata (iperalgesia primaria). Inoltre l'aumento dell'eccitabilità dei neuroni spinali (sensibilizzazione centrale), dovuto all'esposizione persistente alle afferenze nocicettive, può produrre un'ipersensibilità al dolore nei tessuti sani circostanti (iperalgesia secondaria). Pertanto la somministrazione di analgesici prima del trauma chirurgico potrebbe essere più efficace nel prevenire lo sviluppo di una sensibilizzazione sia centrale che periferica dopo chirurgia artroscopica del ginocchio.

Uno studio randomizzato in doppio cieco ha valutato l'effetto analgesico del rofecoxib somministrato prima o dopo l'incisione chirurgica in 60 pazienti sottoposti a meniscectomia artroscopica in anestesia locale [5]. I pazienti sono stati randomizzati in 3 gruppi: il gruppo pre-incisione ha ricevuto 50 mg di rofecoxib in dose singola 1 ora prima e placebo 15 min dopo l'intervento; il gruppo post-incisione ha ricevuto placebo 1 ora prima e 50 mg di rofecoxib 15 minuti dopo l'intervento; il gruppo di controllo ha ricevuto placebo sia 1 ora prima che 15 min dopo l'intervento. Tutti gli interventi chirurgici sono stati eseguiti in anestesia locale con 30 ml di bupivacaina intra-articolare allo 0.25%, insieme a sedazione endovenosa con propofol e midazolam; al termine dell'intervento sono stati somministrati ulteriori 30 ml di bupivacaina intra-articolare allo 0.25% attraverso l'artroscopio. Sono stati registrati i punteggi del dolore a riposo e con il movimento a vari intervalli di tempo post-operatori, il tempo intercorso fino all'uso di analgesici oppioidi (durata dell'analgesia) e l'uso degli analgesici nelle 24 ore. I pazienti del gruppo pre-incisione hanno atteso un tempo maggiore prima di assumere analgesici post-operatori e ne hanno richiesto dosi minori, rispetto ai gruppi post-incisione e di controllo; inoltre un maggior numero di pazienti nel gruppo pre-incisione non è ricorso affatto agli analgesici oppioidi nelle 24 ore post-operatorie. I punteggi del dolore sono risultati significativamente migliori nei due gruppi trattati con rofecoxib rispetto al gruppo di controllo; il gruppo pre-incisione ha inoltre registrato punteggi del dolore con il movimento più favorevoli rispetto al gruppo post-incisione.

I risultati degli studi clinici sugli effetti analgesici della somministrazione pre-operatoria di altri FANS sono piuttosto controversi. Gli insuccessi potrebbero essere attribuiti ad un blocco farmacologico insufficiente delle afferenze nocicettive peri-operatorie o allo sviluppo di una sensibilizzazione centrale, una volta cessata l'azione farmacologica dell'analgesico preventivo. Per tali motivi può essere più importante somministrare analgesici la cui durata di azione sia sufficientemente estesa nel periodo post-operatorio. Probabilmente la combinazione del rofecoxib, FANS ad azione protratta, e della bupivacaina, anestetico locale anch'esso ad azione protratta, risulta più efficace nel prevenire lo sviluppo di una sensibilizzazione centrale, riducendo i segnali nocicettivi afferenti per un periodo prolungato.

La somministrazione di rofecoxib possiede un profilo farmacocinetico più favorevole rispetto ad altri FANS somministrati per via orale durante il periodo pre-operatorio. A differenza dei FANS convenzionali, il rofecoxib può essere somministrato a stomaco vuoto nel paziente sottoposto al digiuno pre-operatorio. Questo FANS ha determinato, nello studio sopra descritto [5], l'inizio dell'analgesia clinica entro 27 min e, grazie all'emivita di 17.5 ore, necessita di una sola somministrazione al giorno. Sebbene anche altri FANS possano fornire un'analgesia efficace con la somministrazione pre-operatoria, la loro capacità di ridurre l'aggregazione piastrinica e di aumentare il tempo di emorragia può comportare il rischio di sanguinamento peri-operatorio.

Per un intervento artroscopico più invasivo quale la ricostruzione del legamento crociato anteriore, la somministrazione pre-operatoria di rofecoxib può essere utilmente associata ad una terapia analgesica multimodale, che include bupivacaina, clonidina e morfina intra-articolari e blocco del nervo femorale prima dell'incisione chirurgica: con questo trattamento viene riferito un effetto analgesico tale da consentire la dimissione già due ore dopo la fine dell'intervento [6].

Ernia del disco lombare

I pazienti che subiscono un intervento sul disco intervertebrale lombare possono provare un dolore da moderato a severo nel periodo post-operatorio. Sebbene l'introduzione di tecniche microchirurgiche abbia ridotto la richiesta di analgesici, molti pazienti continuano a lamentare una lombalgia post-operatoria di entità tale da ritardare la dimissione ed il ritorno alle normali attività. L'infiltrazione della ferita chirurgica con anestetici locali, l'uso di FANS o corticosteroidi e la somministrazione epidurale di morfina sono procedimenti consigliati per ridurre il dolore post-operatorio dopo chirurgia del disco lombare; ciascuna di queste terapie, tuttavia, presenta potenziali conseguenze negative o fornisce risultati incerti.

La valutazione dell'impatto clinico della somministrazione pre-operatoria di rofecoxib in pazienti sottoposti a microdiscectomia lombare è stata oggetto di uno studio in doppio cieco, randomizzato e controllato con placebo [7]. Sono stati arruolati 61 pazienti, suddivisi in 2 gruppi che hanno ricevuto pre-operatoriamente due dosi di rofecoxib da 50 mg o un placebo: sono state valutate l'entità del dolore post-operatorio (quantificata con una scala da 1 a 10), l'assunzione di morfina e di altri analgesici e l'incidenza di effetti collaterali. Il gruppo rofecoxib ha denotato una minore richiesta di morfina, mentre un maggior numero di pazienti nel gruppo placebo ha riferito dolore post-operatorio intenso, con un punteggio superiore a 7. Con l'uso di questo FANS non si sono verificate complicazioni gastroenteriche o emorragiche: la perdita ematica intra-operatoria è stata inferiore a 100 ml e non ha mai comportato difficoltà tecniche nell'intervento.

Ossificazioni periprotesiche

Le ossificazioni eterotopiche periarticolari sono molto comuni dopo artroprotesi d'anca, con un'incidenza di oltre il 60% degli interventi. L'osso eterotopico origina da cellule mesenchimali pluripotenti: si ritiene che esistano due tipi di cellule progenitrici osteogeniche, le cellule determinate e le cellule inducibili. Le cellule determinate si riscontrano solo nel midollo osseo e possono differenziarsi in osso senza uno stimolo osteogenico. Le cellule inducibili sono presenti nel tessuto connettivo di muscoli e tendini e nel sangue circostante: l'inizio della loro attività osteoblastica richiede uno stimolo inducente, come il trauma chirurgico. Sebbene l'eziopatogenesi delle ossificazioni periprotesiche non sia ben chiara, in generale si ritiene che la COX-2 giochi un ruolo importante. Le ossificazioni voluminose implicano limitazione funzionale e dolore, compromettendo in modo significativo il risultato dell'intervento. La gravità delle ossificazioni periprotesiche dell'anca è stata suddivisa da Brooker e coll. [8] in quattro Classi, sulla base dell'aspetto radiografico nella proiezione antero-posteriore: I) isole di osso nel contesto dei tessuti molli dell'anca; II) speroni ossei dal bacino o dall'estremo prossimale del femore, che lasciano uno spazio di almeno 1 cm tra le superfici ossee contrapposte; III) speroni ossei dal bacino o dall'estremo prossimale del femore, che lasciano uno spazio inferiore a 1 cm tra le superfici ossee contrapposte; IV) apparente anchilosi dell'anca. In assenza di misure preventive, si verificano ossificazioni di grado severo (Classi III e IV) in circa il 20% dei casi. La limitazione del trauma tissutale ed il lavaggio accurato del campo operatorio per rimuovere i detriti ossei e midollari possono contribuire a ridurre l'incidenza di questa complicazione. Sono state proposte varie misure terapeutiche per prevenire la formazione delle ossificazioni: le più efficaci sono la somministrazione di FANS per via orale e la terapia radiante. L'effetto dei FANS è basato sulla soppressione del sistema prostaglandinico e quindi della reazione infiammatoria conseguente all'intervento chirurgico; inoltre è stata ipotizzata un'azione inibente la migrazione e la proliferazione delle cellule mesenchimali inducibili. La scelta del tipo di FANS sembra di secondaria importanza. I FANS convenzionali hanno tuttavia il rischio potenziale di provocare eventi gastroenterici gravi, soprattutto per somministrazioni protratte: in particolare, i pazienti sottoposti ad intervento di artroprotesi d'anca sono in genere anziani e spesso soffrono di patologie concomitanti, con conseguente aumento del rischio di complicazioni gastroenteriche. L'effetto delle radiazioni consiste soprattutto nel sopprimere la proliferazione delle cellule mesenchimali: il loro impiego è tuttavia limitato dal possibile disturbo dei processi di cicatrizzazione della ferita chirurgica e di osteointegrazione della protesi, nonché dal potenziale mutageno che va attentamente considerato nel trattamento di un'affezione benigna.

Per la sua proprietà di inibire selettivamente la COX-2 ed il rischio ridotto di complicazioni gastroenteriche, il rofecoxib è un FANS che si presta alla somministrazione relativamente protratta prevista dai protocolli di prevenzione delle ossificazioni periprotesiche. Pertanto è stato condotto uno studio prospettico su 137 pazienti sottoposti ad intervento di artroprotesi d'anca, per valutare la capacità effettiva del rofecoxib di prevenire le ossificazioni [9]. Sono stati somministrati 25 mg di rofecoxib una volta al giorno per due settimane dal primo o dal secondo giorno post-operatorio: 72 anche sono state valutate radiograficamente dopo 3 mesi, le altre 65 dopo 6 mesi. Il 70% delle anche non ha mostrato segni di ossificazioni periprotesiche, il 40% ha presentato ossificazioni di Classe I, solo 1 anca ossificazioni di Classe II e nessuna di Classe III e IV. Questi risultati sono paragonabili a quelli della profilassi con FANS tradizionali o terapia radiante riportati dalla letteratura, che tuttavia ne segnala gli effetti collaterali [10].

Conclusioni

Dalla valutazione complessiva degli studi riportati, si può concludere che il rofecoxib da 50 mg somministrato una volta al giorno si dimostra efficace per il trattamento del dolore post-operatorio nella chirurgia ortopedica maggiore, come l'artroprotesi d'anca e di ginocchio, l'osteosintesi di fratture femorali e l'artrodesi vertebrale, con un effetto analgesico rapido e prolungato che limita il ricorso ad analgesici oppioidi. Lo stesso dosaggio fornisce un'efficace analgesia post-operatoria anche per interventi chirurgici meno invasivi, come l'artroscopia di ginocchio e la microdiscectomia lombare, che possono comunque comportare un dolore post-operatorio intenso e tale da richiedere una terapia multimodale. Inoltre la somministrazione di 50 mg di rofecoxib prima dell'intervento chirurgico assicura una maggiore durata dell'analgesia post-operatoria, un minor ricorso ad analgesici oppioidi e migliori punteggi del dolore rispetto alla somministrazione dello stesso farmaco dopo l'intervento: questa misura preventiva può essere intrapresa in relativa sicurezza grazie all'assenza di effetti del rofecoxib sulla funzionalità piastrinica, che non aumenta il rischio di perdite ematiche perioperatorie. Per lo stesso motivo, nei pazienti affetti da artrosi il trattamento cronico con rofecoxib non necessita di essere discontinuato prima dell'intervento, con effetti benefici sulla riabilitazione post-operatoria. Un'altra possibile indicazione alla somministrazione post-operatoria del rofecoxib è rappresentata dalla prevenzione delle ossificazioni eterotopiche: questo farmaco, alla dose di 25 mg al giorno per due settimane, mostra un'efficacia analoga a quella dei FANS tradizionali, rispetto ai quali può far valere un migliore profilo di tollerabilità gastrointestinale per trattamenti relativamente protratti.

Bibliografia

1. Reicin A, Brown J, Jove M et al (2001) Efficacy of single-dose and multidose rofecoxib in the treatment of post-orthopedic surgery pain. Am J Orthop 30:40-48
2. Reuben SS, Connelly NR (2000) Postoperative analgesic effects of celecoxib or rofecoxib after spinal fusion surgery. Anesth Analg 91:1221-1225
3. Reuben SS (2001) A new class of COX-2 inhibitors offer an alternative to NSAIDS in pain after spinal surgery. Spine 26:1505-1506
4. Reuben SS, Fingeroth R, Krushell R et al (2002) Evaluation of the safety and efficacy of the perioperative administration of rofecoxib for total knee arthroplasty. J Arthroplasty 17:26-31
5. Reuben SS, Bhopatkar S, Maciolek H et al (2002) The preemptive analgesic effect of rofecoxib after ambulatory arthroscopic knee surgery. Anesth Analg 94:55-59
6. Reuben SS, Sklar J (2002) Preemptive multimodal analgesia for anterior cruciate ligament surgery. Reg Anesth Pain Med 27:225-226
7. Bekker A, Cooper PR, Frempong-Boadu A et al (2002) Evaluation of preoperative administration of the cyclooxygenase-2 inhibitor rofecoxib for the treatment of postoperative pain after lumbar disk surgery. Neurosurgery 50:1053-1058
8. Brooker AF, Bowerman JW, Robinson RA et al (1973) Ectopic ossification following total hip replacement. Incidence and a method of classification. J Bone Joint Surg Am 55:1629-1632
9. Zacher J, Walther E, Gursche A (2001) Prevention of periarticular ossification (PAO) after total hip replacement (THR) with rofecoxib 25 mg. EULAR 2001, Annual European Congress of Rheumatology, Prague, June 13-16 (Abstract)
10. Sell S, Willms R, Jany R et al (1998) The suppression of heterotopic ossifications: radiation versus NSAID therapy - a prospective study. J Arthroplasty 13:854-859

Indice analitico

GUIDA ALLA NAVIGAZIONE DEL CD-ROM ALLEGATO

Come accedere ai test di autovalutazione

Schermata di Login

Per accedere ai test di autovalutazione è necessario registrarsi o essere utenti già registrati.
Se sei un nuovo utente:
Inserire il nome utente nell'apposito campo d'inserimento e confermare la registrazione con un click sul bottone **REGISTRA**. Automaticamente si entrerà nel menu principale del CD-Rom.
Se sei un utente già registrato:
Inserire il nome utente (precedentemente scelto) nell' apposito campo d'inserimento e confermare con un click sul bottone **ENTRA**.
Dopo la conferma si entrerà nella **schermata report** che riporta il punteggio totalizzato durante l'ultimo accesso.
ATTENZIONE: Se durante l'ultimo accesso tutti i test sono stati completati sarà riproposta la schermata **report finale**. Con un click sul bottone **RICOMINCIA** è possibile riprendere il test da capo mentre con un click sul bottone **ESCI** è annullata la fase di login e confermata l'uscita dal CD-Rom.
Se durante l'ultimo accesso non sono stati completati tutti i test sarà riproposta la schermata **report parziale**. Con un click sul bottone **ENTRA** viene confermata la fase di login e sarà possibile riprendere il test.

Come selezionare il singolo test di autovalutazione

Schermata Menu principale

Il CD-Rom è suddiviso in 19 capitoli.
Per iniziare il test è necessario selezionare uno dei 19 capitoli dall'apposita bottoniera.
Con il semplice passaggio del cursore sulla bottoniera apparirà il nome del capitolo e il curatore.
Selezionare uno dei 19 capitoli con un click sui bottoni "**1, 2, 3, 4, 5, 6, 7, 8, 9, 10, 11, 12, 13, 14, 15, 16, 17, 18, 19**"; automaticamente si entrerà nella pagina test.
ATTENZIONE: Se si è già al secondo accesso la bottoniera si presenterà all'utente come segue: capitoli completati (colore grigio), capitoli da completare (colore grigio/arancione), capitoli ancora da iniziare (colore arancione).

Come completare il singolo test di autovalutazione

Schermata pagina test

Ogni capitolo presenta un test composto da 3 domande.
Per ogni domanda sono possibili 3 risposte di cui una esatta, una parzialmente corretta ed una errata.
Rispondere alla domanda selezionando una delle 3 risposte e confermare la scelta con un click sul bottone **CONFERMA**.
Ripetere l'operazione per tutte le domande.
Ad ogni risposta confermata viene aggiornato il punteggio e proposto un approfondimento visionabile con un click sull'icona **LEGGI L'APPROFONDIMENTO**.

Come approfondire gli argomenti del singolo test

Schermata pagina approfondimento

La pagina approfondimento propone:
- Un testo relativo alla domanda;
- Una serie di rimandi bibliografici;
- Diversi contributi fotografici.

È inoltre possibile salvare sul proprio PC/Macintosh l'approfondimento in formato Acrobat PDF con un click sull' icona **ARCHIVIA L'APPROFONDIMENTO IN FORMATO PDF.**
Uscire dalla schermata approfondimento con un click sul bottone **CHIUDI** per tornare alla pagina test.

Come interrompere il test e uscire dal CD-Rom

Per interrompere il test e confermare l'uscita dal CD-Rom è sufficiente un click sul bottone **USCITA.**
Dopo la conferma si entrerà nella **schermata report** che riporta il punteggio totalizzato. Con un click sul bottone **ESCI** si conferma l'uscita dal CD-Rom e il salvataggio dello stato attuale del test.
ATTENZIONE: Se tutti i test sono stati completati sarà proposta la schermata **report finale.** Con un click sul bottone **RICOMINCIA** sarà possibile riprendere il test da capo mentre con un click sul bottone **ESCI** si conferma l'uscita dal CD-Rom e il salvataggio dello stato attuale del test.
Se si è completato per la seconda volta il test sarà proposto un **report finale** che riporta la comparazione con il report finale precedente.
Qualora non fossero stati completati tutti i test sarà proposta la schermata **report parziale.** Con un click sul bottone **ESCI** si conferma l'uscita dal CD-Rom e il salvataggio dello stato attuale del test.

REQUISITI TECNICI

Ambiente Windows:

PC con processore Pentium 200 MHz o superiore- Ram 32 Mb
Scheda video a risoluzione 800x600 milioni di colori
Lettore CD-Rom - Sistema operativo Windows 95 o successivo
Inserire il CD-Rom nel lettore del computer e attendere qualche secondo. Se il programma non si avvia da solo, aprire gestione risorse (o esplora risorse), selezionare il CD-Rom e fare doppio clic sul file "Start.exe".

Ambiente Macintosh:

Processore PPC - Ram 32 Mb
Scheda video a risoluzione 800x600 milioni di colori - Lettore CD-Rom
MAC System 7.5.3 o successivo
Inserire il CD-Rom nel lettore del computer e attendere qualche secondo. Se il programma non si avvia da solo, aprire il CD-Rom e fare doppio clic sul file "Start".

GPSR Compliance

The European Union's (EU) General Product Safety Regulation (GPSR) is a set of rules that requires consumer products to be safe and our obligations to ensure this.

If you have any concerns about our products, you can contact us on ProductSafety@springernature.com

In case Publisher is established outside the EU, the EU authorized representative is:

Springer Nature Customer Service Center GmbH
Europaplatz 3
69115 Heidelberg, Germany

Batch number: 10854048

Printed by Printforce, the Netherlands